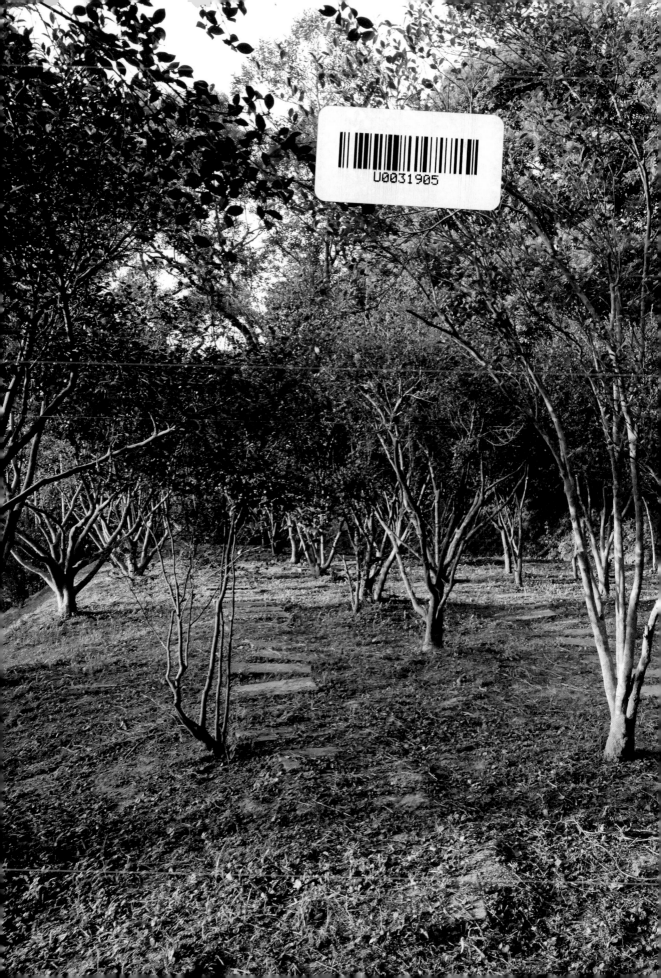

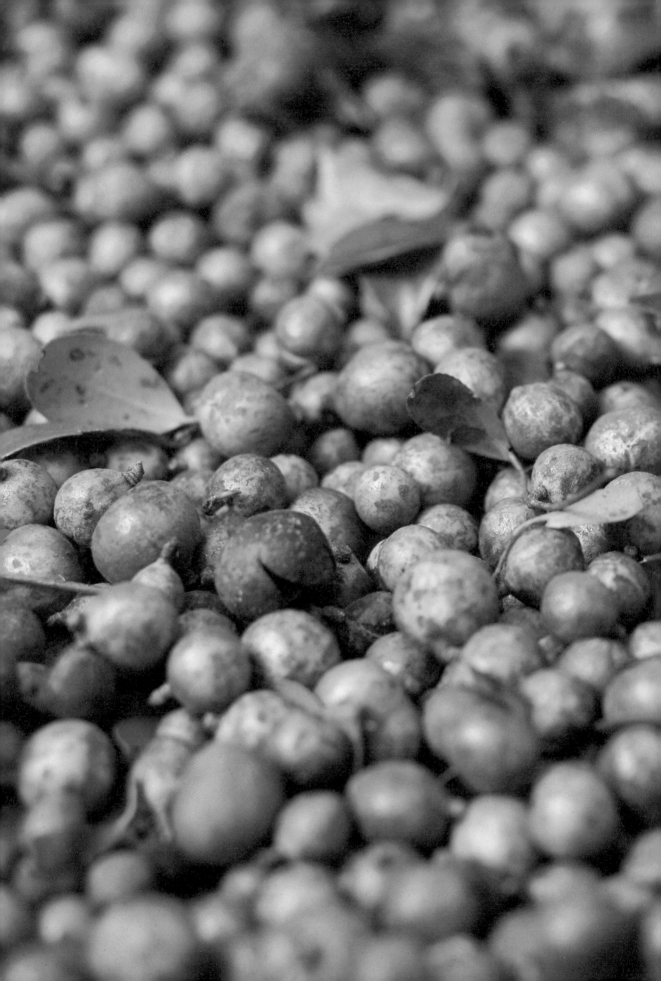

發現超級食物
鮮榨苦茶油

64 道 茶油養生料理絕配＆正確用油知識

目錄 Contents

Part 1 | 東方養生國寶：探索苦茶油的健康寶藏

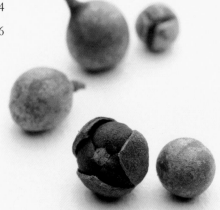

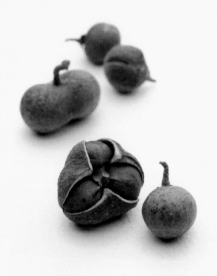

Part 2 | 餐桌上的茶油香：茶油絕配風味餐64變

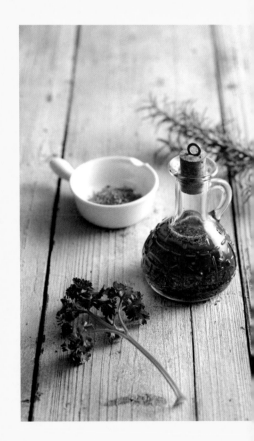

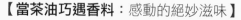

基礎版

苦茶油風味餐
香料／私房醬／速配食材

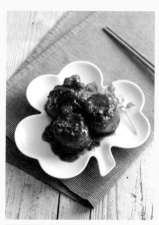

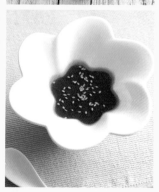

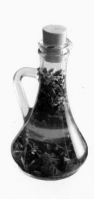

進階版

苦茶油風味餐
小菜／輕食／經典／點心&甜點

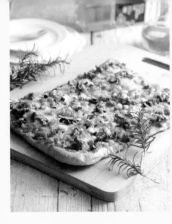
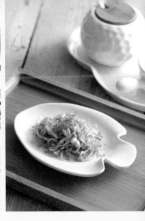

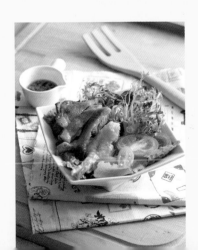

Part 3 一身是寶生活妙用多：美容保養環保DIY

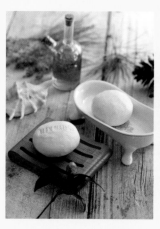
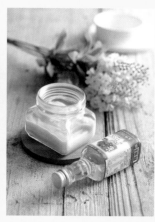
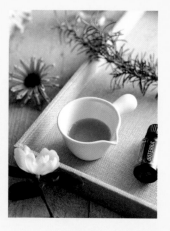

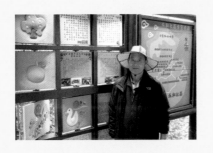

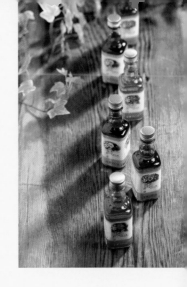

Part 4 | 親近產地的執著與堅持：
一粒籽、一瓶油，牽起苦茶油的一世情

地球上最美味與健康兼顧的茶花籽油

朱燕華／財團法人食品工業發展研究所主任

苦茶油是採用油茶樹的種子經榨油機壓榨而得，油茶樹是山茶科山茶屬的常綠小喬木，生長於海拔100～1200公尺間，每年10～11月開花，數量少，非常珍貴。苦茶油的營養價值主要是在含有高量的單元不飽和脂肪酸，相似於橄欖樹，因此也有「東方橄欖油」的說法，另外苦茶籽若是經低溫壓榨，將可保留較多的微特殊成分，例如：山茶甘素、植物固醇、類胡蘿蔔素與維生素E。

品質良好的苦茶油，必須以新鮮、無污染物的苦茶籽原料來製作，而在原料篩選上，除了透過外觀、氣味來判別品質優劣外，尚需輔以有效而科學的檢驗方法，以確定原料本身無農藥或其他黴菌、毒素的殘留。茶籽經日曬或烘烤方式乾燥及脫殼後，即可進入榨油製程，目前對於壓榨油品，包括麻油、花生油及苦茶油的製油過程，大部分是使用螺旋式擠壓，將原料內的油分擠出。

現代的苦茶油製程，主要是採取低溫焙炒方式，以提出茶籽香氣，並透過螺旋擠壓的方式，將茶籽中的油脂一次榨出，而非反覆擠出油脂，因此可以保留苦茶油中豐富的保健機能性成分，讓消費者嚐到的都是最新鮮的苦茶油。

品質良好的苦茶油，從茶籽原料的保存開始就要很注意，為保持新鮮度，必須使用低溫保存，榨油後的油品則須定期檢測，通過CNS國家標準檢驗、HACCP、ISO22000認證，無黃麴毒素、農藥及重金屬殘留，以確保產品的品質，為消費者的安全把關。

苦茶油的單元不飽和脂肪酸含量相當高，具有與橄欖油相同的特點，甚至更突出，至於特殊性機能成分方面也還在探索其功效性。一般而言，地中海飲食對於心血管疾病的預防具有正面的效果，而橄欖油為地中海飲食的核心，因此國際間對於橄欖油熟悉且認定為高值化的油品；目前苦茶油雖為兩岸相當熱乎的油品，但國際間對苦茶油還很陌生，也缺乏保健性科學證據的佐證，然而，參照過往使用苦茶油的經驗，對於苦茶油有相當良好的評價，也始終認為苦茶油對身體保健有一定的優勢。

為了更好地呈現苦茶油的質感，作者他們家的苦茶油依茶籽品種生產「紅花大菓茶花籽油」、「金花小菓茶花籽油」、「茶葉綠菓茶花籽油」三種油品，各有不同的風味及料理特性，如能依不同料理來選用，更能與料理完美搭配，將可呈現苦茶油的美味及保健的效果。

突破傳統榨油與加工技術，完美呈現優質的苦茶油

李蒼郎／行政院農業委員會農糧署署長

油茶與油棕、橄欖、椰子號稱世界四大木本食用油料作物，油茶籽榨取之苦茶油營養價值高，可媲美橄欖油，有著東方橄欖油之美名。近年來，「從農場到餐桌，從餐桌到心安」之健康安全概念已成為國人消費最高準則，政府部門除積極進行食安管理外，也投入心力輔導生產優質安全的農產品，行政院農業委員會為輔導生產安全優質之食用植物油品，成立油茶研究團隊，透過專案科技研究計畫，著手針對傳統油料作物產業發展技術缺口進行研究，以突破傳統榨油與加工技術，促進產業維新，並發展國產特色苦茶油。

此外，為提高國產油品自給率、保障國人食用油安全，農糧署透過休耕地活化政策，鼓勵種植油茶、胡麻等作物，輔導農民與加工廠契作生產，以增加供應國產油品原料；又推動檳榔廢園轉作政策，規劃103年至106年廢除4,800公頃檳榔園，並鼓勵轉作油茶，增加國產油茶產量，未來將持續改進相關油茶育種栽培、研發衛生安全加工製程及多元利用等技術，相信有著東方橄欖油美名的「苦茶油」，將是消費者選購油品時最佳選擇。

本書以一位油茶種植農友、茶籽收購商及製油工廠的角色切入，精心彙整其三十多年的閱歷，詳細介紹油茶品種、生長栽培過程及營養保健特色，並且專章教導消費者如何選擇、分辨優質苦茶油產品，也提供數則苦茶油風味餐料理食譜及生活妙用小偏方，富有實用性及可讀性，有助增進讀者對「苦茶油」的認識，可供研究、生產及消費者參閱，適逢付梓之際，特為之序。

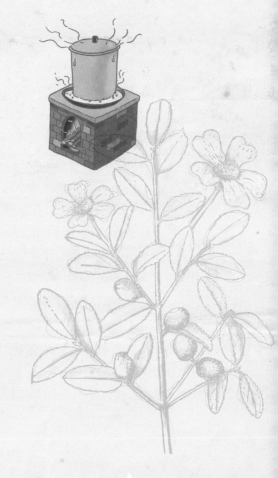

從產地到餐桌都令人安心的優良農產品

黃裕星／行政院農業委員會林業試驗所所長

油茶是山茶科山茶屬植物，為世界四大木本食用油料樹種之一，栽培歷史相當悠久，綜合利用價值也高，油茶籽榨取之苦茶油，是可媲美甚至超越橄欖油的優質食用油，長期使用，對身體具有保健效果，亦可成為優良的化妝品用油。另外，榨油後留下的茶粕以及種殼，甚至葉片，透過進一步的萃取、加工，也可以廣泛運用在清潔、消毒、化工、醫藥等領域。

油茶適合生長於山坡地，以及排水良好的平地，由於油茶樹的壽命很長，一次種植可多年收益，是一種兼具經濟與生態效益的優良樹種。近年來，國人對食品安全的關注日益殷切，尤其2013～2014年食用油風暴鬧得人心惶惶，使得國產優良好油——苦茶油一夕爆紅，令人一則以喜，一則以憂，喜的是台灣傳統好油再度獲得國人重視，憂的是苦茶油產量趕不上需求量，產生摻偽假油的風險日高。

林業試驗所在2012年時，結合茶業改良場與台南區農業改良場的研究人員，組成油茶研究團隊，也在2014年獲得農委會的重視，於2015年開始編列專案預算，支持整合性研究。目前，我們首要之務是解決油茶農民面對產量低、植株良莠不齊、病蟲害以及經營管理問題，這是本所油茶研究團隊實地接觸農民所反應的心聲。

值得一提的是，我們的研究團隊在2012～2013年沒有專案經費、慘澹經營的那段時間裡，很幸運地獲得本書作者的公公－－陳董事長大力支持，提供選種、製油、油品分析及研究材料的支援，才能獲得預備試驗的豐碩成果，令人感念！而扮演智多星及創意源源不絕的本書作者－－黃捷縷小姐則精心研發出許多苦茶油風味餐，真正讓苦茶油成為從產地到餐桌都令人安心的優良農產品。

國內介紹苦茶油的書刊原本就不多，此苦茶油專書的出版，實令人萬分期盼。生產油茶籽及製作茶油的過程是辛苦的，而為了確保產品品質所付出的心力，更是不足為外人道也。相信本書的出版，必能使讀者充分感受在地產業創業、行銷的辛苦，以及企業回饋農民、農村及消費者的用心，樂為推薦！

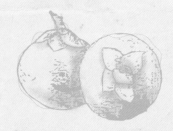

優質的營養成分，勝於國外進口的橄欖油

劉慶中／客家委員會主任委員

早期農業時代吃得健康自然，隨著科技日新月異的發展及社會化影響，現代人飲食習慣愈來愈講求精緻。以回歸健康自然為出發點，不禁令我想起老人家的智慧，老人家稱苦茶油為「長壽油」，還記得幼時長輩做壽，沒有擺宴請客的闊氣，多是一大早，全家人手一碗長壽麵線，沒有豐富的菜式，僅佐以苦茶油，向長輩賀壽。

根據古書記載，距今至少已有2千多年歷史的苦茶油，曾有山茶油、茶籽油、茶油及野茶油等多種名稱，是以稀有的茶樹種籽提煉壓榨而成，加上對人體具有健康的功效，一直以來，都是皇室指定的貢品，只有皇族國戚、達官顯貴方能一嘗苦茶油的滋味，於明清時期更為盛行。

在台灣，生產苦茶油的廠家不勝枚舉，位於苗栗三灣鄉的金椿茶油工坊創辦人陳福康為苗栗客家人，秉持客家人刻苦勤勞的精神，20多年前在山坡上種植油茶樹，轉入苦茶油製造的新油脂行業，現已由第二代經營管理。面對茶油行業經營瓶頸，有了打造品牌的想法，當時決定打造品牌時，家人間確實產生許多衝突與不悅，有著理念上的分歧，所幸最後敞開心房、互退互讓，品牌之路也慢慢步上軌道，副總經理黃捷纓在外推銷自家的苦茶油時，發現市場上幾乎只有老一輩會使用苦茶油，因為對年輕人而言，苦茶油是舊時代的產物，並不會想主動嘗試，年輕的世代反而對國外的橄欖油有著較高的接受度。

為了將優質的苦茶油推廣至國內外，金椿茶油自97年度（2008年）起陸續接受本會客家特色產業計畫輔導，進行商品包裝設計、品牌形象識別設計、體驗空間規劃、展售區及展示架建置、參觀動線重整等整體場域空間改善，以回歸健康自然為出發點，進行整體的規劃設計，建立全新的品牌概念，藉此呼應選用優質的苦茶油產品，可以降低人體的負擔。

苦茶油含有許多營養成分，甚至不輸橄欖油，但在國人已有的既定印象下推廣苦茶油很辛苦。本書作者黃捷纓小姐懷著推廣台灣農業的心，完全是當年陳福康先生的翻版——擁有客家硬頸、不服輸的精神，他們看著苦茶油被國外的橄欖油比下去，有時覺得很氣餒，所以不管生產期間如何忙碌，一定會抽出時間參與本會舉辦的各種客家特色商品行銷推廣活動，有機會就會向大家宣導、解說油茶籽和苦茶油的好處，而自家生產製造的油品品質值得誇口，也是陳家人獲得最大滿足之處。

欣聞此苦茶油大作問世，令我無限嚮往，因為這不僅是一本圖文並茂，探索苦茶油健康寶藏的生活工具書，也介紹了苦茶油產業發展的歷程，確實有助於國人對苦茶油的了解與推廣。看見客家第二代為了傳承家族志業，無論如何，也要將代表台灣的苦茶油做到最好的不服輸精神，實為感佩！

呷好油，美味、健康更勝一籌

李金恭／京元電子股份有限公司董事長

說起與金椿茶油工坊創辦人陳福康董事長結識的機緣，是在2012年的一場苗栗縣音樂會贊助活動上，油坊廠址就座落在苗栗縣三灣鄉永和村，毗鄰永和山水庫，這裡也是我多年來，在假日閒暇時，喜愛去散步健身的地點。

永和山水庫的林木景致，翠綠清新，每當桐花盛開時，遠看白雲映碧湖，美不勝收，水庫後方的中央山脈，山巒疊翠，山形陵線起伏有緻，景色令人舒懷。真沒注意到在這依山傍水、地靈人傑的地方，竟然有製油事業在此已屹立了三十餘寒暑，並茁壯發光，現在更放眼國際，行銷海外。

苦茶油素有「東方橄欖油」之稱，是客家料理三餐常用的油品，也是祖傳的保健秘方，現代人重養身，才開始注意到苦茶油的眾多優點，如不飽和脂肪酸含量及發煙點都高於橄欖油，含有豐富的天然茶多酚、葉綠素、山茶甘素、維生素 E 等，不論煎、煮、炒、炸或乾拌，清香美味皆得宜，亦是有胃疾者的佳音。苦茶油的用法，最常聽到的就是拌麵線，如果說豬油拌飯是經典美食，那麼苦茶油拌麵線，滋味、健康更勝一籌，是童年記憶中令人不斷回味的片段。

我有幸能二度參訪油坊，廠內的環境整潔，衛生安全，從茶籽收購、原料二次手工篩選、陽光曝曬脫殼、零下18℃冷藏、進口專業無塵物理榨油設備、低溫冷壓榨油製程、只擷取第一道100％鮮榨油銷售、全程堅持品質，一路參觀下來，在在令我印象深刻。從壓榨過濾設備現場流出之淡綠色晶瑩剔透的苦茶油，即刻生飲品味，油質濃厚，氣味甘熟香醇，口感滑順，質地細緻，油而不膩，全然沒有苦澀味道，上等好油自不在話下。

陳董事長福康先生有著客家人硬頸、不服輸的性格與簡樸踏實的精神，保持苦茶油平價、不賣貴的原則，要讓家家戶戶都用得起這健康美味的茶花籽油，並且吃得安心，這一份堅持著實令人佩服。雖然陳董笑說創業時，父親說他「桐油瓶裝桐油」，腦袋不會轉變，如今自創品牌，產品系列眾多，行銷通路拓展開來，深耕台灣苦茶油事業的艱辛過程及成就，實令人敬佩。

本著作者黃捷纓小姐，特地將苦茶油的甘甜滋味，有系統地介紹，分享苦茶油對人體的益處以及所蘊含的健康價值，並附上私房的苦茶油絕配風味食譜，與社會大眾一起找回健康的生活。此種將台灣在地土產苦茶油發揚光大，一意傳承的使命精神，是我所樂於讚揚與推薦的。

追求美食之餘，勿忘食品安全

蕭基淵／台糖公司商品行銷事業部執行長

「民以食為天」，飲食是生命活力的來源，台灣各地的特色美食更是大家趨之若鶩、追求的標的；食用油脂是成就各種美食不可或缺的必需品，食用油的品質與安全，更是追求美食時不能忽略的重點。近來，國內接連發生多起食安事件，讓消費者更關心飲食的安全，也喚起消費者除了美味外，更注重食用油的來源與品質，兼顧健康與美味。

台糖公司於民國43年自美國引進當時最新的提油觀念、技術與整套設備，開始跨入黃豆油的製造，也開創國內製油的新紀元，並持續致力於提高製油效率、提升製油品質，原料純正、品質可靠，製造過程中更沒有經過「氫化」處理，不含反式脂肪酸，所粹煉的每一滴油，滴滴精純可靠，長期來獲得消費者的肯定與喜愛，口碑與信譽不墜。

為滿足消費者需求，除原有黃豆油外，台糖公司近年來也積極開發其他食用油品，持續提供消費者更健康、更多樣化的選擇，近來更主動與優質的製油廠合作推出「苦茶油」，將老祖宗留給我們的優質、健康、道地的好產品與消費者分享，提供消費者另一個健康、無負擔的美食好搭檔。

「苦茶油」的不飽和脂肪酸高於橄欖油，油質安定耐高溫，適合涼拌、煎、炒，其品質良窳的關鍵在原料茶籽的嚴選與管控、完善的設備及壓榨過程以及製作過程的用心與關鍵因素的掌握；台糖公司對於合作對象的原料來源與品質、製程的監控與管理、產品之追蹤檢驗等均比照自行生產黃豆油的標準嚴格來要求，以確保產品品質。合作過程中，我們也深刻感受到金椿茶油工坊對製油的用心與堅持，與一本製油專業與良心，以及堅持製好油、分享好油的理念，積極推廣「苦茶油」。

見到黃捷纓副總經理如此致力於將「苦茶油」融入各項簡易、美味的料理，讓消費者更容易認識、接受「苦茶油」，實在令人感佩，而整個家族全力投入台灣原生種油茶樹的復育與推廣，希望可以讓苦茶油產業在台灣深耕、成長並發揚光大，讓消費者能更深入了解「苦茶油」的蘊含、健康價值以及對環境與人體的益處，也讓台灣這塊寶地更健康、更美麗，其精神、毅力令人敬佩與感動。而本書提供消費者對「苦茶油」原料、製造、使用的正確觀念與簡單、實用的料理用法，內容充實，是關心食用油安全與身體健康的消費者不可錯過的好書。

選擇安心的「好油」，永續為健康植根

陳旺全／權威中醫師、台北市中醫師公會名譽理事長、日本大學醫學博士

身為醫者，我常呼籲「養身要永續植根，萬病要想法除根」。但餿水油事件，卻讓全國民眾失望透頂，健康警訊波波來，民眾恐慌、憂鬱及疾病增多到感覺好像沒有未來。

沒錯！令人驚嚇的餿水油的主要來源是反覆加熱的萬年回鍋油，大陸地區稱為「地溝油」，不管精煉的技術有多純熟、高段，仍難以去除脂溶性毒性，如多環芳香烴、戴奧辛、醛類、脂溶性農藥等毒性化學物質。若吃到這種餿水油，將嚴重危害身體健康，增加癌症、心血管疾病及多種功能損傷的風險。

用不適合的油品來高溫煎炸食物時，食用油降解的結果會產生有毒的醛，將導致各種癌症及神經退化方面的疾病，如阿茲海默症和帕金森氏症。美國衛生暨公共服務部更進一步認定某些多環芳烴會造成肺癌、腎癌、皮膚癌；世界衛生組織也指出戴奧辛的毒性強烈，會危害皮膚，導致腫瘤和皮膚色斑，更會造成肝功能、免疫系統、神經系統、內分泌系統與生殖功能的損傷。

在我說明黑心油造成人類健康極大衝擊的同時，大家都更應積極為自己的未來選擇充滿幸福的「油」。我非常重視養生，一直以來，也都遵循著健身的自然法則生活，更常在門診當中，建議患者應確切選擇正確的食材，健康才會來。

其實，根據臨床上的應用，我發現苦茶油具有與眾不同的營養成分，擁有極高的營養價值，經常食用，不僅在心腦血管疾病方面有防止的作用，更能抑制胃及十二指腸疾病的發作，並可改善內分泌系統功能，更具有抗衰老的效用。

活得健康、快樂又長壽，是現代人最關心的大事，但大多數人還是會因病魔纏身而痛苦地邁向死亡之路，令人遺憾的是，現今醫療科技的發展雖然一日千里，卻仍無法達到完全祛疾護身的境地！求人不如求己，靠自己注重養生與保健最實在。請詳閱本書，希望藉由它，能帶給您更健康的人生。

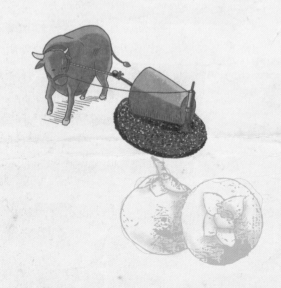

冷壓粹取保留植化素，更添預防腫瘤的功能

黃淑惠／台北郵政醫院營養師

談起「苦茶油」，腦中浮現的是小時候外婆一大清早拿著黑木梳沾著苦茶油梳理髮髻的情景，每次走過她身旁就飄來一陣淡淡茶葉香。而今，五十年後這股特殊草香味的油品竟然又在我的身旁出現，只不過它不僅用來烏髮、美膚，更被拿來食用且認為對健康是有益處的。

台灣十大死亡原因，無論是癌症、心血管疾病、腦中風、糖尿病或高血壓，探討這些疾病的起因一定會有一項成因——「過多油脂」的攝取。所以站在預防醫學的立場，營養界一再呼籲國人減少用油量，並選擇正確的烹調方式。但只要了解油脂的功效，就會知道無論是神經髓鞘、腦部發育甚至是人體細胞膜都需要脂質的存在，所以不是一昧地減少用油量就可以增進健康，而是要選對好的油脂，提供人體必需的脂肪酸，達到建造、修補、維持身體功能的目的，才是正確的養生觀。

什麼是「好油」？最好能同時提供人體不能合成的必需脂肪酸（包括亞麻油酸、次亞麻油酸和花生油酸），和可以降低人體血液中壞膽固醇但保留好膽固醇的單元不飽和脂肪酸（油酸），當然，會導致血管硬化的飽和脂肪酸比例愈少愈好。符合這樣條件的油脂，大家都以為非橄欖油莫屬，殊不知台灣寶島本產的「苦茶油」脂肪酸組成比橄欖油還要好，提供了更多的單元不飽和脂肪酸，對於促進腸胃蠕動、增進膽汁酸代謝和降低血膽固醇都有益處，更因擁有較多亞麻油酸，可以幫助神經修補、記憶維護、提高免疫力、減少脂肪肝和減輕生理痛等，比較起來，「苦茶油」才真是台灣好油；而且冷壓粹取的苦茶油保留了油茶樹果籽的植化素（多酚），更增添預防腫瘤的功能。

但從油茶樹果籽的挑選到脫殼、粉碎、焙炒、壓榨到過濾成為油品，很多關卡都會影響品質的變化，單是不同品種的油茶樹（大菓油茶、小菓油茶或是茶葉綠菓）所含的營養素就不盡相同，加工過程、焙炒的環境、壓榨溫度的掌控……在在都會影響苦茶油的品質。身為消費者該如何挑選真正好的苦茶油？買了苦茶油，除了拌麵線、淋在青菜上還能怎麼吃？為了讓本土產的苦茶油能真正為國人所了解並廣泛接受，原水文化出版了這本介紹苦茶油的專書，期待讀者透過本書能對台灣的本產好油有更清楚的認識，願意支持本土油品，更為自己的健康加分。祝福大家！

吃對好油，可軟化血管、有助降三高

洪泰雄／臺灣大學簡任秘書兼教務處註冊組主任、
中原大學通識教育中心營養學兼任講師、臺灣大學生傳系教授「營養教育與傳播」課程

近年來，台灣面臨一波又一波的食安問題，「如何才能吃得安全、健康？」已成為刻不容緩的重要課題！很開心，值此時刻，好友捷纓以她的專業秉持著帶領大家體驗從餐桌返回產地的感動心意，推出這本苦茶油的專書，而我也非常榮幸能受邀為之寫序。

我個人因受高血壓、肥胖、睡眠中止症等健康問題困擾多年，後來身體力行了代謝平衡飲食方法而重拾健康，也因此一頭栽進原非我專業的營養及健康殿堂，進而受原水文化之邀，在一年半內接連出版了《代謝平衡，健康瘦身》及《均準飲食，順便瘦身》兩本書，並獲中原大學的邀請至該校開授營養通識課程，教導年輕學子認識食物與營養，幫助自己及家人都獲得了健康。

在我的書及課程中，我最強調的理念就是要吃對食物。只要吃對食物，人人都能享受健康、遠離疾病。因為脂質，是人體健康不可或缺的營養素之一，不僅與醣類同為人體活動主要能量來源之一，更是細胞膜的重要組成成分，而內臟脂肪與皮膚油脂，還能作為保護層為人體提供防護。然而，人體所需的各種營養素中，囿於「少吃油脂、避免肥胖」的錯誤觀念，

導致脂質的攝取與選擇相對被忽略。

事實上，健康飲食控制方法，是主張應該要攝取好的油脂以增加好的膽固醇，降低壞的膽固醇。而且，油脂除了提供人體無法自行合成的必需不飽和脂肪酸外，更能促進脂溶性維生素A、D、E、K的吸收，體脂肪過低，甚至會影響內分泌平衡，導致女性經期混亂。綜言之，吃對好油，更能可以幫助我們軟化血管，有助降低高血壓、高血糖與高血脂疾病的發生，讓我們更健康、美麗。

依我個人建議，早上起床空腹直接飲用1湯匙苦茶油（初榨油）對健康極有助益，尤其建議有腸胃疾病的讀者親身體驗。依科技部（舊稱國科會）「苦茶油（茶花籽油）抗菌因素研究」結果顯示，幽門螺旋桿菌會引起胃潰瘍、消化不良及十二指腸潰瘍等消化性疾病，且高達85～90%的潰瘍疾病都與幽門螺旋桿菌的感染有關，而苦茶油對幽門螺旋桿菌的抗菌力可達九成以上，對於腸胃疾病有很大的治癒效果。

本書除了介紹「油脂」對人體健康的重要，作者更憑藉其經驗與專業，以淺顯易懂的方式，介紹油品的製作、保存、辨別與食用方式等，著實非常值得認真一

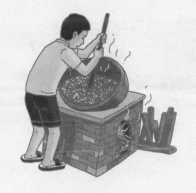

讀。此外，書中深入地介紹茶籽的差異、茶樹的產地、栽種的情形等，認真帶領讀者深入產區從食物的源起地開始了解，正是服膺了現今社會潮流對食品安全的要求應從產地做起的基本理念。每個人都有知道吃進肚子的東西是怎麼來的權利。

最近一波有關油品的食安問題，令不少人紛紛趨向購買進口橄欖油，認為其健康又安全。然而，只要您閱讀過本書，就會了解台灣本地原產的優質苦茶油在營養價值與符合國人喜用較為高溫的烹飪習慣上，都更勝橄欖油一籌。

1990 年英國學者帕克斯頓（Andrea Paxton）提出了食物里程的概念，計算食物從產地到餐桌旅行的距離。食物的來源愈遠，就得消耗愈多的化石燃料來運送，當然也就製造出愈多的溫室氣體，不利於環保。相信閱讀過本書後，您不但會對油品在各方面有更為充分的認識與了解，也一定會增強您選擇好油的能力。至於是否只有漂洋過海、遠道而來、我們無法了解產地情形的油品才是好油呢？！相信看過這本書的您，一定會有自己的答案的。

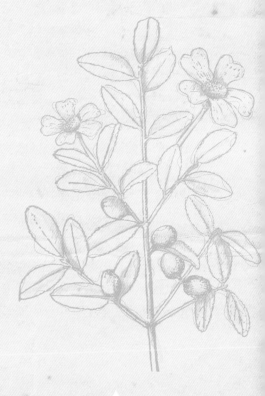

硬要說有什麼缺點，
那就是品質太好了，產量太少了

施明智／中國文化大學保健營養系教授兼系主任

算來接觸苦茶油的時間已近10年。2005年暑假，在我離開經國管理學院前的最後一堂課，不是為學生上課，而是為本書作者家族所經營的金椿茶油工坊的所有員工上有關油脂的相關知識。整整兩天裡，從簡單的認識脂肪酸，一路談到油脂的精製加工，再講到油脂各項品質指標的檢驗，也戰戰兢兢地帶著一群沒進過化學實驗室的人，實際動手操作檢驗油脂品質的相關實驗。而這也是我第一次知道什麼是苦茶油，在這之前，我跟很多人一樣，從沒聽過苦茶油，更遑論見過、吃過苦茶油，也跟很多人一樣，乍聽到苦茶油，以為這種油會苦的跟苦茶一樣。

爾後，透過科學文獻與自己實驗室深入研究苦茶油的各種性質，才發現這種被稱為「東方橄欖油」的食用油脂，其單元不飽和脂肪酸的含量甚至高過橄欖油（苦茶油中油酸的含量，有些品種甚至可達80％以上）。然而，這麼好的油卻默默無聞，不像橄欖油，從希臘、羅馬時期就是高貴油脂的象徵，是貴族才能用得起的油脂。

這些年，在探索苦茶油的過程中，發現越來越多的文獻都是來自中國大陸，當台灣還在探討大菓、小菓種時，大陸方面早就開始進行優質的油茶品種的試驗，甚至已將苦茶油的開發列入國家發展建設的重要一環，並企圖在2020年將苦茶油產量擴增到讓全國人民都能吃得到。

為什麼中國大陸與台灣應發展苦茶油呢？如果仔細觀察國內目前主要食用油脂的來源，會發現多是仰賴國外進口，包括世界上大宗的黃豆油、棕櫚油，甚至是麻油，而只有苦茶油，是西方人完全不認識，也沒有種植的，所以沒有競爭對手，大量種植後，就可以避免油脂來源被外國所壟斷。

反觀國內，食用苦茶油還是小眾的市場。雖然2013年爆發大統假油事件後，苦茶油曾爆紅過一陣子，然而，畢竟傳統苦茶油風味上的特殊性，給人既定的印象，而令部分消費者卻步。就像我曾經要送我姊姊苦茶油，她卻說苦茶油有股特殊的味道，她不喜歡。

其實，苦茶油有令人驚艷的特殊之處。首先，它雖然是未精製油，但發煙點卻在200多℃以上，甚至比精製的大豆沙拉油還高，這是橄欖油比不上的。同時，其單元不飽和脂肪酸含量豐富，使其油脂

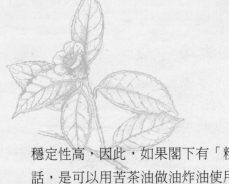

穩定性高，因此，如果閣下有「粗本」的話，是可以用苦茶油做油炸油使用的！也因為苦茶油是未精製油，所以許多的生理機能性成分都還保留在油脂中，而這些物質中許多都是天然的抗氧化物，因此，苦茶油較一些常用來做精製油的毛油或其他毛油，儲存穩定性要來的高些。這一點是一般人，甚至是營養師、生化專家、醫生都想像不到的。

也因為這些在精製油中被去除掉的微量物質，使得苦茶油不只是日常炒菜用的油脂，也是一種具生理機能性的食品。這一點與一般精製油只能比較其脂肪酸組成有什麼特性來說，又更加珍貴了。

至於近年來風行的冷壓油脂與傳統熱榨苦茶油的差異，則恕我賣個關子，這部分在我自己寫的書中有詳述原委，歡迎有興趣者查閱。

除食用外，苦茶油也可作為保養品的基質。日本人稱苦茶油為「椿油」，而椿油在日本即是重要的保養品原料，許多女性朋友使用的卸妝油、保養品，其基底油就是苦茶油或橄欖油，因為這兩種油的碘價較低，屬於不乾性油（即在空氣中不容易因氧化而乾掉的油）之故。

硬要說苦茶油有什麼缺點的話，那就是品質太好了，產量太少了，所以價格「好」貴！期望在政府大量推廣種植油茶樹後，能降低苦茶籽原料的價格，讓苦茶油的價格能平民化，以提供更多好的油脂給更多的人食用。

中國人食用苦茶油的歷史已有數百年之久，而兩岸關於介紹苦茶油的書卻屈指可數，期待本書能提供讀者一些苦茶油的基本知識，藉以了解苦茶油的用途與益處。

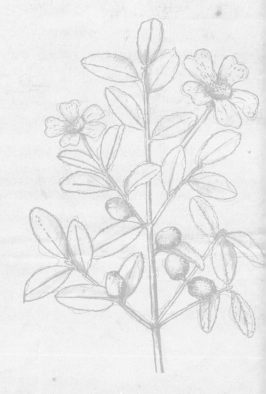

健康「油」我作主！

王明勇／自然法則健康智慧生活館創辦人

十幾年來，努力推廣健康飲食三好運動，一直在與大家分享「油是營養，不是調味品」的觀念！認識捷纓後發現，竟然還有人跟我一樣，為了食用油安全及健康在努力推廣，讓大家更加認識台灣的好油——苦茶油，以及健康又好吃的苦茶油料理！

有些人因為害怕肥胖，或成為心血管疾病高危險群，或罹患其他慢性病，加上黑心食用油風暴，所以不太敢碰油脂，長期採取低油飲食甚至無油飲食，其實這是個似是而非的觀念。油脂對身體相當重要，它是身體重要的能量來源，更是保護皮膚與內臟、維持神經與細胞膜穩定及通透性、幫助運送營養到身體各部位、維持體溫及內分泌平衡的重要物質。如果你曾有毛髮及皮膚乾燥或脫皮的經驗，極有可能是體內缺乏油脂所致。

不過，油有好壞之分，好油可以維護及促進身體健康，相反地，壞油就是毀損健康的利刃。而第一步，你還要先判斷一下，哪些是「看得見的油」，哪些是「看不見的油」。看得見的油，舉凡所有液態或固態油脂，如植物油、豬油、牛油、奶油，這些油在飲食中比較容易控制；看不見的油，指的是原本就存在食物中的油，如雞、豬、牛、魚、堅果類、加工食品等，這類油往往容易被忽略。若在無形中，吃下過多的油脂，萬一又是壞油，對身體來說就是相當大的負擔！

這本書中有教大家如何分辨什麼是好油、什麼是壞油，並確實運用於飲食及烹調當中，就能輕易做到「多吃好油，少吃壞油，吃對好油勝過少吃油」！

我建議大家要將家中的食用油分為以下三大類：

1. 高溫烹調用油：需要高溫油炸時，宜使用含飽和脂肪酸的油品，可反覆使用，而不致產生致癌物。
2. 中低溫烹調用油（烹調順序：水→菜→油）：進行煎、煮、炒等溫度不超過發煙點的烹調時，可以選擇含不飽和脂肪酸較高的油輪流使用。切記，這類油脂絕對不能高溫烹調，以免產生致癌物。
3. 保健補充用油：適時補充保健用油的營養食品。現代人的n-3不飽和脂肪酸普遍不足，不妨多補充如亞麻仁子油、魚油、南瓜子油、月見草油、苦茶油等。

脂肪是人體主要成分之一，也是不可或缺的重要營養素，不但可提供代謝所需熱量，也是組成細胞膜的主要成分，還可幫助維生素A、D、E、K及植化素等脂溶性營養素的吸收，更是維持免疫系統和腦及神經系統正常運作的必要物質。

國際普遍認可為最佳飲食型態的「地中海飲食」，對於油脂的攝取量並不低。南歐一帶的居民不但大嚼高油脂的堅果，魚蝦海鮮當中也含不少脂肪，更別提餐餐少不了用橄欖油作為佐料，儘管吃油吃得多，但當地居民的平均壽命高、罹患心血管疾病比例更較歐美地區減少。科學家深入研究地中海飲食後發現，與其完全棄絕油脂，不如選對油、吃好油，才是更有益身心的飲食型態；而苦茶油一直以來都有「東方橄欖油」的美稱，營養豐富風味獨特，也不輸橄欖油，而且發煙點高，非常適合台灣人的烹調習慣。

這幾年來常常帶社區大學的學生及「自然法則」的好朋友們親自去金椿茶油工坊參觀，認識茶樹的種植及苦茶油的製作過程，讓大家實際了解一瓶好油是需要多少努力及堅持，也品嚐作者親手烹調的健康又美味的茶油料理，每次都反應熱烈，收穫滿滿。

這本書紀錄了作者捷纓及其家人多年來對於好油的堅持及分享從餐桌到產地的感動，還有健康又美味的苦茶油料理，相信看完這本書，不僅可以增加食用油的知識也可以大大增加好油料理的功力。「對的事堅持做下去」是我們共同的信念，希望大家一起以實際行動支持台灣在地用心生產的好食物。

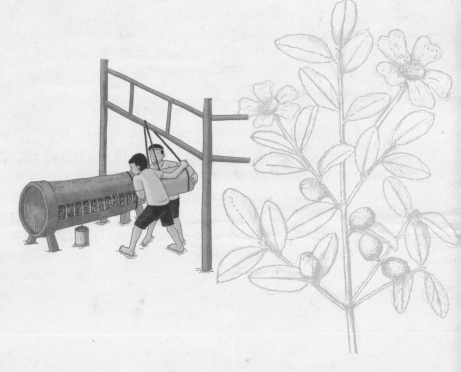

重啓認識好油的新轉機 — 發現台灣之寶「苦茶油」

王鳳翔／柑仔店有機健康超市創辦人

老一輩的人三餐料理靠它，胃不好的人靠它顧胃，皮膚、頭髮乾裂也靠它保養，「苦茶油」是古早生活中不可缺少的寶物！但不知怎麼了，現在的人卻慢慢淡忘了它的重要性，反而一昧地追求西方的橄欖油，記得老人家常說：「一方土養一方人」，何況養生的基本原則就是「食在當地、當令、當季」，這麼好的食材才是最適宜人體、對維持健康有助益，而且也能達到節能減碳、落實環保，一舉二得的好事，何樂而不為呢？

接二連三地歷經油品的食安問題，讓生在台灣的我們感到驚訝與害怕，不過這個危機也是重啟我們認識好油的轉機，金椿茶油工坊三代人齊心協力，努力推廣、經營、培育在地的苦茶油，讓這個寶物又重新在人們的心中發芽，端視目前柑仔店苦茶油的業績直線上升，就可以明白，苦茶油在家庭料理中的地位有多麼重要。

10餘年前，我和外子曾偕同陳福康董事長的子女和媳婦——佳君、捷縷，一起踏遍半個中國，尋找好茶及頂級的油茶籽。我們一同參觀了無數工廠，所到之處，廠方都被金椿家族的執著精神感動，也為他們深入了解油茶籽的專業度感到佩服。最後，我們選擇雲南、廣西二省，透過中國官方推薦，知道南寧的百色有最好的油茶籽。

我記得，當地一家規模、設備都在水準之上、產品專門銷往法國製作化妝品的廠家，該廠的老闆當時很激動地說：「你們才是行家！沒有人騙得過你們、比得過你們！這個行業非常辛苦，但是值得！不然老祖宗留下的寶，不知什麼時候會在這個世界被人遺忘、消失了……今後只要有任何的問題或困難需要我協助，我一定會鼎力相助，相信你們一定會是這個業界的典範。」果不其然，在金椿三代人的同心協力下，真的不一樣了，除了自創品牌外，並將茶籽分級、分類，以不同的方法壓榨，讓顧客有多樣的選擇，更為了保證品質，將產品送檢並申請各種的驗證，不僅通過HACCP和ISO22000的驗證，還得到世界級食品「米其林」一星的認可，將東方之寶——苦茶油推向國際的舞台，可以與西方的橄欖油一比高下，甚至超越它，為台灣寶島爭光。

我和外子常到國外參觀有機食品展，很少看到台灣人參展，唯有本書作者捷縷帶著產品到處推廣，熱情地介紹苦茶油的各種吃法與用途，即使聲音都喊到沙啞了，還是努力推廣，讓人看了十分感動與心疼。

為了支持這麼棒的油，從多年前開始，「柑仔店」的輕食、燙青菜、麵線和部分甜點都使用苦茶油，獨特的香氣和高水準的品質，讓每位客人吃了都讚不絕口，很多原來習慣食用橄欖油的客人，現在也都改用苦茶油了。

多年來我看到捷縷及其家人認真經營、努力不懈的精神，追求產品品質的極致，讓我非常欽佩，也非常期待本書的出版！

認真的女人如茶花般美麗

朱慧芳／綠色食材採買達人、財團法人梧桐環境整合基金會執行長

認真的女人最美，具體的講，是美得像山茶花。認識本書作者捷纓已有多年，每次見到她，總是忙碌得像陀螺一般，南來北往第趕著一場接著一場的教學、展示和各種介紹。即使忙到壓縮了用餐和睡眠的時間，但她的肌膚始終美麗、亮白、紅潤、健康，問她有何秘訣，答案永遠是因為「苦茶油」。

有一回，捷纓家贊助蔡琴的演場會，我原以為身為贊助商的她，會穿得美美地坐在貴賓席上，享受蔡琴的美聲，萬萬沒想到當天她竟穿著圍裙，親自在臨時廚房裡掌廚，以苦茶油料理款待所有的工作人員。她說，演唱會辛苦又勞累，苦茶油對身體有萬般的好處，所以她要用最大的誠意照顧大家。在後台吃到新鮮現做的苦茶油大餐，對表演工作者來說，必然是絕無僅有的經驗吧！如果不是遇到「苦茶油之花」，這種美事也不可能發生。

吃的、喝的、擦的、用的，在捷纓的口中，苦茶樹是幾近完美的植物，也可以說是她的全部。透過她的精心設計和介紹，被遺忘的傳統油脂不但得以提升形象，甚至能夠與橄欖油分庭抗禮，成為台灣高級油品的代表。她不但在外觀上和烹飪呈現上，讓苦茶油跳脫舊時的框架，甚至在內涵上，也與學術及研究單位配合，全方位探討苦茶油的特性和功能。

油脂是人體不能缺乏的營養源，吃好油是當代人的共識，但是對油品的認知，卻大多是一知半解，且油品的知識也常是每個專家各有一套。捷纓大方分享她經年累積的苦茶油知識，書中詳細地從各個面向介紹苦茶油的特點，以及容易上手的苦茶油料理。相信讀者參考書中介紹，必能吃得安心，煮得健康，或至少也為讀者揭開了苦茶油的面紗，讓苦茶油清清澈澈地誠實呈現在大家的面前。

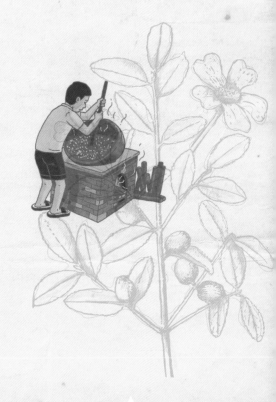

老前人的智慧是我們最大的生活寶藏

梁幼祥／中華海峽兩岸餐飲連鎖經營協會理事長、海峽兩岸知名美食評論家

吾投身「食」這個行業數十載以記！看台灣飲食之發展，探四百年台灣食史，許多故事披露了一則則台灣先民奮發感人的故事！

如果要談台灣的「食」，不得不談到唐山先民！這些先民們墾荒落戶，帶來各樣種子，撒在能撒的土地上，他們並不知道千千萬萬的種子在歷經無數個日月交輝之後，會有什麼樣的收穫！這些先民們賭命過海，認命堅毅，只知「耕耘」，耕耘使得他們滿手的繭、滿面的紋，黑黝黝的額首永遠遮蔽不了他們為兒孫奠定未來的辛勞！許多的成就就在淚水、血汗中成長！

「茶」雖然也是在那個年代，隨著先民飄洋而來的，然而，經過幾百年的淬練與智慧的改良，此刻的茗香早已遠遠地超過源起之處，就如同許多台灣小吃一樣！

翻閱食品的歷史，可以知道全世界茶的種類最多，也是最大產區的中國，早就將茶隨著絲路，也隨著千年的文化推廣到了全世界，可是許多人都不知道全世界研究「茶」相關產品與吃法最多的卻是小小的台灣！

以茶為本，所製作出來的「糖」、「糕」、「餅」、「餐」……在台灣已多的不勝枚舉，而「苦茶油」這在中國已有千年史載、亦食亦藥的食品，卻似乎一直未被高度重視，從古越的《本草綱目拾遺》可看到：「茶油可潤腸、清胃、解毒、殺菌、還有清熱、息風和利頭目……之效」，早在漢唐之時，茶油就已經是貢品，日本人更稱此油之益，勝於歐洲的橄欖油！

可是許多人不解，既然「苦茶油」有如此多的好處，為何未能普及並深入市場呢？

我想太多的朋友只從傳說中理解苦茶油的皮毛之一、二，殊不知「苦茶油」對我們真正身體的許多益處，我想另一個原因實在是「知其優而不解其煮」吧！

此刻全世界的油品都出現食安問題，歐洲的假橄欖油、亞洲的假大豆油，問題層出不窮，原因是奸商失去了道德，卻抓住消費者「貪便宜」的要害！如果您確切明白健康的身體只有一副，沒照顧好，將會失去一切的嚴重性，「苦茶油」絕對是您爾後居家的必要選擇！

認識本書作者捷纓是在一個展示會上，我觀察她的積極「態度」，她讓我知道，她們的家族一直秉持著台灣人早年的純樸，一步一步，如履薄冰地投身於這艱難的推廣路上，她的認真讓我看到了台灣「苦茶油」將會在她不斷地投入下，進入一個新的里程碑！

她出書了，她就像「大宅院」裡的大當家，將老人家保守的傳承發光、發揚！我想這本書會帶給我們的不只是一本簡單的食譜，而是一份關懷與健康與新知！

「吃好食材，幫健康加分」是良好的生活習慣

蔡季芳／烹飪名師

傳統的苦茶油有一股很特殊的味道，從美食的角度來說，實在不是很美味，我和我先生都吃不習慣，因此每當我婆婆吃苦茶油烹調的菜時，我和我先生都會退避三舍，總覺得有股說不出的油燥味縈繞鼻間。直到某一天，我在無意間發現，原來苦茶油對人體竟然有這麼多好處，其成分結構及比例對健康相當有益，於是我開始對這種以往敬謝不敏的油脂產生興趣了，然後又在農業推廣的活動中與本書作者捷纓相識，吃到好吃的苦茶油，才完全推翻了我對苦茶油的既定印象，從沒想過原來好的苦茶油竟然有著一股清香，嚐起來更是清爽、不油膩，完全沒有記憶中的油燥味。

我想大概是以前的製油技術沒有現在的好，所以留下比較多雜質，才不能徹底發揮苦茶油的優點吧，如今製油技術進步，自然就能保留優點，去除缺點，真正讓苦茶油的特色完全發揮！

發現苦茶油的美好之後，我與先生便養成一個習慣──每個星期，我們會有4至5天的早餐是茶油生菜沙拉，即使再忙，也會有2至3天要吃這道早餐。說起來很簡單，就跟製作一般的生菜沙拉一樣，我們會在前一晚將用手剝好的萵苣以開水沖洗乾淨、濾乾水後，放在保鮮盒中，收入冰箱冷藏，隔天早上拿出來後，直接堆疊在最大的餐盤上，再把各式蔬菜往上堆成一座小山，淋上苦茶油，再淋上醬油與醋。事實上，我淋上去的苦茶油絕對不

少，不像炒菜只用一點點的油，這是因為要趁著早上空腹時，讓身體多多吸收好的油脂，幫助健康與排泄。另外，先淋苦茶油再淋醬油，醬油會被油脂包覆，變成一點、一點的，入口時，味道才會剛剛好，不會太重。其實，邁入中年之後，我與我先生都非常注重健康，尤其對於可能造成身體負擔的油品非常在意，而苦茶油讓我非常滿意，吃這種油，讓我完全不用擔心健康問題！

除了茶油生菜沙拉外，我家還有一道必吃的苦茶油料理──茶油雞酒，也就是麻油雞的變化版，從很多年以前，我家就開始用苦茶油取代麻油煮雞酒，既可以避免麻油的燥熱，又能保有苦茶油的清爽。偶爾煮飯時，也會加入香菇一起煮，起鍋後再拌入適量的苦茶油，就變成非常好吃的茶油飯了。

對我來說，苦茶油不只是油而已，更是一種可多元應用的食材，而使用苦茶油現在已經成為我的一項飲食習慣，尤其在與作者相識、參觀過他們家族的製油廠後，我更體認到苦茶油的珍貴，不僅在於它是一種很好、很健康的油而已，油茶樹本身就是很好的作物，不但經濟價值很高，對於水土保持更是有益。要挖掉油茶樹很簡單，但要種回去卻得花很長的時間，而他們家如此用心做油、復育油茶樹實在令人感佩！期待未來有更多人認識到苦茶油的優點，也有更多農民加入油茶樹復育的行列。

獨特的香氣與高水準的好油，讓人人讚不絕口

小魚媽／知名部落客及烹飪達人

近年來，台灣的食安風暴頻傳，所以愈來愈多人開始自己動手做料理，也開始注意食材原料的來源與口碑。連食用油也淪陷之後，小魚媽不再使用單一的油品，我家的廚房永遠都會準備三種以上的油品，椰子油、橄欖油、苦茶油是必備的，其他還有大蒜油、芥花油，甚至是娘家媽媽幫我親榨的豬油，這麼多種的油，我個人最推薦的就是椰子油和苦茶油。

椰子油，我買的是國外進口的品牌，使用起來比較沒有太深的情感，但是苦茶油卻是台灣老字號茶農所生產的，每次食用時，總是感覺多了一份屬於台灣人的溫度感。

苦茶油是很棒的食用油，所以我很喜歡推薦身邊的人使用，因為苦茶油本身具有天然的抗氧化物質、在地生產、不需經過存放或者飄洋過海，在運輸船上等待太久，自然也就不需要添加額外的抗氧化劑，所以會是最天然、最健康的食用油；再者，台灣的苦茶油是用壓榨機壓榨茶籽或茶樹籽之後所流出的液體，經過簡單的沉澱程序後，就成為一罐罐的苦茶油，很單純，也很純粹。

苦茶油與橄欖油都是由對心臟健康有益的單元不飽和脂肪構成，能降低體內有害健康的低密度脂蛋白膽固醇濃度，且會增加有益健康的高密度脂蛋白膽固醇，可以降低心血管疾病發生的風險。不管是正餐或半夜肚子餓，煮個麵線，用苦茶油拌一下，就是一碗健康又不會對身體造成太大負擔的小點心，所以苦茶油是聰明媽媽在廚房最佳的油品選擇喔！

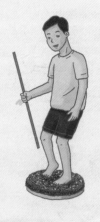

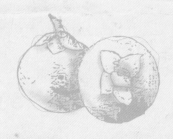

請跟我一起品嘗苦茶油的回甘滋味

黃捷纓

「苦茶油」這三個字，相信給一般人的第一印象就是苦苦的，因此光聽名稱，恐怕就避之不及，遑論會想嘗試？

· 茶油是老人家的專利吧？年輕人才不吃呢！

· 要不是做月子、要不是胃不好……，只好捏著鼻子勉強喝一口，有股怪味道，我不喜歡！

· 只知道苦茶油拌麵線，那麼貴又不知道還能煮什麼？之後再拿來拌麵線，味道卻很奇怪……。

這是我在推廣苦茶油時最常聽到多數人對茶油的觀感。對我來說，由於家族是經營苦茶油產業，我沒得選擇，不過，一路走來也超過18年了，發現自己愈來愈喜歡這「苦」盡「甘」來的好滋味，也發現不僅苦茶油，整顆茶樹從茶籽、茶葉到茶花，一身都是寶呢！且讓我在書中分享這有著無窮潛力的養生寶藏！

想當年父親白手起家辛苦建立的苦茶油產業，就希望能將健康事業傳承下一代發揚延續，幫助農民推廣種植，生產高品質油品給廣大消費者，因此推廣苦茶油責無旁貸就落在我們第二代身上。早期我們以原料加工好再賣給坊間油廠，油品以批發代工為主，沒有自己的品牌銷售，該如何去做市場推廣，別人只有一款苦茶油，我們卻有這麼多品種的茶油，有點掙扎，一種就不會賣了，一次三款肯定說不清，但說不清還是得說清楚講明白，茶籽的品種有茶葉籽及苦茶籽，苦茶籽又細分大菓與小菓，不同品種、不同培炒溫度會壓榨出不同風味的苦茶油，由於是第一道自然壓榨苦茶油，保留獨特風味及豐富天然營養素有別於市場上的溶劑萃取精製油脂。

大部分的消費者對苦茶油的好處及特性用法都很陌生，只知道苦茶油養生，對身體好，但對於品質、純度、真假、價格、品種、風味大多搞不清楚，因為國家沒有明確的規範、標準及推廣，於是我們在2006年建立自己的苦茶油品牌，請姐姐幫我畫茶花，與設計師共同設計包裝，文宣，還取了美美的名字「茶花籽油」，為的就是能吸引年輕一輩的消費族群。

回想這幾年推廣茶油的酸、甜、苦、辣，處處是驚奇與因緣。一路走來，我都

抱持認真的態度，不論是國內外的展覽，都會帶著最新鮮道地的台灣特有的苦茶油風味，用心做好每一場展會的苦茶油品嚐會，透過品嚐者的回饋，可以讓我明白苦茶油是否合當地口味習慣及喜愛。即使到國外參展，基本食材、麵線、醬油、試吃紙盤、竹叉等工具我也都要求要台灣原味，不論男女老幼都喜歡吃我煮的苦茶油料理，想要一盤再來一盤，即使再累都超開心，也都值得！

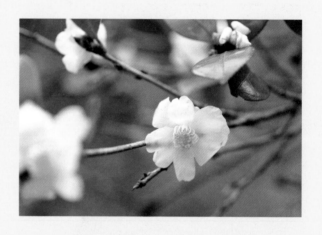

　　我的小孩是早產兒，本來就不容易帶，想給她喝最好的羊奶，偏偏不適應，再加上有異位性皮膚炎，就會渾身不舒服，也一直抓頭，皮膚科醫生雖然開了藥卻提醒不要常用，當時聽了就害怕，小孩受苦，媽媽只有心疼加不捨，就從那時開始，我明白家裡生產的苦茶油有多好用，用來做飯菜、用來喝、用來漱口、用來擦皮膚、用來擦頭髮，自製苦茶油髮妝水幫小孩梳髮編髮，做苦茶油紫草膏驅蚊蟲咬，做苦茶油手工皂來清潔皮膚，就是希望小孩能平安健康長大。這一路體驗過程發現自己早就愛上用苦茶油了。

　　我不是專業的廚師，也不是科班出身，對於做菜的經驗只是每天都要做的事。家裡平時都開伙很少外食，因此基本的料理是沒有問題的，但自從創立品牌，就是要將一瓶瓶的苦茶油推廣到每個重視健康養生的家庭，於是我從自身經驗明白不同品種的苦茶油，不同的培炒溫度可創造出不同風味的苦茶油，也參考許多食譜書、看電視專業廚師料理教學，揣摩食物的味道及美味的記憶，把苦茶油融入各項適合的食材做出健康又美味的料理。因此我想用這份真誠的心去學習成長並分享給讀者，一起知味苦茶油、品味苦茶油、玩味苦茶油！

　　感謝在推廣苦茶油的這條路上，有諸多理念相投，願意支持協助幫助我的家人、團隊、協力廠商及好朋友；也感謝城邦原水文化主編陳玉春小姐的巧遇與鼓勵我出書，以及出版團隊的共同協助，終於成就了這本書的問市！

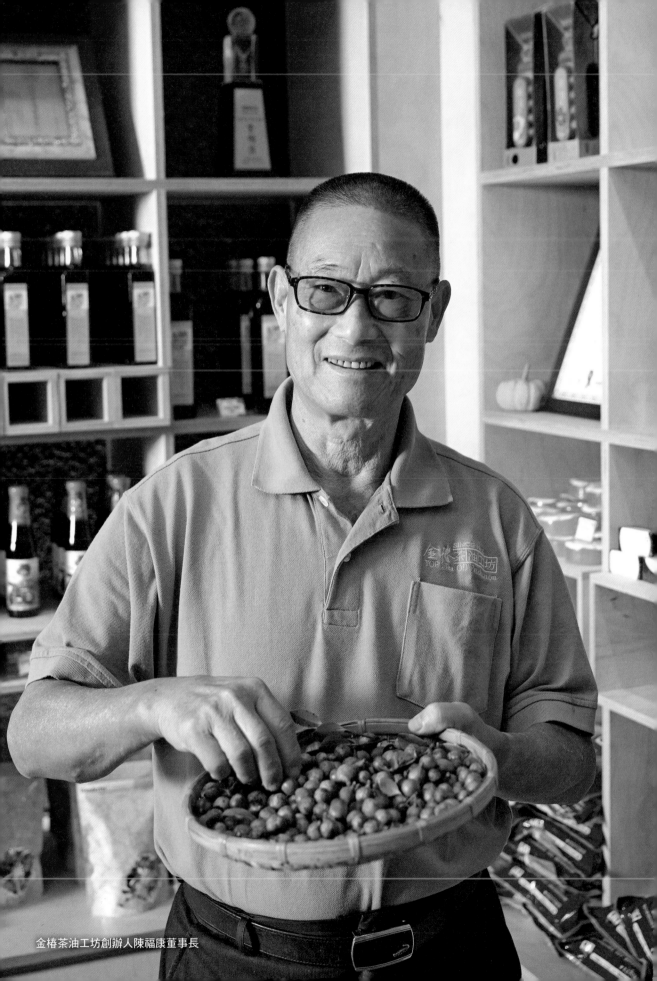
金椿茶油工坊創辦人陳福康董事長

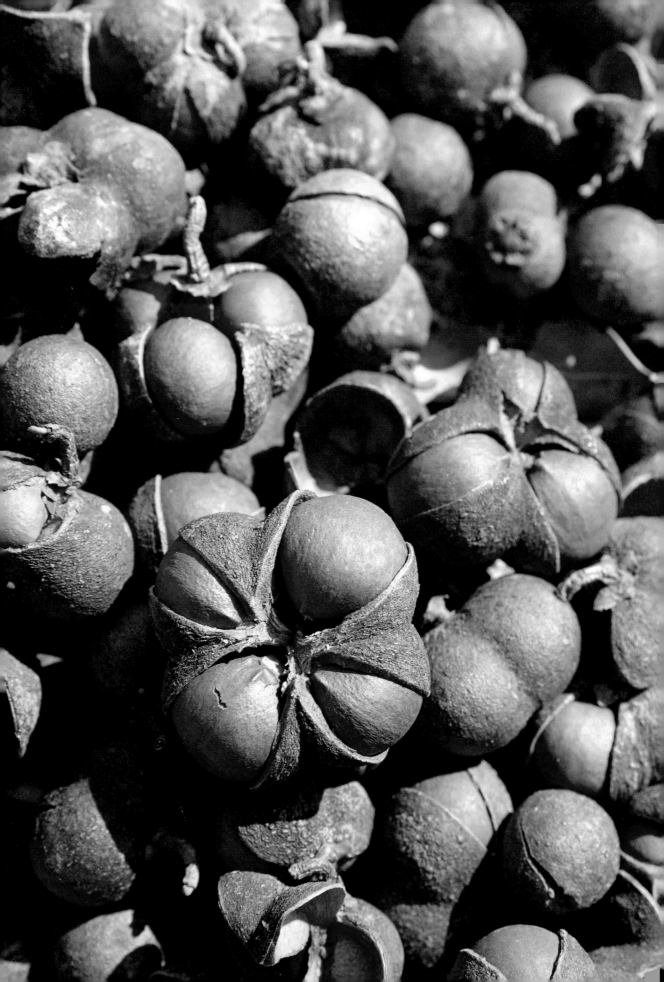

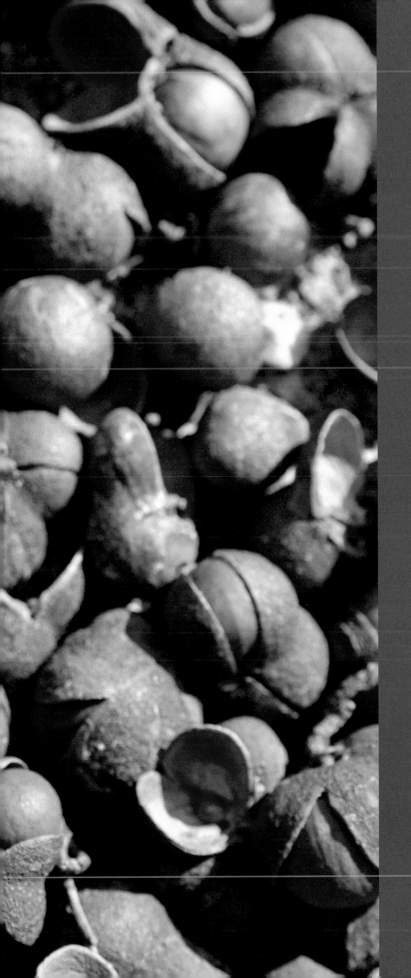

Part

1

東方養生國寶

探索苦茶油的健康寶藏

苦茶油在台灣早期算是家庭廚房裡的常備油品之一，只是隨著沙拉油等精製油的崛起，使得天然又富含營養的苦茶油逐漸被取代，從廚房的一角消失了蹤影，直至今日各種食安用油問題浮現，才喚起人們對此傳統食用油的重新了解與認識。

皇家御膳用油、民間補身食療

　　每到秋冬之際，溫度降低的時節，茶花盛開，約一年後果實才成熟，到了10月份便是油茶籽採收的季節。

　　油茶樹不僅是高經濟作物，同時也是世界少有的木科油料作物之一。樹種具有抗旱、耐貧瘠的特點，可在荒山、荒坡上種植，且根系發達、樹冠大、樹幹矮，可綠化荒山，提高森林覆蓋率，利於水土保持，調節氣候，因生命期長，尚有樹種生存至百年以上還能開花結果。

　　而油茶樹能在天寒地凍的天氣裡，擷取大地精華、孕育花苞，靜待來年早春開放，從含苞到結果，整整長達一年的週期。取果後，經製油工序榨出來的茶花籽油，被稱之為「**神仙油**」、「**美人油**」，亦名為「**楂油**」（可見於《農政全書》）或「**樅樹子油**」（可見於《綱目拾遺》）。

傳統木楔式榨油圖解

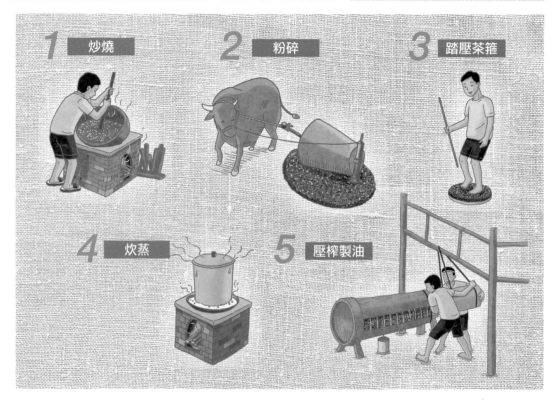

1 炒燒　　2 粉碎　　3 踏壓茶箍

4 炊蒸　　5 壓榨製油

苦茶油的食用歷史自古以來，已有2000多年的歷史，在不同的地方也有不同的名稱，台灣稱**苦茶油**或**茶油**，日本稱為**椿油**（Tsubaki Oil）、韓國稱為**石榴花油**、中國稱為**山茶油**或**野茶油**、香港及歐美則稱**茶花籽油**（Camellia Oil）。在日本，茶油是獲得日本官方正式認可的美容油，許多美容產品中都有使用。

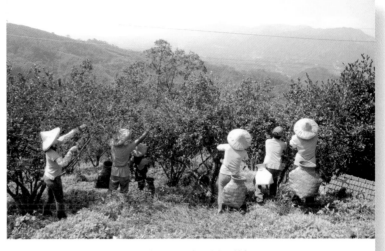
每年十月初是茶籽成熟的季節，以人工採收茶籽。

在中國古時候，苦茶油是皇室指定的貢品，被稱為皇家御膳用油，眾多古書都有記載苦茶油的益處，包括《本草綱目》：「茶油有明目亮髮、潤腸、通便、清熱化濕、殺蟲、解毒之功效」；《農政全書》：「茶油可療痔瘡、退濕熱」；《天工開物》盛讚「油味甚美」；《隨習居飲食譜》：「茶油可潤躁、清熱、息風和利頭目……，烹調肴饌，日用皆宜，蒸熟食之，澤髮生光、諸油惟此最為輕清，故諸病不忌」；《綱目拾遺》：「茶油可潤腸、清胃、解毒、殺菌」。

台灣民間把苦茶油當作孕產婦補身、產後復原的食療佳品，不僅可提高人體內酵素（酶）的活性，還可提高生育酚的分泌，改善體質，增加母體免疫力，幫助減輕孕婦消化系統的負擔；再者，也有益於補充妊娠期間母子所需的油脂營養，把更多營養物質及免疫物質帶給寶寶，幫助子宮修護、溫補氣血、促進產後內分泌機能的恢復，有助於消除懷孕期間積累的小腹脂肪，迅速恢復身材。

台灣婦女在坐月子期間喝用苦茶油煮的鯽魚湯，可幫助母乳分泌，尤其苦茶油油質溫和，不燥不熱，取代麻油食用，有麻油的優點，卻沒有麻油的缺點，因此被譽為「**月子寶**」，也有「**愛**

妻油」一說。若能在懷孕期間就開始食用苦茶油，助益會更大。

苦茶油營養豐富、容易消化，不只對孕產婦好，也可以有效改善中老年人普遍存在的便秘及心血管難題，對於老年人來說是相當理想的油品，所以也有「**長壽油**」的美譽。

苦茶油對於保證兒童骨骼發育與智力發展也非常有幫助。由於嬰幼兒正處於智力和身體快速發育時期，需要大量的營養物質，而油脂是其中相當重要的營養之一。

由於嬰幼兒器官（尤其消化系統）還不成熟，如果給他們吃不好消化的油脂，可能會損害其肝膽器官，產生消化不良等嚴重問題，因此，提供容易消化、高營養的苦茶油十分有必要，且使用一般的沙拉油來烹調菜餚，感覺會比較油膩，嬰幼兒本能上就會排斥，可能造成厭食；可是使用苦茶油調理的菜餚則相反，口味清香、不油膩，能有效引起嬰幼兒的食欲。而且苦茶油中的油酸和亞油酸在人體內都可以轉化成DHA（俗稱腦黃金）和EPA，對大腦的發育和視力發展都具有很重要的促進作用。

地球上最健康的超級食物之一

全世界都在追逐具營養成分且能促進身體強健的「超級食物」，連美國《時代》雜誌都評選出年度十大超級食物——番茄、菠菜、堅果、花椰菜、燕麥、野生鮭魚、藍莓、大蒜、茶、紅酒！多吃原始、未加工的健康食物對身體絕對沒有壞處，但是健康一定要這麼昂貴嗎？實則不然，《康健》雜誌依「天然＋本土＋易取得與烹煮」的原則選出18種台灣土生土長的超級食物

（〈台灣18種超級食物！防癌、抗老、有活力〉，140期，2010/7/1），一樣營養，卻更物美價廉，在而這篇報導中，油脂類只有「苦茶油」上榜！

苦茶油的脂肪酸組成與橄欖油相似，素有「東方橄欖油」之稱。苦茶油油脂中含有70～80%的油酸（Oleic acid），隨著果實成熟度增加，油酸含量隨之上升，可達80%以上，高過橄欖油；其次是亞油酸（Linoleic acid），約占15%。聯合國糧食及農業組織（Food and Agriculture Organization of the United Nations，簡稱「糧農組織」或FAO）也將苦茶油列為重點推廣的健康高級植物油。

《本草綱目》中說：「茶油性味甘，涼，功效潤胃通腸，退濕熱，養顏生髮，促進傷口癒合。」《中華藥海》則稱茶油「能抗紫外線，防止曬斑及減少皺紋，對消除黃褐斑、曬斑很有效果」。苦茶油的優點實在多不勝數，如降血脂、降血壓、消炎、抗菌、抗癌、抗病毒、增強免疫力及預防中風等。

有諸多研究報告顯示，苦茶油其名雖「苦」，卻香醇甘味美，芳香無比，富含單元不飽和脂肪酸、山茶甘素、蛋白質與維生素A、E等營養素。單元不飽和脂肪酸對降低血中膽固醇，以及預防心血管疾病具有不錯的功效；而山茶甘素也被證實有多項生理活化功能，如：潤肺、清肝解毒、整腸健胃。

根據國科會的專題研究——「苦茶油（茶花籽油）抗菌因素研究」（民國86年5月）顯示，幽門螺旋桿菌會引起胃潰瘍、消化不良及十二指腸潰瘍等消化性疾病，高達85～90%的潰瘍疾病都與幽門螺旋桿菌的感染有關，而苦茶油對幽門螺旋桿菌的抗菌力可達九成以上，對腸胃疾病有很大的治療效果。

行政院農委會林業試驗所曾發表對苦茶油的研究發現：「保護因非固醇類發炎藥物Ketoprofen所引起的腸胃黏膜損傷、提供敗血症存活率、減輕因毒素引起的器官損傷、降低四氯化碳對肝損傷、降低梗阻性黃疸肝臟、降低活性

氧對肝損傷、保護黃疸對肝臟與心臟的損傷等；對人體而言，則有延緩動脈粥狀硬化、保護心血管及降低膽固醇的功效，並且苦茶油具有抑制幽門螺旋桿菌的活性。苦茶油提供的保健效果，已部分證實與其具有抗氧化成分、清除活性氧自由基、降低部分炎症因子產生量，以及抑制脂質過氧化的活性有關。」（摘自《2013油茶栽培管理與利用手冊－林業叢刊第253號》，行政院農委會林業試驗所，2013/12）

現代科學研究已經證實——苦茶油確實能有效抑制幽門螺旋桿菌。所謂的幽門螺旋桿菌，會在胃部導致胃黏膜慢性發炎，逐步引發消化性潰瘍（胃潰瘍、十二指腸潰瘍），嚴重的甚至可能會引發胃癌。而根據研究，苦茶油及苦茶渣之萃取純化物，對幽門螺旋桿菌具有抗菌作用，使得苦茶油由來已久對於胃潰瘍、胃弱的療效一說，更增添了相當程度的可信度。

加上苦茶油含有豐富的植物固醇與多酚類等，其發煙點223℃亦比橄欖油的160℃來得高，與橄欖油各為第一道初榨食用油之冠，除了皆適用於涼拌外，苦茶油烹調時不易產生對呼吸道及

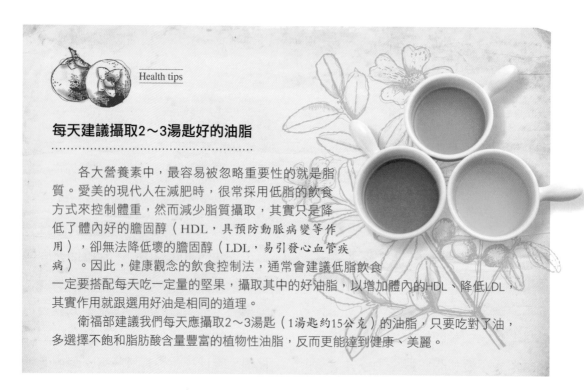

Health tips

每天建議攝取2～3湯匙好的油脂

各大營養素中，最容易被忽略重要性的就是脂質。愛美的現代人在減肥時，很常採用低脂的飲食方式來控制體重，然而減少脂質攝取，其實只是降低了體內好的膽固醇（HDL，具預防動脈病變等作用），卻無法降低壞的膽固醇（LDL，易引發心血管疾病）。因此，健康觀念的飲食控制法，通常會建議低脂飲食一定要搭配每天吃一定量的堅果，攝取其中的好油脂，以增加體內的HDL、降低LDL，其實作用就跟選用好油是相同的道理。

衛福部建議我們每天應攝取2～3湯匙（1湯匙約15公克）的油脂，只要吃對了油，多選擇不飽和脂肪酸含量豐富的植物性油脂，反而更能達到健康、美麗。

肺部有害之油煙的特性，更適合東方人習於高溫的烹調方式，如今逐漸成為注重健康的家庭所倚重的油品。

認識油茶樹的栽培與歷史

茶花是中國極具代表性的吉祥花卉，栽培歷史非常悠久，早在隋唐、宋代就已經普遍種植，在中國各地的廟宇、庭園等都有不同品種的茶花栽植；明代藥學家李時珍在《本草綱目》中稱「其葉類茗，又可作飲，故得茶名」；又載：「山茶研末，麻油調塗，冶湯火灼傷」；宋代蘇軾〈詠山茶詩〉有：「山茶相對本誰栽？細雨無人我獨來，說似與君君不見，爛紅如火雪中開」，可見茶花在中國栽培及觀賞歷史的悠久。

中國漢代時稱茶花為**海石榴**，後來又改稱**山茶**；茶花的別名還有**山茶花**（參見《中國樹木分類學》）、**洋茶**（參見《諸羅縣誌》）、**茶花**（參見《植物名彙》）、**曼陀羅樹**（參見《群芳譜》）、**晚山茶**（參見《花鏡》）、**耐冬**（參見《青島木本植物名彙》）、**椿**（參見《農政全書》）。日本人稱山

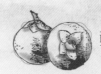

茶花為**山椿**或**藪椿**，英文則為Camellia。

茶花屬山茶科，花的型態及顏色多變，且每年開出的花型及花色均有不同，稱得上是花中之后，與曼陀羅花（曼陀羅花喻為莊嚴、吉祥如意的象徵）拈花微笑（喻為生命之華的意思，意謂耐風、耐寒、耐久的生命力）的佛教典故有關，因此又有「瑞花」、「瑞木」的美名。

油茶樹為木本油料樹種（山茶科山茶屬植物），與油橄欖、油棕櫚樹、椰子同為世界四大木本食用油料樹種。本屬植物的茶籽幾乎都可以提供榨油，而茶籽可供榨油的茶種通稱為油茶。山茶屬植物（Camellia spp）在全球分布約有200餘種，主要分布於東亞地區，光中國就有170餘種，大部分的原生地在

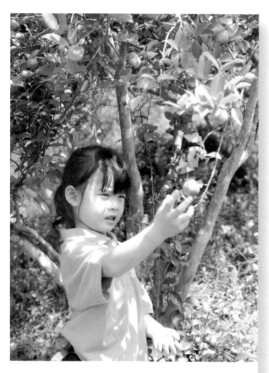

茶花要吸收一整年的天地日月精華,才能長成一顆綠褐色的成熟茶籽,所以非常珍貴。

長江流域以南的山地丘陵。東南亞、日本與台灣的油茶樹最少要栽種5年以上,才能夠開花、結果,從開花到可以採摘茶籽的生產週期長達13個月之久,聚集了冬、春、夏、秋四季節氣的日月精華。生長週期長(開花結果期長達一年,冬天開花、夏天結果,夏天苗狀、秋天採收)秋、冬開花,花期長達2〜3個月,採果時,花果並存,因此素有「抱子懷胎」之說,又稱「人間珍果」。

世界各地茶花的品種與歷史

1 台灣

早在300年前就從陸續從中國、日本引進茶花品種栽培,原生品種的柳葉山茶、武威山茶、后里山茶、賽能高山茶(光葉茶梅)、苦茶(短柱山茶)、能高山茶(枔木葉山茶)、細葉山茶、鳳凰山茶等,大多應用在景觀園藝設計或寺廟或家庭觀賞用。

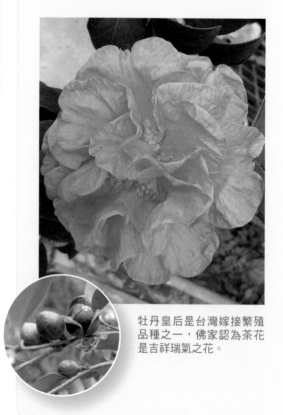

牡丹皇后是台灣嫁接繁殖品種之一,佛家認為茶花是吉祥瑞氣之花。

❷ 日本

西元1400年起即從中國引進許多山茶品種。16世紀時，因為豐臣秀吉喜愛茶花，所以從當時的高麗引進大量的山茶品種，從京都到東京、九州、長崎、近畿之奈良、四國、大阪等地都是著名的茶花栽培地區；光是在京都的茶花廟，就有400年生的山茶品種——五色茶花，是日本最著名的茶花栽培廟宇。

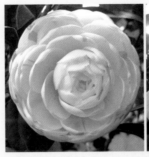

斐如西、水晶玻璃等花系是歐洲種植的品種之一，花朵樣貌美如貴妃。

❸ 歐洲

17世紀時，茶花自中國引進歐洲，造成轟動，而有了「世界名花」的美名，備受重視，如小仲馬小說《茶花女》中的女主角，總是載著茶花進出社交場所，反映當時社會人士喜愛茶花的情形。現在，歐美地區栽植茶花就如栽培玫瑰花或百合花一樣地普及，並視其為最時尚的觀賞花木，加州的Sacrmento每年3月都會舉辦茶花節活動，擁有茶花城的暱稱，可見歐美人士對茶花的喜愛。

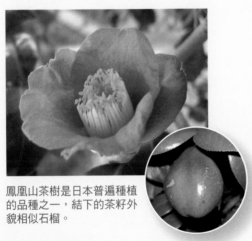

鳳凰山茶樹是日本普遍種植的品種之一，結下的茶籽外貌相似石榴。

❹ 中國大陸

茶花的品種、花系非常豐富，全球茶花品種多達上萬種，其中以金色茶花最為珍貴，金色茶花有「茶族皇后」、「植物界中的大熊貓」的美稱，國外稱為「幻想中的黃色山茶」，花梗下垂（所有茶花系花向下開），形態美觀、花瓣蠟質肥厚、色澤金黃、花期長，除了觀賞價值極高以外，還擁有很好的藥用價值。

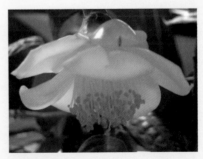

中國大陸金色茶花國外稱為「幻想中的黃色山茶」，花梗下垂，形態美觀、花瓣蠟質肥厚、色澤金黃、花期長。

油茶樹的栽培環境

油茶樹是常綠多年生的樹種，成長時間很長，栽種後需要3～5年的時間，才能成長為結實累累的種樹，之後可以帶來連續數十年的收穫。每年11月至次年的3月是最理想的種植季節。

1 氣候條件

油茶樹生性怕冷，喜歡溫暖、溼潤的氣候，日照時數約1800～2000小時，最適宜栽種的溫度是年平均14～24℃，高低溫幅平均0～31℃，相對溼度74～85%，年平均雨量1000公釐以上。每年10月的開花季，月平均溫度須落在12～13℃，太冷、太熱或是突然降溫、霜凍，都會導致油茶樹發生嚴重的落花、

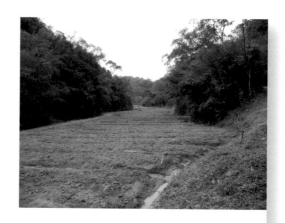

預定種植茶樹的山坡，經長期人工整理、鬆弛土壤呈現坡平的狀態。

落果，影響茶籽的產量。

小菓油茶樹適合台灣北部地區較冷涼的氣候，大菓油茶樹則較適合種植於中南部較溫暖的氣候。（關於茶籽的分類請參見本書第48~54頁）

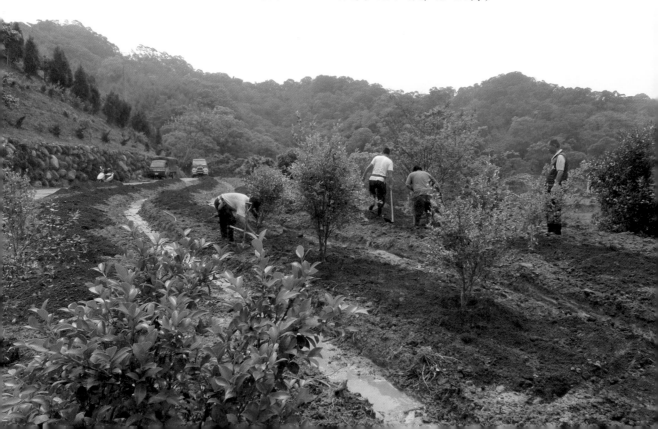

② 水文條件

油茶樹在幼年階段喜歡遮蔭的環境，生長較為快速，到結果後期生長則需要較充足的陽光，因此不能種植過密，且枝葉須適當修剪、不宜繁多。最適宜栽種的地方是光照良好的向陽坡或開闊地區，如果種在陽光不足的向陰坡，就會使得油茶樹幹高大、枝葉不旺盛、枝細、開花延遲、不結果或果實生長稀少；即使結果，茶籽的品質也會不佳、含油率低。因此選擇種植地點時，應注意不要在過度遮蔭的環境。

除了光照外，油茶樹也需要足夠的水分，年降雨量需要達到1000ml以上。不過開花期間不能連續降雨，否則會影響授粉。

③ 土壤條件

油茶樹能生長於由石灰岩、砂岩與片麻岩風化而成的土壤，除了含鹽分太高的土壤外，一般低產區的水田、山坡地、旱田，土壤酸鹼值（pH值）在4.5～6間的土壤都可栽培，但以坡地、表土含有腐植質且稍微濕潤的狀態較理想，混有碎石粒或黃土質的土壤也可以，一般種植茶樹、果樹、竹、杉木或相思樹的山坡地均可種植。

此外，油茶樹要種植在坡度平緩的地區，以利於排水。油茶樹本身具有水土保持、涵養水源等生態能力，並不會侵蝕土壤，造成水土流失。為提高茶籽採收量，農民栽種油茶樹時，每公頃土地大約種植2000～2500株的油茶樹較適合，太密會妨礙油茶樹生長，所以每棵樹間都必須保持一定的距離，才方便未來整枝修剪，且一般都不會讓樹長得太高，平均高度多半是1.5～2公尺左右，矮化油茶樹方便日後摘採，也可規劃為休閒觀光的油茶園。

種植茶樹的環境條件

- 不需使用化肥、農藥，可自然生長
- 適宜的年平均溫度是14～21℃
- 理想的種植土壤酸鹼值是4.5～6
- 需要深厚、排水良好的沙壤土層

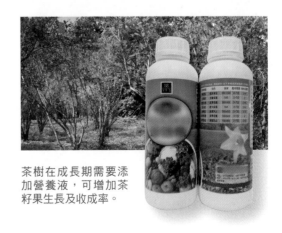

茶樹在成長期需要添加營養液，可增加茶籽果生長及收成率。

油茶樹的品種與栽種現況

在1946年前後時期，台灣北部、中南部及東部山區都大量種植油茶樹，作為造林樹種，面積達3,000公頃以上，年產油茶籽70,000公噸，產油約2,500～2,800公噸，後來，山坡地改種果樹及其他作物，油茶樹的栽種面積遽減。

根據行政院農委會統計資料，直至2013年，全台油茶樹的種植面積約為1,104公頃，以嘉義縣最高（種植面積達206公頃）、新北市（182公頃）、南投縣（152公頃）次之，其他縣市也有小

規模的種植，但由於管理較粗放，樹勢衰弱，常有隔年才結果的現象，產量並不高。目前臺灣栽培的油茶品種與產地主要如下：

1 大菓油茶樹

為常綠小喬木，樹高可達6公尺，果長2～5cm，內含茶籽6～12顆，實生苗定植後約3～4年可開花結果，6～7年起茶籽可穩定收產，在臺灣主要栽植於中南部地區，一般樹齡需達6年以上，才開始有較佳的茶籽產量。大陸俗稱油茶、茶籽樹、茶油樹、白花茶等。

果熟期是9～10月，適當的採收時

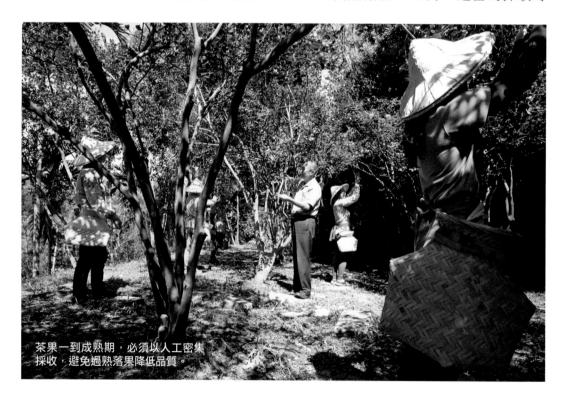

茶果一到成熟期，必須以人工密集採收，避免過熟落果降低品質。

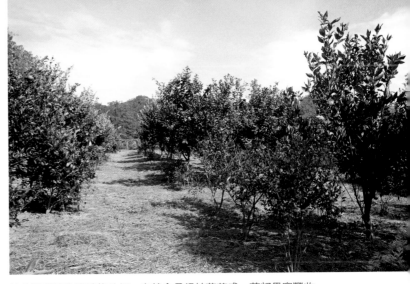
油茶樹種植的環境條件好，自然會長得枝葉茂盛、茶籽果實豐收。

節在農曆寒露及立冬之間（約國曆10月上旬至11月上旬）。一般栽植後3～4年可開花結實，15年後才進入盛產期，可持續至70～80年的豐產，百年後結實才會開始衰退。

本種的種子含油率25.2～33.5％，種仁含油率33～45％，油品主要供食用或工業用；果殼及種殼可提煉皂素，或製成活性炭；木材主要供作小農具或家具等；另因本種植株耐火性佳，故亦供作防火林帶的樹種。

主要油茶生產鄉鎮如台北的三峽；桃園的龍潭、龜山；苗栗的三灣、南庄、大湖、三義；嘉義的中埔、梅山、阿里山；南投的信義；雲林的古坑；花蓮的卓溪、崙山等地區。

2 小菓油茶樹

本品種以前一直以細葉山茶（C. tenuifolia〔Hayata〕Coh.-Stuart）為其學名，為常綠小喬木，樹高可達7公尺，果長1～2cm，內含茶籽1～2顆，是台灣的野生種油茶，主要栽種於苗栗以北地區，如台北的三峽、桃園縣、新竹縣及苗栗的三灣、南庄地區等中低海拔山區。

果熟期是10月，適當的採收時節是農曆寒露之後（國曆10月上中旬）。小菓油茶的果實較小，通常每果僅有1個種子，又名「珍珠籽」，小菓種的茶籽由於果粒小、產量少、含油量高，自古就被稱為上品，是食養、食補、食療的良好補品，中醫界肯定其為顧胃、顧氣管的天然營養健康食品之一。

3 茶葉樹

只要有產茶葉的產地，大多也有生產茶葉籽，如台北的坪林、石碇、新店、木柵；桃園的龍潭；新竹的新埔、關西、峨眉；苗栗的頭屋、頭份、三灣、三義；台中的福壽山、霧社；南投的杉林溪、信義、仁愛、魚池、鹿谷、名間松柏嶺；嘉義的阿里山、梅山、竹崎；屏東的滿州；台東的鹿野；花蓮的玉里、瑞穗等地。

茶葉和茶籽的產量是相對的，但由於種植茶葉樹主要的目的是採收茶葉，

台灣油茶樹栽培主要鄉鎮

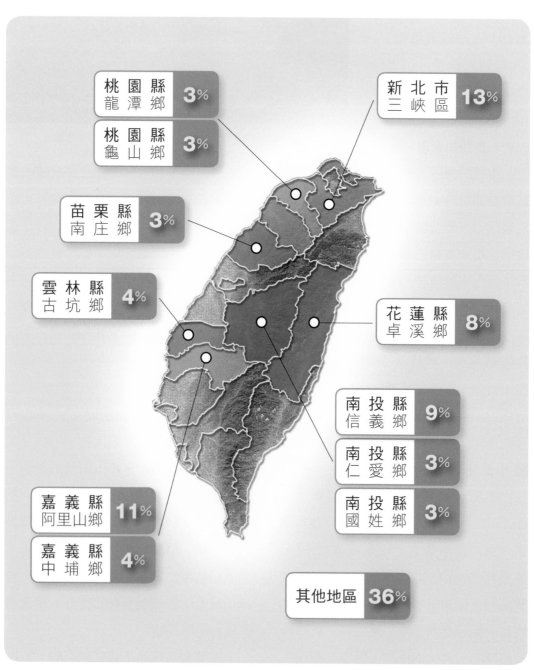

桃 園 縣
龍 潭 鄉 **3**%

桃 園 縣
龜 山 鄉 **3**%

新 北 市
三 峽 區 **13**%

苗 栗 縣
南 庄 鄉 **3**%

雲 林 縣
古 坑 鄉 **4**%

花 蓮 縣
卓 溪 鄉 **8**%

南 投 縣
信 義 鄉 **9**%

南 投 縣
仁 愛 鄉 **3**%

南 投 縣
國 姓 鄉 **3**%

嘉 義 縣
阿里山鄉 **11**%

嘉 義 縣
中 埔 鄉 **4**%

其他地區 **36**%

* 此為2013年統計資料，目前種植面積迅速擴大。　　　　　　　資料來源：台灣農業科技資源運籌管理學會

所以茶籽只是附屬的產品。新鮮茶籽呈綠褐色，一般是圓形，也有兩個半圓形的種籽。春、秋季時可採茶樹的嫩葉製茶，種籽的種仁可以榨油，茶樹材質細密、質硬，可用來製作農具。

樹種區分

油茶樹 （高樹）	大菓油茶樹→**紅花大菓茶油**	茶葉樹 （矮樹）	茶葉樹 （烏龍、金萱、包種等品種） →**茶葉綠菓茶油**
	小菓油茶樹→**金花小菓茶油**		

台灣油茶種植面積與收穫面積

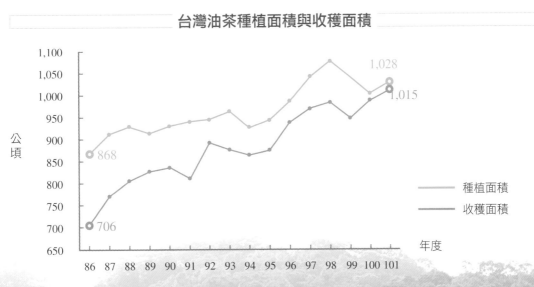

公頃

1,100
1,050
1,000
950
900
868
850
800
750
706
700
650

—— 種植面積
—— 收穫面積

1,028
1,015

年度

86 87 88 89 90 91 92 93 94 95 96 97 98 99 100 101

資料來源：台灣農業科技資源運籌管理學會

茶葉綠菓樹如烏龍、金萱、包種等，其嫩葉可製茶，摘採果實可榨油。

認識茶籽的品種與栽種現況

台灣採收用於榨油的茶籽有大菓油茶籽、小菓油茶籽、茶葉籽三種。成熟茶籽摘下後，經日曬、烘乾、脫殼為可榨油原料，再利用機器壓榨出油，不同品種的茶籽的出油率不同，但品質或營養成分基本上相差不多，因早期榨油設備簡易，榨出的第一道原油沒有經過過濾，大多自然沉澱，吃起來有苦味且雜質多，呈紅黑色，這也是早期稱苦茶油的由來。

油茶籽為油茶果實，分寒露籽、

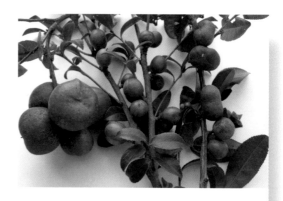

新鮮採摘台灣在地生產三種不同的茶籽。

中降籽、霜降籽等，為雙子葉無胚乳種子，由種皮（即茶殼）和種仁（即茶仁）組成，種仁包含在種皮之中，約占茶果38.7～40.4%的重量，每顆茶果內含種籽2～12粒，外形為橢圓或圓球形，

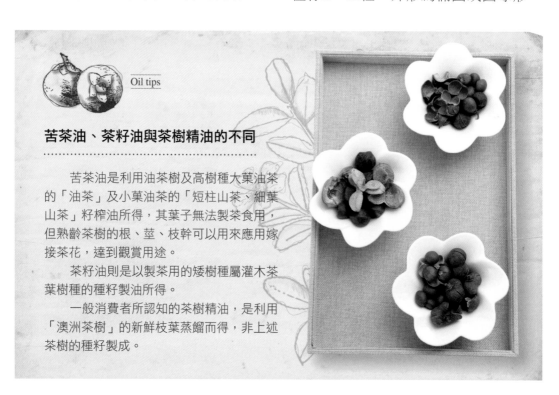

Oil tips

苦茶油、茶籽油與茶樹精油的不同

苦茶油是利用油茶樹及高樹種大菓油茶的「油茶」及小菓油茶的「短柱山茶、細葉山茶」籽榨油所得，其葉子無法製茶食用，但熟齡茶樹的根、莖、枝幹可以用來應用嫁接茶花，達到觀賞用途。

茶籽油則是以製茶用的矮樹種屬灌木茶葉樹種的種籽製油所得。

一般消費者所認知的茶樹精油，是利用「澳洲茶樹」的新鮮枝葉蒸餾而得，非上述茶樹的種籽製成。

依茶籽品種分類常見茶油

	樹種	果實外觀	單顆果實種籽數	油品名稱	
茶籽品種	山茶科植物	油茶（大菓油茶） 果實較大，花苞白色、紅色（鳳凰山茶）	7～10顆	紅花大菓茶花籽油	苦茶油
		短柱山茶、細葉山茶（小菓油茶） 果實較小，花苞偶呈白色、黃色（較稀少）	1～2顆	金花小菓茶花籽油	
	茶葉樹種	烏龍茶、綠茶、紅茶等茶樹品種皆可榨油 果實較圓，花苞呈白色	1～3顆	茶葉綠菓茶葉籽油	茶籽油

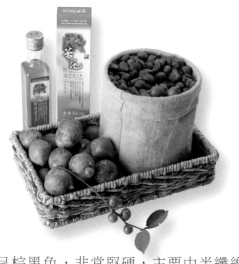

呈棕黑色，非常堅硬，主要由半纖維素、纖維素和木質素組成，含油極少，皂素較多。

　　為降低餅粕殘油率和提高副產品的利用價值，茶籽需要去殼後再製油。優質、產量高的油茶籽含有豐富的皂素，皂素是無定形且容易溶於水的毒物，若注入人體中，則會引起紅血球溶解而引起中毒。製油時，皂素會殘留在餅粕中，因此未經處理的茶餅粕是不能作為飼料之用，但只要將殘留的皂素提煉出來，製油後的茶餅粕就是品質優良的飼料，而提煉出的皂素則是一種有用的化工原料，可用來生產清潔劑等。

　　兩類高矮不同的樹種、三種茶油種籽，讓我們可以品嚐到不同滋味的苦茶油。以食用口感和香氣濃郁度來作比較的話，茶葉樹種的茶籽油（Tea Oil），皆略勝於兩種高樹品種；就營養價值而言，高樹油茶樹的兩種大、小種籽製成

的苦茶油（Camellia Oil）則佔了上風，其中又以小菓種茶油的營養價值稱冠。

1 紅花大菓——茶花籽油

　　高樹大菓的品種有中菓、大菓、特大菓等約數十種品種，果實較大，大多呈三角形、多角形或圓形等，每顆果實都內含種籽6～12顆，果殼厚實堅硬，含豐富天然營養素，如山茶皂甘、多酚類植化素成分、植物固醇、單元不飽和脂肪酸78%以上，成分及功能與小菓大致相同，只是含量比例的多寡，果殼呈咖啡褐色，果肉帶米黃色，果仁呈現多角形，產量大，與小菓的產量比例約為8：2，一個農民一天8小時約能採收約60～80公斤。

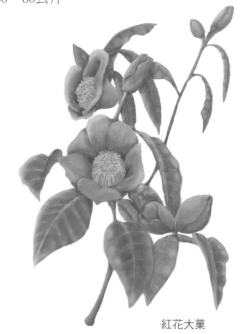

紅花大菓

以不同溫度焙炒，茶籽受熱中心溫度約50～150℃左右（因品種條件而異），脫殼出油率為32～36%，焙炒的溫度不同，會改變油脂的顏色及風味，溫度越高，油脂呈金黃轉為琥珀色澤，香氣由天然淡雅轉為濃郁。

出油率也會隨著溫度高低而不同，溫度愈高，出油率就愈高。焙炒溫度到達一定之後，抗氧化活性能力會更加提升，油脂也會較安定，但茶籽中心溫度最好不要超過120℃以上，以免焦化，反而導致天然營養素過度破壞。紅花大菓榨出來的油，油質色澤金黃，味道鮮醇爽口，較為清香，存放時則需注意要避光、避熱，或放置冰箱內保存。發煙點可達225℃以上，可低、中、高溫熱鍋冷油或油炸等烹調方式，用法與小菓油一樣。

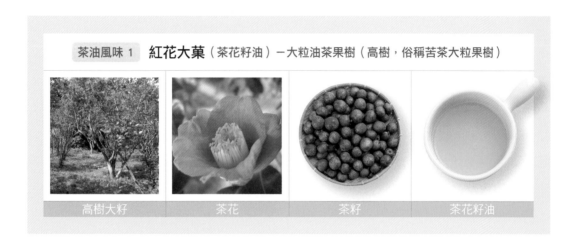

茶油風味 1　**紅花大菓**（茶花籽油）－大粒油茶果樹（高樹，俗稱苦茶大粒果樹）

| 高樹大籽 | 茶花 | 茶籽 | 茶花籽油 |

2 金花小菓──茶花籽油

高樹小菓的品種有特小菓、中小菓等約數十種品種，果實較小，大多呈圓型，每顆種籽內含1～2顆，果殼較薄，其中以高端小菓品種──珍珠籽最為優良，含豐富天然葉綠素、多酚類植化素、植物固醇、山茶皂甘、單元不飽和脂肪酸82%以上等等，果殼呈黑金亮色，果肉帶黃綠色，因果實特小、產量少，採收不易，依結果率的差異，以一個農民一天8小時只能採收約15～25公斤，採收成本高，目前都是以爬樹或架梯子的方式採摘，安全堪慮，因此建議茶樹須矮化管理，以方便摘採、降低危險、提升效益。

金花小菓油乃以低溫方式焙炒，

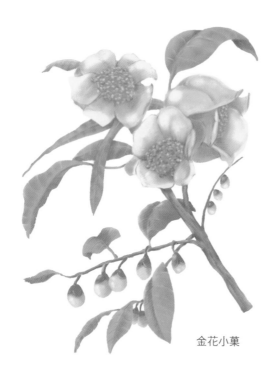

金花小菓

茶籽受熱中心溫度約50～70℃左右（因品種條件而異），脫殼榨油的出油率為32～36%，保留更多天然葉綠素，油色青翠如翡翠。焙炒的溫度不同，會改變油脂的顏色及風味，溫度越低，出油率較低，損耗較高。

不過，完成的油品有自然森林的氣息、滑潤爽口回甘的口感、令人有愉悅的舒適感。因屬採第一道自然壓榨，保留了茶籽天然的營養素及膠質（卵磷脂質），油脂的翠綠色澤會隨著時間及保存環境及方式而會慢慢變黃，但不影響營養成分流失，**建議存放於避光、避熱的環境，或放置於冰箱中保存較佳。**

單元不飽和脂肪酸油脂一般是不耐高溫，發煙點低，但只有苦茶油最特殊，其發煙點可達210℃以上，不過，**仍建議這款油以熱鍋冷油的烹調方式較好，可保留葉綠素的吸收，如煎煮或水煮**（一般家庭炒菜溫度約100℃內）。除了烹調使用外，金花小菓油也可直接飲用，具有調整體質、健胃整腸及藥膳滋補的良效，也可用來涼拌蔬果沙拉或是浸泡香草、沾麵包食用。

茶油風味 2 **金花小菓**（茶花籽油）－小粒油茶果樹（高樹，俗稱苦茶小粒果樹）

| 高樹小籽 | 茶花 | 茶籽 | 茶花籽油 |

除了直接食用之外，油中所含的油酸，與皮膚的表層——皮脂膜（皮脂的主要成分是油酸）的成分相同，塗抹在皮膚、嘴唇或頭髮可進行保養、維持滋潤、避免乾裂、增加保濕度，是非常天然的皮膚保養品。

③ 茶葉綠菓——茶葉籽油

矮樹茶葉菓的品種有烏龍、包種、金萱等，果實呈圓形，每顆內含種籽1～3顆，果殼厚實堅硬，含豐富天然營養素，如山茶皂甘、多酚類植化素成分、植物固醇、單元不飽和脂肪酸55%以上，成分及功能與大、小菓大致相同，但唯有脂肪酸的結構比例有差異，茶葉籽油的多元不飽和脂肪酸達22%以上。

茶葉菓的果殼呈黃褐色，果肉帶米黃色，果仁呈圓形，只要有產茶葉的產地就能有茶葉籽可採收，但茶葉樹的經濟價值主要還是來自茶葉，茶葉籽只是附屬作物，一個農民一天8小時約能採收約60～80公斤。

以不同溫度焙炒，茶籽受熱中心溫度約80～150℃左右（因品種條件而異），脫殼出油率為18～25%，培炒的溫度不同，會改變油脂的顏色及風味，茶葉籽油的油脂較為黃深色轉為琥珀色

澤，口感濃郁，氣味似麻油、花生的香味。因出油率較茶花籽油來的低，油脂較濃郁，一般市場上接受的風味是焙炒溫度較高的，用於拌飯、拌麵料理，可提升香氣、促進食慾，是小孩的最愛。茶葉籽油較茶花籽油焙炒溫度高，其抗氧化活性能力較佳，油脂也會較安定，但茶籽中心溫度最好不超過120℃以上，以免焦化，反而導致天然營養素過度破壞。油品存放時，需注意要避光、避熱，或放置冰箱內保存，若存放太久未開封食用，會導致香氣風味轉變。發煙點可達210℃以上，可低、中、高溫熱鍋冷油及涼拌等烹調方式。

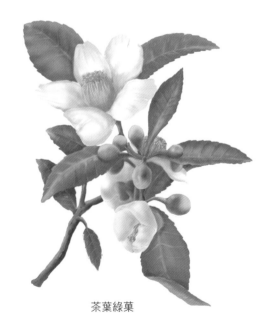

茶葉綠菓

茶油風味 3 **茶葉綠菓**（茶葉籽油）－茶葉果樹（矮樹，綠茶或烏龍茶樹種）

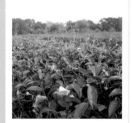 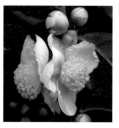 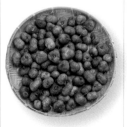 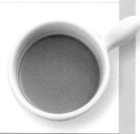

| 短樹茶葉籽 | 茶花 | 茶籽 | 茶葉籽油 |

三種苦茶油的營養成分比較

	紅花大菓 （油茶大菓）	金花小菓 （油茶小菓）	茶葉綠菓 （茶葉籽）
單元不飽和脂肪酸	80.2 g	81.2g	61.5 g
多元不飽和脂肪酸	9.3 g	8.5 g	21.4 g
飽和脂肪酸	10.5 g	10.3 g	17.1 g
反式脂肪酸	0.0 g	0.0 g	0.0 g
膽固醇	0.0 g	0.0 g	0.0 g
總酚類	4500ppm	6200ppm	212ppm
葉綠素	17.8 ppm	32.0 ppm	-
天然維生素E	α-240.3 ppm	α-307.8 ppm	α-480 ppm

認識茶籽的製程與歷史

茶籽採收與加工

你知道油茶籽最理想的採摘時間是什麼時候嗎？大小菓油茶果實在逐漸成熟時，表面呈現光澤的果殼其顏色會由綠轉變為黃褐色後裂開，果皮上的茸毛也會逐漸變少或全部脫落。待果殼稍熟並裂開時，剝開果殼，就可以看到變黑、發亮的茶籽，此時用力壓下籽仁，會有油脂滲出，這時候就是最適當的採收時間了，要掌握時間盡快採收。

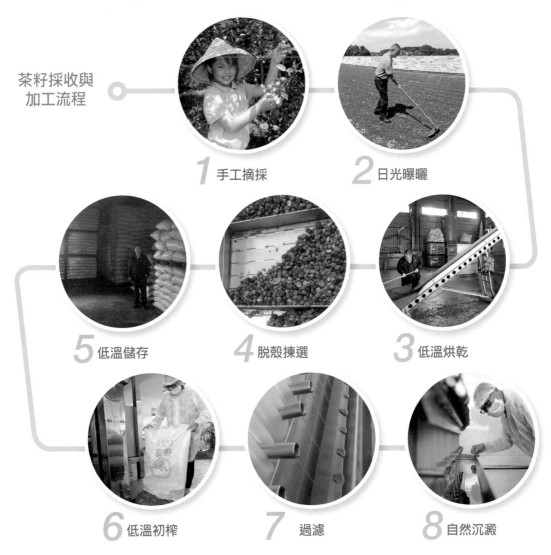

茶籽採收與
加工流程

1 手工摘採

2 日光曝曬

5 低溫儲存

4 脫殼揀選

3 低溫烘乾

6 低溫初榨

7 過濾

8 自然沉澱

■ 完全人工適時採收，以確保品質

　　茶籽的珍貴在於一年只結一次果實，過早採收油茶果實，會降低油茶籽的榨油率，過晚採收，則會因為果實過熟裂開、掉籽而減少產量，所以要恰當掌握採收的時間很不容易。

　　油茶果實必須依賴全人工採摘，而在目前僱工難尋的窘境下，要達到遇熟就採的理想狀態確實很困難。因此，有學者建議可採用樹下張網的方式收集成熟落下的茶籽，在茶籽成熟期內約每週收集2～3次，大量熟落期間則增至每週收集3～5次。當鋪設黑網收集自然熟落之油茶籽時，為避免落果堆積發熱，產生黴爛與發芽，必須每天收集茶籽。

　　但最好的方式還是每天新鮮摘採，直接曝曬，以確保品質。摘取時不可連同枝葉一併採摘，以避免葉芽及花芽因採收不當掉落，而影響隔年的產量。

■ 每天需翻曬數次至半乾燥，再低溫烘乾

　　採摘的新鮮茶籽因水分含量高，必須在日光下曝曬約1週左右（視氣溫而定），日曬的過程中，當第一道外殼裂開後，每天都要將茶籽翻曬幾次，主要是讓茶籽受日曬乾燥、受熱均勻，且防止發熱黴爛。

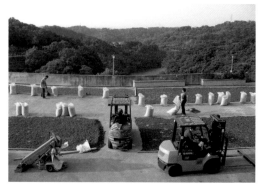
向農民收購的新鮮茶籽，準備倒出茶籽曝曬。

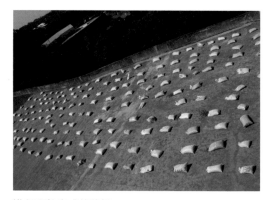
進行曬乾完成的茶籽。

　　茶籽有兩道殼，曬到五成乾的茶籽外殼會自動裂開，只剩另一道果殼包覆果仁。待茶籽乾燥度達一定標準後，即可收成打包。

　　曬茶籽是一件很辛苦的差事，最怕淋到雨，曬乾的茶籽淋到雨就會受潮，導致果仁膨脹，無法榨油，原料也就浪費掉了。因此，到了每年10月曬茶籽的時節，都要特別注意天氣的變化，此時常是晴時多雲偶陣雨，一天內的氣候多變，一不小心就會讓所有的辛苦泡湯了。

日曬後，還要將曬乾的茶籽送到烘乾機再進行低溫乾燥，主要目的是輔助茶籽在日曬過程中，若遇陽光不足或下雨天等天然因素致乾燥不夠，可使茶籽水分含量達到標準化的均一程度，品質會更加穩定，更有利長時間安全儲存。茶籽若未經乾燥，在水分含量過高時，就直接榨油，則會加速油品的酸敗，不易保存。

■ 兩次脫殼去蕪存菁，提升營養價值

茶籽有兩道種殼，第一道外殼在日曬約第三天左右，曬到五成乾的外殼會因水分流失而自動裂開，第二道果殼則必須藉由機器破碎篩選、去蕪存菁（脫

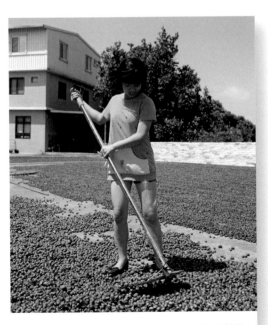

新鮮茶籽曝曬必須平均攤平，達到受熱均勻的效果。

去的外殼可送到田間作堆肥，循環利用）。若不脫殼，就直接壓榨，果仁包覆在果殼裡，若不先去除外殼，光憑肉眼並無法判斷果仁有無發黴、果肉飽不飽滿或果仁有無腐敗，也就無法確保油品品質。

為了油品的安全起見，必須將外殼去除，以避免在榨油的過程中，因外殼受到污染或讓不好的雜質殘留在油品中。脫殼的程序可提升茶油本身的營養價值及茶餅粕的質量、降低有害物質的污染、節省茶籽儲存空間、提高油品出油率及降低榨油機件的磨損，除了更有力於保存外，也較能保證油品的精純、無污染。

低溫儲存與初榨

要生產品質新鮮、優良的苦茶油，即必須以5℃～-15℃的低溫度保存原料，以維持新鮮度，而台灣氣候潮濕多變，若無法防止原料發生黴變，杜絕存放處的空氣、光線及水氣等儲存條件的影響，就會導致原料產生物理和化學變化，變成陳化油料，出現油耗味，榨出來的油會帶酸味，酸價、過氧化價也都會過高，會有安全上的隱憂。

■ 現代化的榨油技術讓油質更精純，不失營養與風味

中國在明代時，榨取植物油的技術就已經相當成熟了，《天工開物》裡也有記載：「北京有磨法，朝鮮有舂法，以治胡麻，其餘皆從榨也」，這種傳統的物理壓榨技術在榨油業延續了相當長的時間，台灣從明末至光復初期也是使用這種傳統方式來榨油，直到民國40年後引進較現代化的榨油機械設備，產能才大為提高。

現代榨取苦茶油的方式主要是透過油壓壓榨法與螺旋壓榨法兩種，由於茶籽的種類、外型、果粒大小不均，所以種籽品質的優劣、製油方式的不同都會影響油脂品質及出油率。

油壓壓榨法（第一道初榨油）

這種榨油工序比較繁複，遵循木楔式古法製作，約需3～5名的人力。油壓機可分為立式（南部慣用）及臥式（北部慣用）兩種。壓榨前，要先將茶籽粉碎處理，進行焙炒，達到所需熟度後，再放入蒸桶中，高溫水蒸數秒（使組織油脂凝聚、增加出油率），待散熱後，放入餅狀成型機加以成型（餅狀），再放入油壓機，以油壓推擠的方式壓榨出油脂，再經自然沉澱，即可得到清澈的苦茶油。

整體製程上，原料一定要經焙炒、水蒸，但各家榨油廠的加工程序都會有技術上的差異而有不同。

螺旋壓榨法（第一道初榨油）

這種榨油技術算是比較先進，約需1～3名人力，視機組大小而定。製程中，油品多以管路輸送，盡量避免與空氣接觸過多，以免容易氧化，也是為了降低污染的可能性。

壓榨時，先將定量的原料輸送至焙炒機，直接在機器上設定低溫、中溫、恆溫等焙炒溫度，待得到原料焙炒所需的溫度時，再進行機械軸心螺旋壓榨出油，榨過油的茶粕從另一道管路出口，茶油則以管路輸送至過濾機，經過數道過濾工法、沉澱而成。

以上兩種物理性的榨油方式，透過油壓機或螺旋壓榨機在常溫下進行榨油，將榨出的油經過沉澱及過濾、去除雜質後所得的即為「鮮榨苦茶油」，無溶劑殘留的問題，也沒有對人體有害的反式脂肪酸，並且保留了更多天然的營養素。

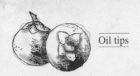

現代製作大量、低成本食用油的製油工法——溶劑萃取法

　　民國50年前後，台灣食用油的製作技術有了很大的變革，溶劑提煉設備與技術被引進國內，傳統的榨油業失去競爭力，不敵現代油廠，紛紛退出市場。

　　所謂的「溶劑萃取法」也就是製作「精製油」的方法；利用有機溶劑（如正己烷、石油醚等）萃取，再經精製（脫酸、脫色、脫膠、脫臭）等工藝製成，是現代化的食用油技術，市面上各種無色、無味、純淨、無雜質的沙拉油等幾乎都是透過溶劑萃取法，其優點是容易保存（可存放2～3年沒問題）、大量生產、降低成本、耐高溫等。

　　然而，經過這些程序製油，即使原料不新鮮，不管好原料或不好的原料都放在一起壓榨，油脂中好的及不好的部分都會被脫除殆盡，就算酸價過高，也不會有影響，結果只剩下可提供熱量的油脂，以及可能殘留的有機溶劑。使用這類食用油，常會發現家中的排油煙機每使用1～2個月便要清洗，排油煙機上會有大量並且很難清洗之已成黏稠油膩狀的油污，對家庭主婦來說，更是健康最大的隱形殺手。

　　不過，目前台灣，製作苦茶油並不透過這種製程。在台灣仍習以物理性機榨或油壓方式獲取第一道原汁、原味的初榨油，而不以溶劑萃取，精製方法脫色、脫酸、脫臭、脫膠等無色無味油脂，所以台灣的苦茶油是健康的食用油脂。

溶劑萃取法的特色

脫酸	主要將油品中的游離脂肪酸分離出來，游離脂肪酸亦受外界環境影響而被破壞，造成油脂酸敗主因，以鹼煉法或水蒸氣蒸餾法來去除。
脫色	主要將油脂外觀色素分離出來，如葉綠素、類胡蘿蔔素等，在油脂中吸附脫色法加入活性白土或活性碳加熱、冷卻，再以過濾機將白土等分離出來。
脫膠	主要是將油脂中的磷脂分離出來，在油脂中加入電解質使得磷脂聚合沉降，再以離心設備將油脂卵磷脂分離；如大豆油中的大豆卵磷脂之去除。
脫臭	主要是去除油脂中的醛、酮、碳氫化物氣體所產生的焦味、溶劑味、漂土味、氫化異味等，提高油脂的燃點，大多以活性白土應用最廣泛，以真空水蒸高溫的方式進行脫臭，使得油脂的氣味呈無味狀。

■ 焙炒溫度是影響風味、油色的決定性因素

台灣目前都是採用第一道壓榨的方式提煉苦茶油，只要不是以溶劑（正己烷、石油醚）萃取，再經精製（脫酸、脫色、脫膠、脫臭）等工法製成，大部分的消費者都可以接受。坊間傳統的榨油車間都提供新鮮現榨的代工服務，消費者可以全程監控榨油過程；選購好茶籽後，與代工油廠溝通喜愛的風味，再由油廠調整焙炒溫度或水蒸茶籽的時間，因此，榨油車間沒有一定的作業規範，油品的顏色及風味也沒有標準化，大多是隨著消費者的喜好客製化油品。

低溫焙炒	茶籽中心溫度約 40～60℃	油脂顏色呈翠綠或金黃
中高溫焙炒	茶籽中心溫度約 60～120℃	油脂顏色如漸層琥珀般

焙炒的溫度不同，油品顏色、風味就會有所差異，因此坊間榨油常常會發生誤解，譬如習慣吃低溫壓榨苦茶油的消費者會以為焙炒溫度較高的苦茶油是摻加了麻油或花生油才會這麼香；反之，習慣焙炒溫度較高的苦茶油的消費者會誤解低溫焙炒的苦茶油是調和了沙拉油，才會如此清香淡雅。

大多數的消費者都認為冷壓是最好的榨油方式，不要有溫度最好，就是像橄欖油的榨油方式，才能保留更多天然營養素。其實，這只對了一半，因為橄欖油及苦茶油的特性、條件大不相同，橄欖油是果肉油，採集後只要經過分類、清洗、篩選等，就可進行碾壓，再經油水分離等嚴謹工序即可獲得橄欖油，不需要像茶籽一樣，還要曬乾後，才能榨油。

但苦茶油是種籽油，原料採收後必須經曬乾等嚴謹的加工程序，才能進

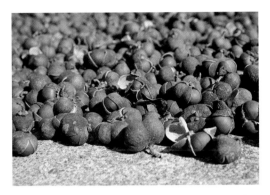

茶葉綠菓在曬場曝曬第三天，第一道外殼自動裂乾。

行適當溫度的焙炒或水蒸，使得茶籽內的膠體、纖維素、蛋白質凝固，以利壓榨出油，釋放更多營養成分。猶如稻米一樣，水稻收割後，也是要經過曬乾、脫米殼等工序，再經蒸煮後才能將生米煮成熟飯；而番茄也是要經過適當的加熱，才能釋放更多茄紅素。其實，只要不高溫過火焙炒，茶籽不焦化，就不會影響苦茶油的出油率及油質。

■ 自然過濾沉澱，保留油質原態與原味

茶籽壓榨成油後還要經過過濾才能得到澄淨的油脂。在一定的壓力和溫度下，以帶有如毛細孔般細緻濾孔的濾布過濾苦茶油，將雜質截留在濾布上，只讓乾淨的油通過，而徹底將苦茶油中的雜質分離出來。

經過過濾及沉澱處理後的苦茶油，因已過濾掉油脂中的膠質，因此油品的外觀顯得更加清澈，能有效避免短期內出現油品混濁的情況，尤其在冬天，氣溫較低，油品比較容易混濁，或放置冰箱內低溫儲存，也會有白色凝固狀的物質產生，這是因為苦茶油本身的天然膠質（磷脂質）所致，只有天然的油脂才會這樣的情形，第一道橄欖油也會有相同情況發生，這是正常的現象，不必擔心，只要將油品從冰箱拿出來放置於常溫處，慢慢地就會恢復正常了。並不會影響苦茶油本身的營養素，這可是第一道鮮榨苦茶油才有的現象喔！

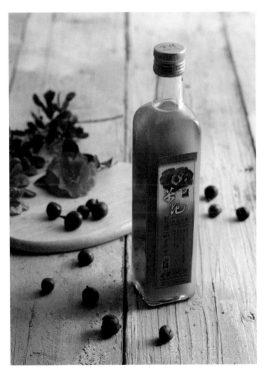

茶油長期置放低溫保存會呈白色結晶狀，再放置常溫會自動還原，不會影響營養素流失。

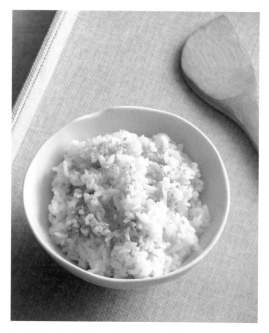

一身是寶的苦茶樹

開門七件事——柴、米、油、鹽、醬、醋、茶。「油」是人們一日三餐不可或缺的，但油茶樹栽種不易，更需要時間等待收成，加上採摘需要人工，成本上自然比不得大豆油、橄欖油、葵花籽油等，因此即使知道苦茶油營養價值高，但國人日常用油大多還是選擇大豆沙拉油、花生油、橄欖油等，實在很可惜！事實上，不只苦茶油對人體好處多多，就連茶樹的葉片、果皮都可以發展優質的健康產品，甚至有「抗癌」的效果喔！

簡單的「茶油拌飯」是懷舊的古早味。

葉片與果實的抗氧化力驚人

行政院農委會林業試驗所曾進行了一系列的油茶樹抗氧化試驗之後，發現油茶樹的葉片和果皮部分，含有豐富的多酚類成分，具備了優異的抗氧化性質，值得開發為保健產品，或作為食品加工應用。

多酚類物質是存在植物中的化合物，具有強大的抗氧化能力，可以用來對抗人體的老化現象和慢性疾病，包括癌症。根據該所的研究結果顯示，油茶樹的葉片和果皮抽出物溶液對於DPPH自由基的清除效率可達到90%以上，十分接近兒茶素和維生素C等抗氧化劑的自由基清除效率，實具有發展為保健食品的潛力。一般人都知道油茶的種子可以製作苦茶油，但是卻不知油茶的葉片和果實更富含抗氧化物質，可開發為保健產品。

現在我們知道苦茶油是這麼健康的食材，又符合台灣人高溫烹煮的習慣，用來拌菜、拌飯、拌麵線、燉雞煮肉……都很棒！改用台灣苦茶油，不只

吃得健康，也是支持台灣農業，愛自己，也愛台灣！

茶籽粉洗淨力佳、天然又環保

榨完油後的茶渣因壓榨而呈現片狀，稱之「茶粕」（或茶籽粕），具有珍貴的天然茶皂素（Tea Saponin）。從茶粕萃取出來的茶皂素是水劑或可溶性粉劑農藥的優良輔助劑，能夠改善農藥的物理性，提高藥液在生物或植物體表的附著力，增強農藥的效果。茶皂素能自動降解，對環境不會產生毒害，也不會影響農藥的化學性，反而有利於農藥的貯存。

茶粕的用途甚廣，是消滅福壽螺、蝸牛、釘螺等田間害蟲的天然、無污染良藥；若溶解於水中、經發酵後，則可作為天然的植物性土壤改良劑；對於鰻、蝦、蟹等水產養殖漁業者來說，則是最理想的水質殺菌幫手；用於園林花卉上，可作為殺蟲劑，防治害蟲。

茶粕經篩選並研磨成細粉，就是大家耳熟能詳的「茶籽粉」，經水溶解後會生泡沫，具有很好的洗淨效果，現代人常用於餐具清洗及蔬果洗滌，不僅不會傷手，更不會不造成環境的污染。

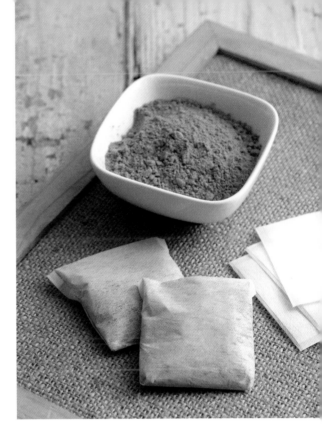

茶粕研磨成細粉狀變成天然茶籽粉清潔劑，清潔力強又環保，是主婦好幫手。

茶籽殼是水土保持的大功臣

說起來，油茶樹真的全身都是寶，除了珍貴的茶油外，即使是殘渣、茶渣也是很有用的，將製作茶油脫下來的茶籽殼鋪在土壤上，不出數年，就會發現鋪了茶籽殼的土地變得很肥厚，踩下去，土壤鬆鬆軟軟的，種植花果蔬菜，都能豐收，是水土保持的最佳材料，即使大風大雨，也不會衝擊到茶籽殼下方的泥土地，土壤不會板結，雨水能夠往地下匯集，避免水泥鋪地造成的環境問題。

茶籽殼鋪設土地還能夠保持土壤中的水分。在沙漠、水源缺乏的地區，人們會用稻草覆蓋土壤，以保持水分，茶籽殼也同樣具有保持水土的效果。

此外，天然的茶籽殼很容易分解，而腐化了的茶籽殼可以改變土質，增加土壤的肥厚度，且茶籽殼中殘留的茶籽粉末對於害蟲也有一定的防治作用，是最天然環保的防蟲劑。

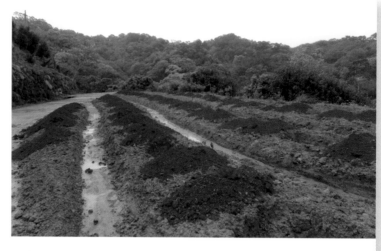
茶籽殼鋪在土壤上，有預防土質硬化的作用，可以改變土質，增加土壤的肥厚度。

茶花具有高度觀賞及經濟價值

由於國內種植的茶籽價格成本高昂，因此過去幾年來，有許多油茶樹園都陸續廢棄掉，惟令人感到安慰的是有不少的園藝家及茶花愛好者透過油茶樹或山茶花嫁接的方式栽培美麗的茶花，為油茶樹帶來新的經濟生命力。

茶花具有高度的觀賞價值，國內外都有專業的種植者，目前國際茶花協會有登錄的茶花品種已經超過32,000種以上，在台灣，從南到北都有人種植茶花，目前台灣的茶花品種約有1,500種，年產10萬盆以上的茶花盆栽，根接苗的價格也超過500元以上，種植二年就可以開花，經濟價值相當高。

早期，茶花不易栽種，價值不斐，也沒有大量栽種，通常是具一定經濟能力者的雅趣、嗜好，而茶花的嫁接技術更是每個栽種者的機密；近年來，由於有志者與地方政府的大力推廣，台灣的茶花產業愈來愈興盛，透過企業化、規模化的種植，不僅發展出更多花型、顏色，甚至還被新北市選為市花。

油茶樹的全株利用

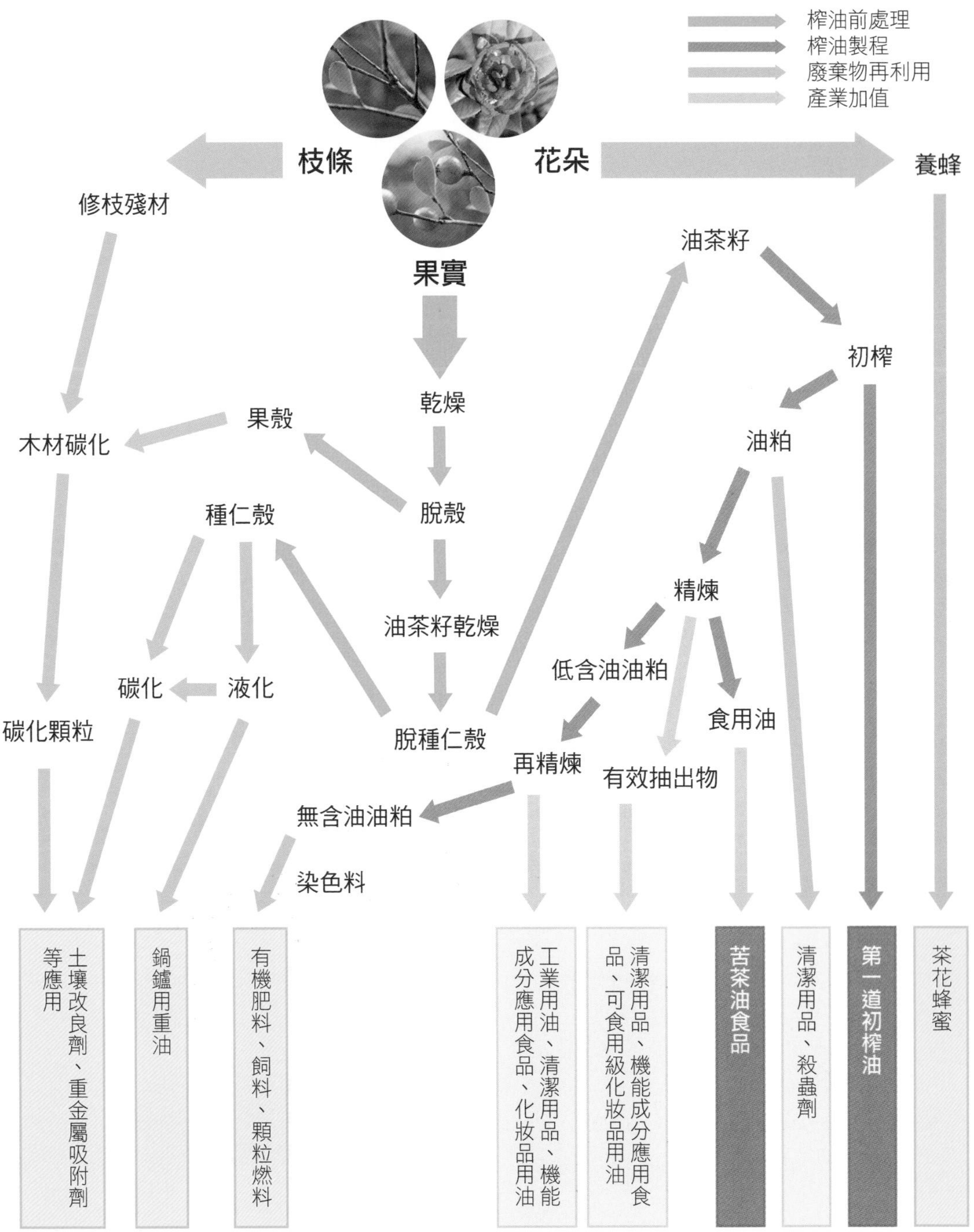

榨油前處理
榨油製程
廢棄物再利用
產業加值

枝條　花朵　養蜂

果實

修枝殘材　油茶籽

木材碳化　果殼　乾燥　初榨

種仁殼　脫殼　油粕

油茶籽乾燥　精煉

碳化　液化　低含油油粕

碳化顆粒　脫種仁殼　再精煉　有效抽出物　食用油

無含油油粕

染色料

| 等應用 土壤改良劑、重金屬吸附劑 | 鍋爐用重油 | 有機肥料、飼料、顆粒燃料 | 成分應用食品、機能品、清潔用品、化妝品用油 工業用油、 | 清潔用品、機能成分應用食品、可食用級化妝品用油 | 苦茶油食品 | 清潔用品、殺蟲劑 | 第一道初榨油 | 茶花蜂蜜 |

資料來源：謝靜敏（曾任行政院農委會林業試驗所研究員）繪製

Camellia tips

茶花的應用及嫁接栽培
....

　　茶花經過嫁接並不容易存活，必須有效掌握嫁接技巧，並利用特殊的嫁接方法才能拉高其存活率。

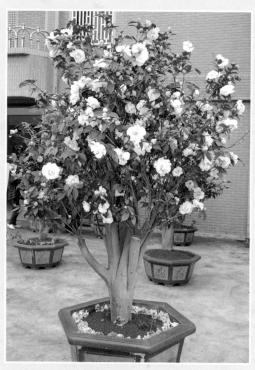

如何選擇接穗？

1. 挑選株形、長勢相似的品種：以確保樹型生長不會紊亂。
2. 挑選花期：花期一致者，開花時，整株樹同時會有多色、多形的花朵，非常好看，可是若不剪去多餘的花蕾，之後反而會因此耗盡養分，來年甚至往後數年都不開花；若挑選花期不同者，則能夠讓茶花分批開放、延長花期。
3. 挑選花色與花型：這個部分完全可以按照個人的喜好來挑選。
4. 挑選同類樹種的不同品種：相同的品種嫁接才能創造出和諧的樹勢。

適合嫁接的時間

　　每年的5～9月都是適合嫁接的時間，但以6、7月最理想，因為此時的環境氣溫合宜，嫁接成功的存活率有九成以上。

嫁接後的注意事項

1. 嫁接後的20～30天內必須隨時注意傷口癒合的情況，癒合好時，即用小型鋸子在距離接穗處2～3公分的地方截斷原本保留的砧木主幹約1/2～2/3，並且要壓低。
2. 當接穗處的腋芽長出來時，即可解開包紮緊密的薄膜。20天後可割斷綁住接枝的帶子，讓新芽正常生長。
3. 隨時注意高砧嫁接砧木上新萌芽的情形，隨時摘除多餘的新枝，以免影響接穗的生長。
4. 要等到嫁接確定成功後，才能調整樹型及枝條的位置或綑綁定型。

小菓油茶樹可嫁接任何茶花品種，約2～3年後花朵綻放。

嫁接的方法

撕皮嵌接	三角嵌接	嫩枝嫁接	水扦插嫁接
適合夏秋季節	**適合春季**	形成層厚，傷口癒合快，存活率高。是茶花嫁接育苗或培養一樹多品種茶花的主要方法	**適合一般家庭培育茶花**
存活率高，是大樹嫁接的主要方法	抽梢快，形成樹冠早，適用於大砧木嫁接。也適合利用油茶樹椿製作茶花盆景時應用		用油茶老椿嫁接茶花時也常用此法

撕皮嵌接

1. 於嫁接部位，平行縱切兩刀，長約3公分、寬約0.3～0.5公分、深達木質部

2. 橫切一刀，挑開樹皮，切口呈現H形

3. 取長約2.5公分、帶一芽一葉的接穗，葉柄對面帶木質的部分削成長條形平口，平口兩側再用刀片削去皮線，將接穗嵌入砧木切口內，嚴密包紮，只留葉柄和腋芽的部分

4. 以透明薄膜包封嫁接部位，內部留下約3～5公分的空間，形成保濕罩即完成

三角嵌接

1. 於嫁接部位斷砧，在砧木截口一側，用刀削出一塊長約2.5公分、寬視穗粗度而定的三角形凹槽

2. 取長約3公分、帶一葉一芽的接穗，在葉柄下削成相應的凸三角形。將接穗嵌入砧木槽內，兩邊要緊密結合，並將接口處嚴密包紮起來

3. 用塑料袋罩住接穗及嫁接部位，成為保濕罩

4. 待接穗生出芽頭後，就可以逐步解開保濕罩了

嫩枝嫁接

1. 在未半木質化砧木新枝上嫁接半木質化接穗枝條

2. 嫁接後，用兩層塑料袋罩住接穗及嫁接的部位，外面再套牛皮紙袋以遮蔽強光

水扦插嫁接

1. 砧木接穗的切削及嵌合與三角嵌接基本相同

2. 用長約8～15公分的整枝枝條做接穗

3. 接口包紮後，接穗下端外露3～5公分

4. 以小玻璃瓶裝水並固定在砧木上，將接穗的下端插入瓶中

5. 等接穗處傷口癒合、萌芽後，再撤掉水瓶，剪掉接穗的下端部分即完成

茶花圖鑑（白色、紅色、粉紅色、覆輪及彩斑系列）

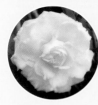

正黃旗 Kagirohi
山茶雜交種／黃色完全

來源：日本大阪
型色：玫瑰～完全，黃色
大小：中輪（7.85╳3.5～4cm）
花期：中、晚期花，2～3月
附註：日本專利品種，長勢強健

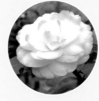

戴羅尼加 Dahlohnega
紅山茶／黃色完全

來源：美國喬治亞州
型色：完全，淡黃色
大小：大～中輪（6～7╳3～4cm）
花期：中期花，1～2月
附註：花苞多時，較不易開出成為寶珠型

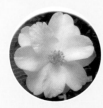

伊蜜兒（愛母拉）Imura
紅山茶／白色半重瓣

來源：美國阿拉巴馬州
型色：半重瓣、黃頂白絲、白色、筒蕊
大小：大～中輪（6～7╳3～4cm）
花期：中期花，12～2月
附註：非常潔白，筒狀金黃雄蕊，搭配甚美

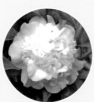

緬賽姿（小人物）Man Sise
紅山茶／黃白唐子

來源：美國路易士安納州
型色：唐子、白色
大小：小輪（4.5～6╳2.5～3.5cm）
花期：中期花，1～2月

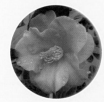

春曉 Spring Awakeing
山茶雜交種／紅色半重瓣

來源：美國北卡羅萊納州
型色：半重瓣、紅色
大小：小～中輪（5～7╳3～4cm）
花期：中期花，1～2月

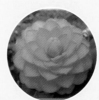

越之乙女 Koshi-no-otome
雪茶／紅色完全

來源：日本新瀉縣
型色：完全～螺旋，尖形花瓣，玫瑰紅
大小：中輪（7.5～8╳3～4cm）
花期：中～晚期花，2～3月

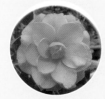

美麗洛仙陀 Rosendale's Beauty
紅山茶／紅色完全

來源：美國
型色：完全，紅色
大小：大輪（7.5～8╳3～4cm）
花期：中期花，1～2月

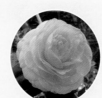

茶花慶典 A.C.S Judilee
紅山茶／粉紅完全

來源：美國加州
型色：完全，紅色，粉紅
大小：大輪（10～12╳4.5cm）
花期：中～晚期花，1～3月

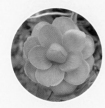

糖果娃娃 Sugar Bade
紅山茶／粉紅完全

來源：美國加州
型色：完全，花瓣帶有較深粉紅色脈紋
大小：小輪（3～4╳2.5～3.5cm）
花期：中間花，12～2月

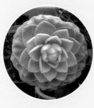

羅賓糖果 Robin's Candy
紅山茶／粉紅完全

來源：美國加州
型色：完全，粉紅色帶細紅條紋
大小：中輪（8～10╳3.5～4.5cm）
花期：早～中期花，12～2月

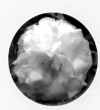

瑪莉費瑟 Mary Fischer
紅山茶／覆輪玫瑰

來源：美國加州
型色：牡丹～玫瑰、淺粉、深粉邊
大小：大～巨大（12.5～15╳5～
6.5cm）
花期：中期花，1～2月
附註：較易得枝枯病

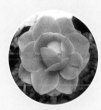

請求 Just Sue
紅山茶／覆輪牡丹

來源：美國
型色：牡丹、淡粉、玫瑰粉覆輪
大小：中～大輪（9～10╳4～5cm）
花期：中期花，1～2月

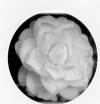

黛安娜皇后 Queen DIANA
紅山茶／覆輪完全

來源：紐西蘭
型色：完全～六角、淺粉、粉紅邊1
大小：中輪（8.5～10╳3～4.5cm）
花期：中～晚期花，12～3月
附註：強健品種

佛朗歌玫瑰 Virginia Franco Rosea
紅山茶／覆輪完全

來源：美國喬治亞州
型色：完全，白色很淡粉邊
大小：小輪（5～7╳2～3cm）
花期：早～中期花，12～2月

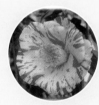

蝦魚錦 Ezo-nishiki
紅山茶／彩斑半重瓣

來源：美國
型色：半重瓣，白～粉紅底，深紅色、
大小直紋
大小：中輪（8～9╳3～4cm）
花期：中期花，12～2月

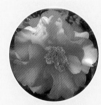

羅撰染 Rasenzome
紅山茶／彩斑半重瓣

來源：日本關東
型色：半重瓣，筒蕊，深紅色底、白斑
大小：中～大輪（9～11╳2.5～
3.5cm）
花期：中～晚期花，2～3月

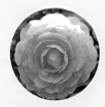

水屋 E.G. Waterhouse
威廉斯茶／彩斑完全

來源：澳大利亞
型色：完全，洋紅白斑
大小：中輪（7～8╳2.5～3cm）
花期：中期花，1～2月

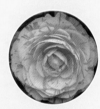

斐如西 Francesco Ferruccio
紅山茶／彩斑完全

來源：歐洲
型色：完全，粉底紅條斑
大小：中輪（7.5～9╳4.5～5cm）
花期：中期花，12～2月

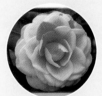

佛羅倫斯 Florence Stratton Variegated
紅山茶／彩斑完全

來源：歐洲
型色：完全，紅脈紋、紅斑
大小：大輪（11～12╳4～5cm）
花期：中期花，1～2月

克立夫哈利 Cliff Harris
紅山茶／彩斑半重瓣

來源：美國阿拉巴馬州
型色：半重瓣～牡丹，橙粉白斑
大小：中～大輪（10～11╳3.5～
4.5cm）
花期：中期花，1～2月

資料來源：《茶花》作者蔡燦玉老師（神農獎傑出得獎者）授權提供

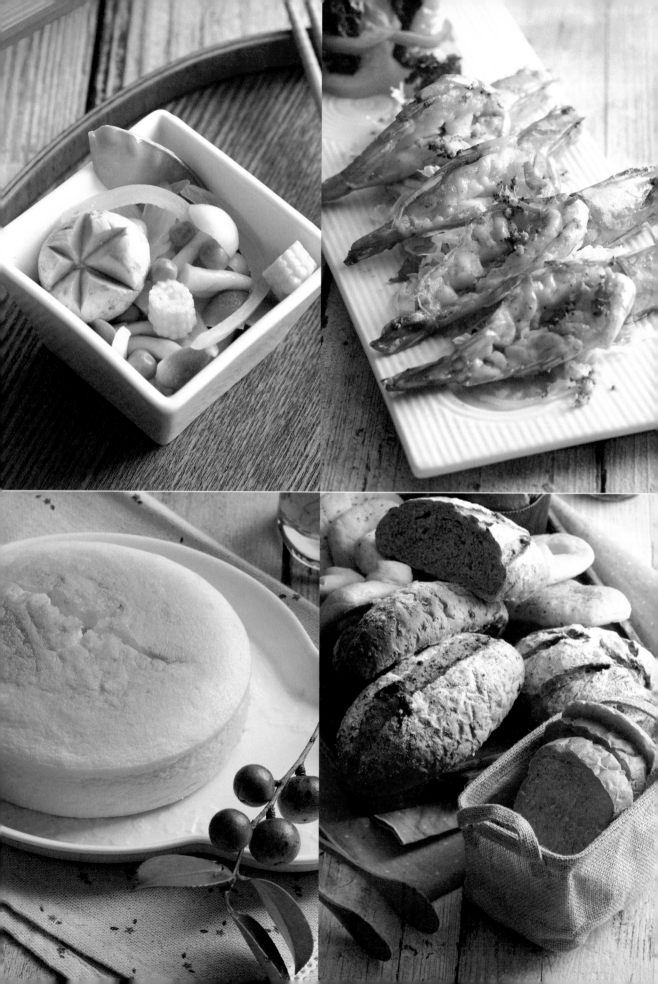

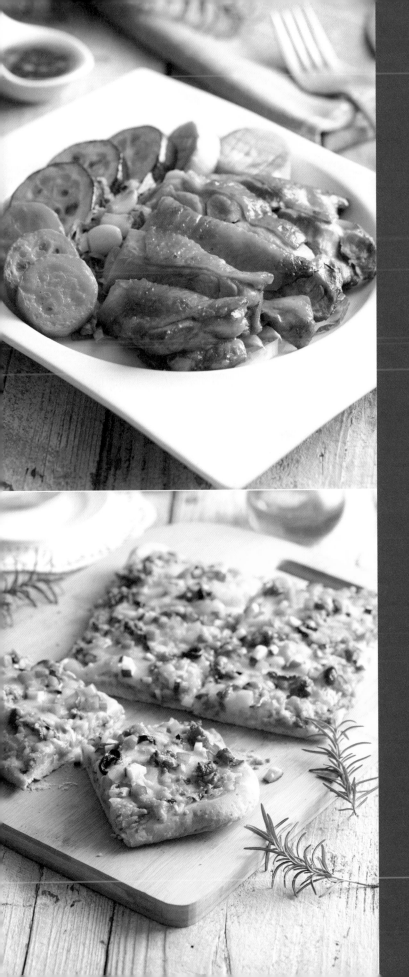

餐桌上的茶油香

茶油蔬食絕配風味餐64變

大部分的國人都喜歡用高溫煮食，譬如油炸、爆炒、燉煮……，烹調習慣本身沒有錯，錯的是用的油不對。

健康的第一步就是使用正確的油來煮食三餐，因此應配合慣用的烹調習慣，選擇恰當的油品；其次是妥善保存油品，不當的存放方式導致油質劣變，也是健康殺手之一。愛健康，要先從「油」開始。

把你家的油換成苦茶油

從爆發劣油事件的那一天起，「用什麼油才好？」的問題想必深深困擾著許多人，沒想到「油」竟然成了一門大學問！

究竟有沒有一種油可以高溫炒炸，又可以低溫涼拌，風味不改、健康不減呢？許多人都說橄欖油很好，它的確是，可惜的是，第一道初榨的橄欖油發煙點較低（160℃），並不適合東方人高溫炒炸的飲食習慣，烹調方式若超過油本身的發煙點，反而容易變質；那麼，自製豬油又如何呢？既不用擔心被混入劣質油品，油質穩定、耐高溫，且自己做又新鮮，吃多少做多少，可是你知道嗎？豬油的膽固醇不低，且含有花生四烯酸（Arachidonic Acid），這是一種會促使身體發炎的物質，有身體容易發炎或心血管疾病問題的人對於豬油的攝取要格外小心。

也有人主張，家中不應該只用一種油，每一種油都有不同的優缺點，最理想的狀態是因應不同的烹調需要，使用不同原料來源、製作方式的油脂，例如涼拌菜可用冷壓初榨橄欖油，高溫炸物可以用動物性油脂，如豬油、牛油……，可是對於小家庭來說，開伙的機率本就不多，偶爾心血來潮，下廚找樂子，如果要再為不同的料理準備不同的油，實在費事又花錢，不如乾脆一瓶油用到底，把健康交給上帝吧！

好油果真如此難尋嗎？我想在市場強力放送橄欖油的廣告之下，大家都忘了台灣始終有一種好油——苦茶油，從我們的阿公、阿嬤到今天，也許年輕一輩的人喜歡橄欖油勝過它，大多數的人都嫌棄它有一股去除不掉的澀味，可是老一輩的人都忘不掉苦茶油的好——顧胃、可高溫烹調、少油煙。

其實，苦茶油真正是高溫烹煮不起油煙的油，發煙點高達220℃以上，比豬油還高；尤其現代新的榨油方式，去除了傳統苦茶油的澀味，甚至讓新一代的油散發出清新果香，即使直接飲用也不覺油膩，真正是一瓶可以通吃的好油。更理想的是，在地生產的苦茶油無須遠渡重洋，絕對新鮮，誰家廚房能不準備一瓶呢！

各種油品超級比一比

想要健康、想要均衡、想要窈窕、想要美麗……，所以大家對吃下肚的每

一口食物都斤斤計較，害怕農藥殘留、擔心抗生素、恐懼添加物……，那麼，您對食物中最基本的「油脂」了解多少呢？知道吃下的油適合自己的身體嗎？是不是會對健康造成負擔呢？油脂是人體不可缺少的物質，理解每一種油的特點，對自己的健康不啻為是種有責任感的交代。

家庭常用油品比一比

	第一道苦茶油	第一道橄欖油（冷壓初榨）	精製葡萄籽油	精製大豆沙拉油	精製葵花油	第一道花生油	第一道芝麻油	精製椰子油	第一道精製豬油
單元不飽和脂肪酸	82.5%	75.3%	20%	22.7%	23.3%	40.61%	15%	6%	40%
多元不飽和脂肪酸	10%	9.4%	70%	61.6%	64.9%	36.69%	40%	3%	21%
飽和脂肪酸	7.5%	15.3%	10%	15.7%	11.8%	20.68%	45%	91%	39%
維生素E	有	有	有	-	-	-	-	-	-
葉綠素	有	有	無（但有花青素）	-	-	-	-	-	-
多酚類	有	有	有	-	-	-	-	-	-
山茶苷素	有	無	無	-	-	-	-	-	-
發煙點	223℃	160℃	216℃	160℃	107℃	160℃	177℃	232℃	182℃
適合的烹飪法	中大火炒、涼拌、水炒、煎炸	涼拌、水炒	中大火炒、涼拌、水炒、煎炸	涼拌、水炒、中火炒	涼拌、水炒	涼拌、水炒、中火炒	涼拌、水炒、中火炒	水炒、中火炒、煎炸	水炒、中火炒
產地	在地鮮榨	進口商品	進口商品	部分進口、部分在地製造	進口商品	部分進口、部分在地製造	部分進口、部分在地製造	進口商品	部分進口、部分在地製造

部分資料來源：台灣地區食品營養成分資料庫（行政院衛生署87年11月290～295頁）

如何買對油、用對油、吃對油？

如何選對好油？／破解「買油」迷思

在人體裡有60兆個細胞，而細胞外層薄膜有一半以上的成分是脂肪，攝取好的脂肪可以提供細胞優質的養分，但如果吃入品質不好的油脂，則會導致細胞膜不穩定，衍生出許多慢性病，例如：皮膚過敏、鼻子過敏、氣喘、癌症等，所以油脂對人體的重要性實在不容忽略。

■ 天然是好油的保證？

我在推廣苦茶油時，常有人問：「是不是越天然的油越好？」當然，天然的油一定比較好，但只有「天然」是不夠的！油脂的好壞與原料的新鮮度、保存狀態、製作方式及包裝等都有關

係，並非每種標示「純天然」的植物油都能保證是好油。

挑選優良安心的油脂，除了要慎選可信賴的廠商外，還要注意產品的銷路，流通越快，新鮮度通常越好，製造日期要挑選近一點的，新鮮、現壓的食用油一般較無原料久放的問題。

除了天然的問題外，也有消費者問我：「調和油是否比一般的沙拉油好？」市面上用來混合調和油的多半是選用精製過的大豆沙拉油、橄欖油、芥花籽油、葵花油、葡萄籽油等植物油，為了保證油質穩定、澄清、透明，單一油品在混合前有些會先經過「精製」或「加入安定劑」的步驟，而這個製程必須經過高溫處理，如此一來，即使原料再好，也可能變成不安全的油。

況且各種原料油混合在一起，而每一種原料油的發煙點都不同，經過混

認識調和油				
1	看品名	產品的外包裝上，有標示「調合油」字樣。	以兩種或兩種以上的油脂命名，例如「橄欖葵花油」等字樣。	還有以非油脂命名，如○○調合油。
2	看成分標示	成分說明顯示含有兩種油脂以上，如橄欖油、大豆沙拉油。	成分說明含有兩種以上的油脂，例如大豆沙拉油、芥花籽油、葡萄籽油等。	各項油脂含量的多寡由高至低，依標示說明成分組成。

合後的油，其正確發煙點也讓人相當懷疑，不同原料油混合在一起所產生的化學變化也令人產生安全的疑慮。事實上，現代已有醫學實驗報告指出——依烹調方式，選擇單一油種的食用油較健康、安全。

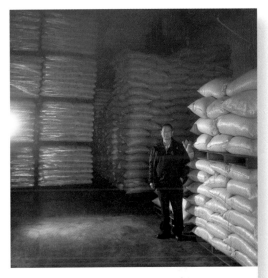

低溫保存茶油籽溫度要維持在零下5～20℃左右，可長期維持茶籽新鮮度。

■ 澄澈透明的油比較安全？

直接壓榨的油難免會有些雜質沉澱下來，油色也很難完全澄澈透明，尤其是傳統壓榨方式取得的油品，沉澱物更多、更難澄澈。為了讓消費者喜愛，廠商通常會盡量過濾，減少雜質沉澱；有些廠商不只過濾，還會將油品精製過，完全過濾掉所有雜質，保障油品的澄澈透明，然後再用透明的瓶子裝盛，更顯清澈。

對於這樣的油品，我們只能說品質一定很穩定，不容易變質，但是否比較健康則見仁見智，畢竟原有的營養素也都被除去了，剩下的就只是一瓶很單純的「油」了！

Oil tips

什麼是精製油？

你知道，在賣場中，七成以上的食用油都是精製油嗎？一般來說，透明塑膠罐裝、清澈透明的油幾乎都是精製油，例如：大豆沙拉油、葵花籽油、葡萄籽油……，連大家認為最健康的橄欖油也有不少是屬於精製油。

究竟什麼是精製油？簡單來說，所謂精製就是將油品中的雜質去除，經過「脫膠、脫臭、脫酸、脫色」的程序，讓油品變得純淨、透明、無味、耐高溫，易保存（可耐放，長達2～3年的時間）、生產成本低、人工成本低廉（1年可以榨2次油）以及方便運輸。這類的油品雖然較不易變質，但同時也失去了原有的營養成分，並且容易有化學殘留的問題。

■ 冷壓才可以保留比較多營養？

隨著近年來養生風潮的興起，串流不斷的市場訊息教導大眾冷壓初榨的橄欖油是最好的油，相對於傳統要先炒燒的製油方式，「冷壓」是透過低溫或恆溫烘焙（通常是40～60℃），或是將加溫烘焙過的種子降溫後，再進行壓榨，榨油的過程中會進行控溫，預防溫度上升，這樣處理的油脂可以避免高溫破壞原有的營養素，自然可以保留比較多的營養成分。

不過，要注意的是，許多標榜冷壓萃取的植物油其實還有進行脫蠟、水洗等程序，以延長油脂的穩定性，方便銷售。所以，單單只看「冷壓萃取」一

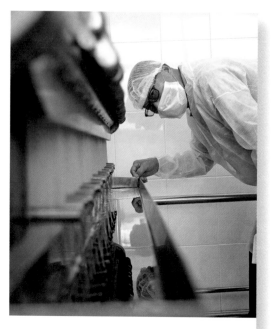

第一道初榨油過濾工藝，油脂呈清澈透明狀。

項，並不能作為選油的標準。

且冷壓萃取的油通常發煙點較低，比較不適合高溫熱炒，所以也要注意油品的發煙點，有的發煙點低，如橄欖油，有的發煙點高，如苦茶油，使用時要「適油適用」。並且也要做好妥善保存，冷壓的油脂在高溫下比較容易變質、氧化，而產生有害人體的自由基，因此要養成良好的使用習慣，使用或保存都要避免陽光及高溫的影響，不要放在爐火旁或陽光照射得到的地方，使用後，也要用乾淨的紙巾擦拭瓶口後，再蓋緊瓶蓋，以免變質。

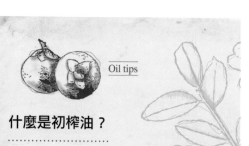

Oil tips

什麼是初榨油？

初榨油就是僅經過簡單的步驟將油脂榨出來，直接過濾後裝瓶的油。由於沒有經過精製的過程，因此保留了原料中大部分的營養物質，例如：卵磷脂、維生素E、植化素、植化固醇、Omaga-9等。

一般來説，初榨油並不適合高溫烹調，比較適合涼拌，或100℃內的健康烹調。

精製油與初榨油的比較

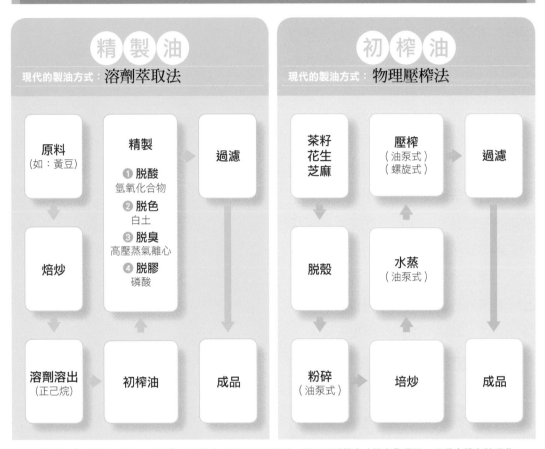

精製油

現代的製油方式：溶劑萃取法

- 原料（如：黃豆）
- 精製
  ❶ 脫酸　氫氧化合物
  ❷ 脫色　白土
  ❸ 脫臭　高壓蒸氣離心
  ❹ 脫膠　磷酸
- 過濾
- 焙炒
- 溶劑溶出（正己烷）
- 初榨油
- 成品

初榨油

現代的製油方式：物理壓榨法

- 茶籽、花生、芝麻
- 壓榨（油泵式）（螺旋式）
- 過濾
- 脫殼
- 水蒸（油泵式）
- 粉碎（油泵式）
- 培炒
- 成品

PS. 種籽油（如茶籽、花生、芝麻）的提油方式須經溫度焙炒，其天然營養素才能完全釋放，足供人體完整吸收。

優點
1. 耐放（可存放2～3年）
2. 價格便宜
3. 出油率95％以上，產量大、生產成本低（日生產量可達百噸，1年可榨數次，成本低廉）

缺點
1. 油品無色、無味，油脂成水樣狀（較稀）
2. 天然成分流失
3. 有化學殘留的疑慮

優點
1. 第一道100％原汁、原味初榨油（有顏色、有味道，油脂較濃稠）
2. 保留較多天然成分（如葉綠素、磷脂質）
3. 採低溫壓榨法，出油率較低，每週新鮮生產，人工成本較高

缺點
1. 植物天然成分沉澱於瓶底，較不美觀
2. 不耐放（約可存放1年）
3. 價格高

■ 價格可以作為選油的標準嗎？

價格通常會反應出一些訊息，譬如原料來源、產地、製程等，例如大型超市常見降價銷售的食用油，大多數都是由知名廠商大量製造出來的油脂，成本控制得宜，利潤較高，但七成以上的這類食用油均屬於精製油（詳見本書第75頁），如大豆沙拉油，經過精製後，大豆的營養成分幾乎去除大半，剩下最多的便是三酸甘油脂。相信大家都有這樣的經驗，使用沙拉油料理的廚房，油煙黏膩、難以清洗，想想看，如果它可以巴住光滑的磁磚，吃入人體後難道不會巴在體內、去除不掉而危害健康嗎？

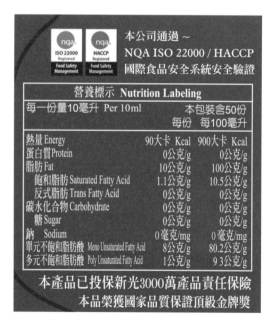

選購符合烹調習慣的家庭用油時，須詳讀標示的資訊及用法。

那麼價格昂貴的第一道冷壓初榨橄欖油比較好嗎？倒也不盡然，進口油會有運費、包裝、報關等固定成本，而這些成本一定會反應到銷售價格上；再者，某些進口商為了加大銷售量，會強力放送廣告、宣傳，這些行銷模式也都是需要成本的，因此進口油的成本會再往上墊高，自然我們就買不到較便宜的進口食用油了。即使能用很便宜的價格買到，也要思考，經過重重成本之後，竟然可以比國內自製的油還便宜，原料、等級、製程是否安全無虞？！

所以選油時，應該嚴格檢視油品的訂價與廣告頻率，理性消費，盡量選擇原裝、原瓶進口，經過安全認證的油品。如果是購買國內自產的油品，例如花生油、芝麻油、苦茶油等，也要選擇原生態、未精製的初榨油，這是保留最完整的天然成分的油脂，不能完全從價格來考量。

■ 酸價愈低的油愈好？

飼料油事件發生之前，大眾對於酸價（Acid value, AV）一無所知，即使到了現在，多數的人還是一知半解，「酸價」是用來測量油脂中的游離酸含量多寡的一種數值，是檢測油脂新鮮度的一項指標；簡單來說，酸價就是油質的氧

化程度，數值越低，表示被氧化的程度越小，油質就越新鮮。國際規範精製油脂酸價的標準是0.2mg KOH/g以下，超過這個數值，即表示油脂已經劣化、不新鮮，食用後可能導致腸胃不適、腹瀉等問題，甚至影響肝臟健康。

純植物性的食用油，大多萃取自植物種子，譬如葵花籽、大豆、花生等，直接壓榨這些種子所獲取的初榨油

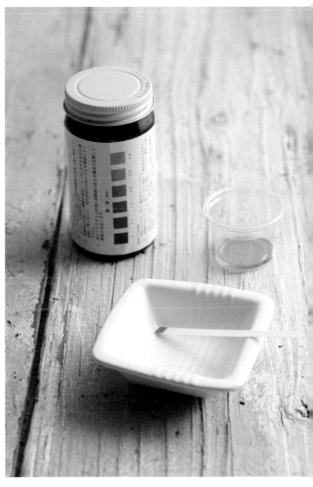

利用油脂酸價試紙可快速檢測家庭油品的新鮮度。

脂含有少量的蛋白質與其他雜質，容易氧化、變質，所以通常會再經過鹼洗、水洗、脫酸、脫色及脫臭等製程，以保證油色澄清、品質穩定，並符合油品酸價標準才能上市販售，包括較高單價的植物油也是一樣的，例如苦茶油、芝麻油、橄欖油、亞麻仁油等。

但酸價低能否代表好油？像2014年的飼料油事件，即是透過專業技術控制油脂酸價，讓每項油品的酸價都符合政

紅花大菓
酸價 1.5 mg KOH/g 以下
Bitter Tea Cooking Oil

財團法人食品工業發展研究所
Non-profit Private Entity Food Industry Research and Development Institute

30062 新竹市食品路331號　　　　　　　新竹市食品路331號
No.331 Shi-Ping Road,Hsinchu City 30062,Taiwan,R.O.C.　　FAX：（03）5214016

委託試驗報告書
TEST REPORT

委託者：金椿茶油工坊有限公司　　　　報告書號碼：103LB00001
Applicant：　　　　　　　　　　　　Report NO. ：103LB00001

取樣者：金椿茶油工坊有限公司　　　　收件日期：2014/01/16
Sampler：　　　　　　　　　　　　Date Received：2014/01/16

物品名稱：紅花大菓茶花籽油 2015.01.10有效　簽發日期：2014/02/20
Name of Article：　　　　　　　　　　　Date Issued：2014/02/20

試驗項目 (Items)	單位 (Unit)	結果 (Result)	方法 (Method)
(1).酸價 Acid value	mgKOH/g	0.15	CNS 3647
(2).發煙點 Smoke point	℃	228	AOCS Cc. 9a

以下空白

簽發者
Authorized Representative:

附註(NOTE)：
1.本分析結果，僅對委託者所送樣品負責。
　The results in this report is valid only to the sample sent by the applicant.
2.本報告所載事項，若貴公司，擬於發佈廣告、公證或商業推廣用途，應經本所同意。
　This report is for reference only, if it is used for advertisement, sales promotion, or notarial use, please consult FIRDI first.
3.若對此試驗報告有任何疑問時，請撥出本所 03-5223191 轉 258、259。
　If there is any question about this test report, please contact this Institute, 886-3-5223191 ext 258, 259.

茶油酸價檢驗報告符合標準安全數值。

府法令規定。因此，酸價超過標準的油千萬不要購買，即使合乎酸價標準的油也要慎選。

苦茶油雖有茶籽品種的差異，但不論是哪一品種，其最重要的分級界定就是以酸價為主，酸價是評鑑苦茶油品質的客觀標準，油質是否新鮮，就以測出的酸價數值高低來鑑定。國內目前評斷苦茶油新鮮與否的最新標準還在修訂中，相關單位正積極研討如何依據本土苦茶油的背景值、國人攝取量及參考國際組織的管理規範，訂定出適合台灣苦茶油的標準。

由於茶籽在盛產季節採收後，只要能夠低溫冷藏、妥善保存，就可以將油脂酸價控制在正常範圍內，這種茶籽榨出來的油就是新鮮的；倘若將茶籽隨便推放在室溫環境下，沒有放入適當的冰存設備儲藏，那麼榨出來的油脂酸價一定上升，油品就會不新鮮。此外，傳統製作苦茶油會先用炒鍋翻炒茶籽，增加香氣，但高溫翻炒可能會破壞油脂本身所含的營養成分，同時也會造成油脂酸價上升。

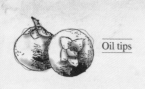 Oil tips

你不知道的油事

苦茶油也有非直接壓榨，而是透過精製法製作的，不過，台灣目前沒有使用精製法壓榨苦茶油，這類苦茶油一般進口自國外。須注意，苦茶油的初榨油質及精製油質的酸價標準是不同的。

初榨油為第一道壓榨油，保留所有天然營養素及所有成分，原料的新鮮度就能決定酸價的數值，國內目前擬定第一級、等級最高的苦茶油，其酸價必須低於1.5mg KOH/g以內；第二等級的苦茶油，酸價必須低於3mg KOH/g以內；而任一款苦茶油的酸價不得超過3mg KOH/g。

至於精製的苦茶油要經過3～5次的脫色、脫臭、脫酸等工序，成品酸價控制在0.3mg KOH/g以下（須達到第二等級的標準）。也就是說，不論原料新鮮與否，最後都會將油質中過高的酸價值去除掉，因此精製苦茶油的油質酸價標準更低，第一等級油必須在0.2mg KOH/g 以下，第二等級油在0.3mg KOH/g以下，第三等級油是1.0mg KOH/g以下。

也有人曾提出疑問，為什麼不精製苦茶油，用脫酸程序來降低酸價呢？我們堅持苦茶油以新鮮安全的原料，採用中低溫壓榨，只取第一道新鮮的苦茶油，只有不新鮮疑慮的原料才需要精製處理，油脂只要經過脫酸、脫臭等程序，即使可以保持品質穩定，但同時也會失去了許多營養成分，所以最好的方式還是採用低溫壓榨、只取第一道新鮮茶油，如此才能確實保留茶籽本身的營養素及天然風味。

說到底，食用油的優劣還是決定於所採用原料是否新鮮、安全，以及製程是否安全等，經過合格檢驗的標準、酸價數值等都是可供我們作為採購的參考條件。

如何用對好油？／破解「用油」迷思

■ 一瓶到底十分堪慮？

無論是餐廳料理或是家常小炒，中式料理、西式料理或日式料理，烹調總少不了煎、炸、炒、拌等調理方法，按照飲食通則來說，選擇天然的油起碼對了一半，可是如果以為買了瓶好油就一瓶用到底，到底還是不太理想。

現在仍然還是有很多的人依照傳統用油方式，一瓶用到底，這種一代傳承一代的用油習慣，雖然快速、簡單又方便，還可以省略廚房的空間位置，但相較於健康安全的條件比較之下，十分令人擔憂，因為烹調的調理法不

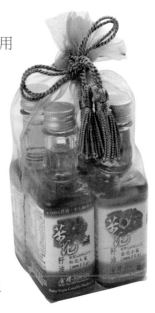

小包裝油瓶十分適合小家庭或偶爾開伙的族群使用，可選擇多種油脂交換烹調。

當，容易讓油質發煙點產生變質，反而會引發慢性心血管疾病、癌症等疾病。

食用油主要的成分是脂肪酸（可區分為飽和脂肪酸、單元不飽和脂肪酸、多元不飽和脂肪酸等），成分比例不同，對人體的健康影響也會有所差異。不飽和脂肪酸經高溫煎、炒、炸，或接觸氧氣、曝曬於紫外線下，就容易產生自由基，變得不安全，容易引起老化、癌症等疾病。

飽和脂肪酸比較不容易產生自由基，如果是高溫烹調，反而比不飽和油脂安全。但飽和油會轉化成膽固醇，導致血脂過高、引發心血管病變，所以飽

各類油品烹調說明

油品種類	特點	適合的烹調方式
豬油、牛油、雞油、奶油、椰子油、棕櫚油、清香油	油脂安定、耐高溫,不易產生過氧化物質及油煙,適合煎、炸	涼拌、煎、炒、煮、炸
大豆油、葵花油、玉米油	油脂較不安定,不耐高溫,易產生過氧化物質,不適合高溫油炸	涼拌、煎、炒、煮
精製橄欖油、苦茶油、芝麻油、花生油、芥花油、紅花籽油	油脂比較安定,高溫不易產生過氧化物質,可小量油炸	涼拌、煎、炒、煮、炸

和油雖穩定,卻不符合健康原則。因此,不建議長期以含飽和脂肪酸的油品作為主要食用油,家中最好能同時準備不飽和及飽和兩種油類,再視烹調手法靈活運用。

此外,發煙點低的油脂除了不能重複烹調使用之外,也不適合用來高溫爆炒或油炸;若要油炸食物時,建議使用可以耐高溫的油脂(發煙點200度℃以上的油),如苦茶油、棕櫚油等,特別注意油炸食物千萬不要使用發煙點低的油脂,如橄欖油。

理想的用油狀態是要依照烹調方式準備不同款的油品,譬如煎魚、炸肉要用發煙點高的油。也不要總是固定用同一個廠牌的油,盡量選擇小包裝、各種品牌輪著用,以保持油品的新鮮度。

■ 發煙點高的油比較穩定?

「發煙點」是指油脂加熱到會出現油煙的溫度,雖然發煙點是油脂安定性的指標之一,但發煙點高並不能代表油脂品質較好,只能表示該油脂適合高溫烹調的方式。

用發煙點低的油品來油炸食物,容易劣化變質,影響健康,所以必須選擇發煙點超過200℃以上的油品比較安全,例如:苦茶油、葡萄籽油、棕櫚油,這類油較耐高溫,經過第一次油炸後,油質依然清澈,只要撈除油炸殘渣、過濾乾淨,還可以留下來炒菜使

用，但建議常溫環境保存之下，三天內要使用完畢。

平常料理食物時，也盡量不要將油加熱到發煙了才開始將材料下鍋，這個時候，已經超過油脂的發煙點，油脂開始劣化變質了，對健康反而不利。

油溫是火候與食材對應的指標，無論料理各種美食都必須先了解各種食用油的發煙點，並且掌握各類食用油適合的烹調法，就能煮出健康的料理。

■ 油炸油只能使用一次？

食物能夠不油炸是最好的，經過油炸之後，油脂難免會氧化，出現自由基，且食物中所含的營養素也會因為高溫烹煮而流失，對健康一定比較不好。如果非得油炸不可，首先建議選擇發煙點高、可達200℃以上的的油脂，如葡萄籽油、苦茶油、棕櫚油等，至少油質較穩定。

其次，隨時注意火爐的溫度，若是油已開始冒出薄煙時，應立即轉動火苗，降低加熱溫度，以減少油煙對人體的危害。

至於炸油能使用幾次的問題？並無確切的答案，北醫保健營養系的劉珍芳教授曾做過一個實驗，連續4天，每天高溫油炸6個小時不換油，也就是重複油炸24小時之後，再拿回收的炸油餵老鼠，結果老鼠出現異狀。雖然實驗時間太短，無法證明重複使用的炸油是否會致癌，但確實會造成身體不適，所以還是建議盡量不要多次重複使用，基本上，炸油只要出現下表的現象就應立即更換新油。

建議民眾烹調食物盡量避免油炸，尤其快炒時千萬不要等到油鍋冒煙（代表油品已經劣化了），才讓食材下鍋，建議採取冷鍋加入水及少許油，開火加熱至微滾之後，再放入食材，並加蓋，利用熱力循環的方式加速食材的熟度，也能保留較多的食材的營養素。

換油的警訊

- 油炸油的色澤太深

- 開始呈現黏稠狀態

- 聞起來有異味

- 油炸過程中產生的泡沫，面積超過油炸鍋的1/2以上

- 酸價值超過2mg KOH/g，總極性化合物含量達25%以上

■ 回鍋油、過期油只能丟棄？

回鍋油又稱「萬年油」，也就是將用過的油炸油回收重複使用，雖然回收時會經過濾淨，去除油脂中的雜質，但畢竟經過長時間持續油炸及重複使用，已經氧化劣變，產生對消費者健康風險的過氧化物、反式脂肪、戴奧辛、多氯聯苯和多環芳香烴等及大量的自由基與聚合物等有害物質，這些壞元素進入人體後，對消化器官及肝臟都會有不良的影響；再加上若使用的炸油是發煙點低的油脂，譬如大豆沙拉油，對健康產生的風險更大。

一般家庭產生的回鍋油，如果只是重複使用一、兩次，對人體的傷害還不算太大，但若是外食中常見的油炸物回鍋油，如鹽酥雞、油條、臭豆腐等，往往會累積相當多的有害物質，酸價及過氧化值早已超標，況且油炸油加熱超過20小時，就會產生肝毒性，這種油吃起來不安心，也嚴重危害健康。

對於餐飲業的回收油我們就不多贅言，只能建議讀者們外食時盡量避免油炸類的食物。至於家庭中所使用的炸油，通常只用過一、兩次，一大鍋就這樣倒掉，對許多主婦來說非常捨不得，更何況將炸油直接倒入流理台，可能導致水管堵塞發臭、污染排水、河川優養化，會嚴重破壞環境衛生。

對於回鍋油或過期油，先不要急著倒掉，不妨先檢視油品是否有不好聞的油耗味，用鼻子聞一聞就可以判斷，如果油耗味很重且令人無法忍受的話，就收集好，帶到資源回收站回收，或是交給垃圾車回收也可以，千萬不要直接倒入下水道或排水溝中。

Health Tips **油炸不失溫，聰明炸物有一套！**

許多主婦都有這樣的煩惱——什麼時候可以把食物丟下油鍋開始炸？

建議您可以拿根乾淨、沒有沾到水的筷子，或準備一小塊食材，放入熱油鍋中。當食材或筷子的周圍開始冒出小泡泡時，即表示油溫已經達到適合油炸的溫度了，這時，您就可以開始料理油炸食物。

千萬不要等到熱油鍋冒出煙再開始油炸食物，這個時候，油溫已經超過發煙點，不但很容易把食材炸焦，也很不健康！

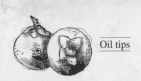
Oil tips

過期苦茶油的妙用法

....

　　苦茶油即使過期，用處還是很大，若味道還很清新，不妨直接拿來當作外用護膚油，舉凡擦傷、蚊蟲叮咬時都可拿來消炎，也可以做卸妝、護膚、美容、護髮等保養用途。

妙用1：做家事皂、洗手皂

　　許多人都拿來過期的苦茶油或回鍋油做家事皂、洗手皂等，相關的製作方法，可以詳見網路搜尋，手工製作家事皂或洗手皂十分好用，清潔力強，且好沖洗。

妙用2：機具、木質家具潤滑作用

　　過期的苦茶油即使已經產生油耗味，也可以拿來作為機具的潤滑油，如家中的鐵捲門、機車、腳踏車或農工機具等，潤滑效果相當好；或是作為木頭家具、不鏽鋼器具的保養油也很好用。

妙用3：代替卸妝乳使用

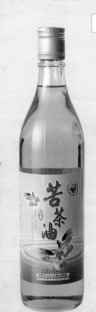

準備工作：
1. 先聞聞苦茶油的味道，確定沒走味，才可以用來卸妝喔！
2. 準備一片化妝棉片，備用。

卸妝步驟：
1. 在手上倒1小茶匙的苦茶油，雙手稍微搓揉後，充分按摩臉部。
2. 徹底按摩完後，用香皂及溫水沖洗掉臉上的油即可。
3. 洗好臉後，以化妝棉代替毛巾，仔細擦拭全臉，以拭去殘留的油脂與彩妝。
4. 徹底卸妝後，再以洗面乳清潔全臉，即完成卸妝。

■ 代工榨油是否安全？

　　黑心油鬧得沸沸揚揚的，好多人害怕再吃到不好的油脂，許多婆婆媽媽就乾脆揪團一起找榨油工廠，自己選籽、監工、裝瓶，就是要眼見為憑，現榨的「尚青」；甚至還有民眾自備茶籽、花生、芝麻，請工廠代工幫忙榨油，雖然這麼做，成本比較高，但只求吃得安心。可見，民眾對食不安的恐懼有多麼大！

　　在台灣，常見代工榨油的油品主要是苦茶油、茶籽油、花生油及麻油等為主，都是以第一道壓榨工藝榨油，採用「螺旋壓榨法」和「油壓壓榨法」，兩種方法榨出來的油量差不多，但代工廠不能精準保證這批原料能夠壓榨出多少油，因為每批原料的產地、品種條件各自不同，含油率不同，至於出油率就得看師傅的功力、技術，焙炒的溫度也會影響出油量，因此大多以實際能壓出多少油為主。

　　坊間的榨油工廠都會備有各式各樣的種子原料，供消費者選購。當消費者選定原料、在工廠開始榨油之前，雙方必須先溝通焙炒的

溫度，要清香一點，還是味道要濃郁點，都可以客製化生產來達到客戶喜愛的風味，這就是傳統的人情味。

　　代工榨油大多以原料的重量來計算代工的工資，每間代工廠的定價都不一樣，不過，大多都會制定一個基本榨油量，原料量太少，機器無法運作，原料都走完了，油都還沒滴出來，原料的損耗就會太高，所以至少要有200斤以上的原料才能進行壓榨，或是集中訂量，一起壓榨後，再按比例分配油量。

　　代工榨油的優點是只要原料新鮮，油品就一定新鮮，最怕的是用保存不良的原料去榨油，保存不良的原料可能發黴或產生黃趜毒素，所以首先要挑選好原料。其次，選擇榨油廠時，須觀察機器的材質是否符合食品安全管理規範，最好是不鏽鋼的機具，一般材質為黑鐵

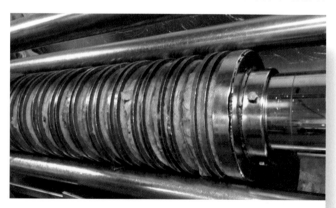
茶籽經粉碎、焙炒、水蒸、壓餅塑形，再透過油壓重力推擠把苦茶油壓榨出來。

上漆的機器，就怕掉漆，污染油品。此外，還要注意機器上的油渣是否有清除乾淨，廠方有無遵守食品衛生作業環境的規範，油渣沒清乾淨就容易滋生細菌，油品會受到污染，很容易就會酸敗，反而造成其他健康問題。

基本上，只要原料沒問題，並選擇合格且衛生有信譽的榨油工廠，代工榨油也是不錯的一項選擇。

如何吃對好油？／破解「吃油」迷思

■ 吃油=不健康？

現代飲食提倡少油、少鹽及少糖是健康的指標，與其強調少油，不如選擇好油，攝取好的油脂可以幫助人體維持新陳代謝正常，保持健康。

許多三高（高膽固醇、高血脂、高血壓）患者都很擔心油脂攝取過量的問題，乾脆三餐都吃無油料理，其實這種飲食反而可能加重心血管疾病，吃對好油，才可以調節心血管膽固醇及血脂的濃度。

如何避免吃太油，我們可以根據以下幾項來執行減油大計：

● **精算用油量**：我們可以按照家庭成員的人數，計算每日飲食需要攝取的油量。依據用餐次數，將油品分裝於小瓶的油罐中，每一餐烹調時就取一小瓶油來使用，如此就可以避免油脂攝取過量的問題。

● **慢煮法減油**：許多台灣家庭都喜歡大火快速煮炒，一方面可能是沒足夠的時間烹調，另一方面是不少國人喜歡大火快炒的食物，其實大火烹調的同時，也會使食材快速吸走大量油脂，若能以中小火慢慢熱鍋，調理食物，就可以減少用油量。

● **向天然食物借油**：魚、肉、培根等食材本身油脂豐富，用中小火可以慢慢逼出食材中的天然油脂，完全不需要再額外加油。

● **剪除多餘的油**：譬如處理食材時，先將多餘的肥油剪掉，或煮湯時，將湯面的浮油撈除，盡量減少這些不必要的油脂攝取。

● **少食加工食品**：為了口感、美味、賣相，加工食品難免要添加許多添加物，往往鹽分、糖分、油脂的份量都超過我們的想像，最好減少食用。

● **避免油炸食物**：油炸食物是最不安全的飲食，不只含油量高，還要考慮炸油的品質是否安全等，因此不要吃最好，不能的話，至少要減少吃的次數。

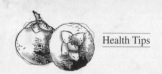

Health Tips

現代飲食新危機──可怕的反式脂肪酸

對人體傷害最大的油脂是反式脂肪酸（Trans fatty acid），許多食品中都有，是一種不飽和脂肪酸，又稱為「反式脂肪」（trans fats）或「逆態脂肪酸」，經過氫化處理加工植物油所產生的，因此也被稱為「氫化油」，是食品用油中最差的油脂。

最基本的判斷原則為──越香、越酥、越鬆的食物，反式脂肪量愈驚人，如：香香的蛋糕、酥酥的蛋塔、鬆鬆的綠豆糕……，這類的加工食品，必須適度控制食用量，千萬不可以「一口接一口，好吃，唰抹停」。

反式脂肪酸會增加人體內的低密度脂蛋白（LDL），並減少高密度脂蛋白（HDL），增加罹患心臟病與動脈硬化疾病、後天型糖尿病的風險，對健康的危害甚大。有時，反式脂肪酸會被用作為植物油的化學添加劑，使其不易腐化。食品製造商往往將它添加在產品中，以用來保存食物，但即使量非常少，還是會對人體心血管造成嚴重的健康危害。美國心臟協會（American Heart Association）建議反式脂肪的攝入量不要超過每日總攝入熱量的1％。

可怕的反式脂肪酸隱藏在哪些食物中？

1. 油品	人造奶油（乳瑪琳）、植物酥油、炸油等。
2. 需要油炸、烘烤、酥製的食物	炸雞、薯條、烤麵包、餅乾、蘇打餅乾、爆米花、油條、鹽酥雞、臭豆腐、炸排骨、炸雞腿等。
3. 零食糕餅類	洋芋片、餅乾、冰淇淋、巧克力等。

■ 好油可以減肥、增加代謝力？

油脂是人體主要的能量來源之一，人體一天需要的脂肪攝取量約為45公克（約2～3湯匙），因此健康的重點不在於不吃油，而是要吃好油，譬如富含Omega3、6、9的深海魚油、亞麻仁油、

橄欖油及苦茶油等。

在攝取量的限制上，大家只需要牢記一個原則，讓我們身體曲線變形的，不是飲食中的油脂，而是過多的總卡路里以及錯誤的食物比例。減少脂質攝取，只是降低了體內好的膽固醇（HDL，具預防動脈病變等作用），卻無法降低壞膽固醇（LDL，易引發心血管疾病）。因此健康觀念的飲食控制法，通常會建議低脂飲食一定要搭配每天吃一定量的堅果，攝取其中的好油脂以增加體內的HDL、降低LDL，其實作用就跟選用好油是相同的道理。

衛福部建議國人每天應攝取2～3湯匙（1湯匙約15公克）的油脂，只要吃對了油，多選擇不飽和脂肪酸植物性油脂，反而更能達到健康、美麗。

■ 好油盡量吃沒關係？

對飲食來說，「過量」本身就是一種負擔，再好、再營養的食物一旦超過身體可以接受的量，就是對健康的傷害。再好的油脂，吃多了還是會增加膽固醇、讓身體變胖……，所以適當就好，一天中所攝取的油脂最好不要超過45公克，以免適得其反。

最健康的食用油
——苦茶油

食用油品質好壞與健康息息相關，好的油可以幫您增健康，壞的油則讓您提早上天堂。日常烹調以苦茶油取代其他油品，不易起油煙，又可以攝入足量的不飽和脂肪酸，可以保護廚師肺部不受油煙之害，家人也可以吃到最健康的食用油。

台灣本產的苦茶油與橄欖油不同的是，橄欖油可以是第一道壓榨，還可以從橄欖渣再進行1～2次的萃取壓榨，因此橄欖油有依酸價分級的差別；目前全台灣的苦茶油只有第一道榨油，同樣也是依酸價制定等級之分，及茶油籽品種的不同。

質純溫和的第一道初榨油很適合作為飲用油，像地中海地區的人們每天都有喝橄欖油的習慣，在台灣，我們不妨以本產的苦茶油取代橄欖油，每天早上空腹生飲一小杯，或是在起床後用苦茶油漱口，也可以達到口腔保健及殺菌、消炎、潔牙的目的。

生飲苦茶油的好處很多，主要是可以保護腸道、幫助消化，使排便順暢；其次是苦茶油中的單元不飽和脂肪酸可

以幫助預防動脈硬化、心血管疾病等，可淨化血液、修護喉嚨發炎等不適症狀。應酬前喝一小杯苦茶油，則可以保護腸胃。（油漱口健康步驟詳見本書第232頁）

如何分辨苦茶油的品質好不好？

市面上的苦茶油琳瑯滿目，如何分辨真正的苦茶油呢？購買之前，除了選擇信譽良好的商家之外，也可以用客觀的第三方檢驗單位所得數據佐證及主觀幾個簡單的方法測試，就能挑到品質優良的苦茶油。檢驗數據包括下列三種：

● **檢視油脂新鮮度**：如酸價、過氧化價、總極性化合物等。

● **檢視油質安全性**：如農藥殘留、真菌毒素（如黃麴毒素、紅麴毒素）、重金屬（銅＜0.4ppm、汞＜0.05ppm、砷＜0.1ppm、鉛＜0.1ppm）、苯駢芘（多環芳香族碳氫化合物）、塑化劑、三聚氰胺。

● **檢視油質純度**：如脂肪酸分析（飽和脂肪、多元不飽和脂肪、單元不飽和脂肪的含量判斷）。

不論是哪一個品種的苦茶油或是其他食用油脂，油質的新鮮度、安全性都是最重要的。

【第一步】

用鼻子聞 → 氣味清新、芳香

滴一滴油在掌心裡，雙手摩擦揉搓至生熱後，打開手掌，聞一下油遇熱後的氣味，若是純正的苦茶油，就會散發出一種清新的芳香，若是劣質油或混和油，則會散發一股酸酸、油耗的味道。

【第二步】

用眼睛看 → 搖晃後，氣泡細小而持久

● **少沉澱物**：苦茶油是從茶籽壓取出來的天然食品，在壓取的製造過程中，或多或少都會產生一些雜質，但因為一般消費者難以接受雜質含量過高的苦茶油，所以優質工廠的榨油機大多會加強過濾雜質的功能，以專用榨油機為例，是以分層過濾的物理方式取得純淨的苦茶油，因此裝瓶之後的苦茶油幾乎沒有任何沉澱物。不過要注意的是，苦茶油存放久了仍可能產生天然沉澱物，這是分辨苦茶油新鮮度的一個方法。

● **氣泡持久**：輕輕搖晃瓶身，苦茶油跟空氣接觸，油面會逐漸浮現氣泡。如果氣泡細小而且持久的話，表示這瓶油的純度較高，油脂較濃郁；如果產生的氣泡很快就不見的話，表示這瓶油可能純度堪慮，可能並非質純的好油。

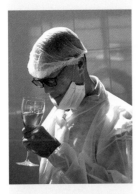

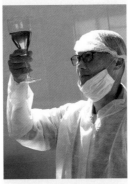

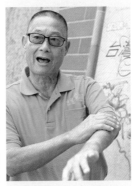

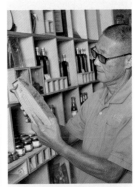

1 嗅 ▸

用鼻子聞→
氣味清新、芳香

2 看 ▸

用眼睛看→
搖晃後，
氣泡細小而持久

3 觸 ▸

用身體感覺→
與身體親和，易吸收

4 判

用製程判斷→
低溫初榨

【第三步】

用身體感覺 → 與身體親和，易吸收

由於苦茶油屬於不乾性油脂，加上分子較小，所以摸起來感覺柔滑，不會黏黏的。因此挑選苦茶油時，可滴幾滴在手背上均勻塗抹，如果苦茶油被皮膚完全吸收並且不黏手，就代表品質純正、純度百分百。相反地，如果皮膚一直泛著油光、有黏膩感，則代表皮膚無法完全吸收這些油脂，油品可能不純，或是摻雜有其他的油脂。

【第四步】

用製程判斷 → 低溫初榨

第一道低溫壓榨的植物油（尤其是含有大量不飽和脂肪酸的苦茶油和橄欖油）通常可以保留較多天然的營養成分，也沒有化學溶劑殘留的疑慮，不過先決條件是原料一定要新鮮且安全。雖然這類油品保存的天數不能很長，無法像精製油一般放個2～3年以上，但可以把原料先低溫保存起來，需要多少油脂就壓榨多少油量，並且在短時間內食用完畢，如此就能避免油脂氧化、酸敗的情形發生。

苦茶油可以用高溫煎、煮、炒、炸嗎？

苦茶油為第一道自然壓榨所取得，加熱後穩定性高，油煙少，具有抗氧化的特性，即使高溫烹煮也不容易酸化，一般的食用油加熱不久就會冒煙是因為油溫到達臨界點（發煙點）的關係，油質馬上就會劣敗，但是苦茶油發煙點高達210℃以上，耐氧化程度是所有初榨油中最高的，除了可以涼拌、煎、煮、炒等，還可以應用在油炸及烘焙；油炸食物時不僅酥脆可口，還增添苦茶油的自然綠菓風味！但就保存油脂之營養價

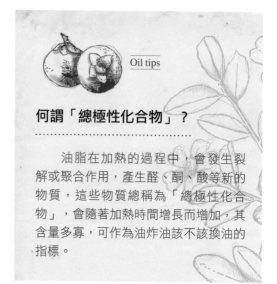

何謂「總極性化合物」？

油脂在加熱的過程中，會發生裂解或聚合作用，產生醛、酮、酸等新的物質，這些物質總稱為「總極性化合物」，會隨著加熱時間增長而增加，其含量多寡，可作為油炸油該不該換油的指標。

值的觀點來看，低溫烹調還是優於高溫加熱烹調。

聞一聞，辨識油脂的好壞與安全

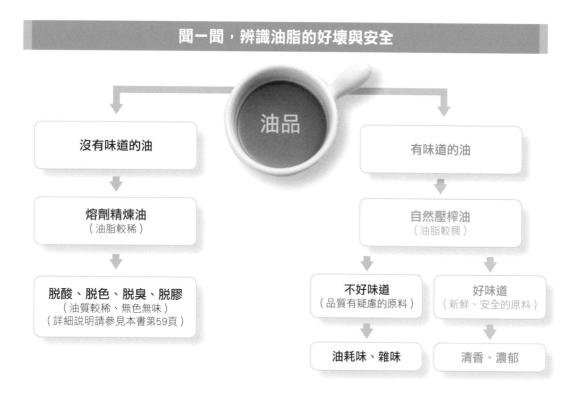

油品

沒有味道的油 → 熔劑精煉油（油脂較稀） → 脫酸、脫色、脫臭、脫膠（油質較稀、無色無味）（詳細說明請參見本書第59頁）

有味道的油 → 自然壓榨油（油脂較稠） → 不好味道（品質有疑慮的原料） → 油耗味、雜味

好味道（新鮮、安全的原料） → 清香、濃郁

不同茶籽品種榨取的油脂可分三種

		發煙點	特性	
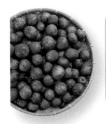	**紅花大菓** 美麗金黃色	**223°C** 以上（穩定性高）	**用途廣泛** 煎、煮、炒、炸、拌、烘烤、烘焙等，各種烹調方式皆適宜	
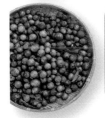	**金花小菓** 翡翠青綠色	**210°C**	**限量珍貴，營養最高** 低溫煎、煮、炒、拌、生飲、油沾麵包	
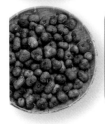	**茶葉綠菓** 紅褐瑪瑙色	**210°C**	**香氣迷人** 熱拌麵線或白飯、藥膳基底、調味料理，可增加香氣	

這三類茶籽油在色澤、香氣、營養價值、口感等都有差異，因此各有其適用的料理方式。即使是同一道料理，使用三種不同風味茶油，自然料理的風味也會有所差異。

當然，這三種苦茶油的用法不會一成不變，也不是完全不能更改用法。或許您可以在烹調各種食物的時候，選用不同滋味的苦茶油，更可以替平常的料理變換出不同的香氣和口味變化！

苦茶油可應用於那些料理上？

苦茶油的發煙點高，應用也很多元，以下提出幾點苦茶油的用法供大家參考，希望善用苦茶油的特性，多元烹調方式，讓家人吃的健康、美味，同時也符合經濟效益。

苦茶油可應用料理

清蒸	魚、肉、豆蛋與蔬菜都是家庭中常見適合清蒸的食材,將苦茶油與食材一起拌入調味或是蒸好後再淋上少許的苦茶油,具有提味、去腥的效果。
涼拌	苦茶油可以不用烹煮,直接生飲或涼拌,或應用在各種冷拌或熱拌的食材上,如熱騰騰的白飯或麵條,加一匙茶油、一匙醬油,便香氣四溢,令人食指大開;直接淋在沙拉、披薩上或沾麵包吃,更添好滋味!
慢煎	將海鮮與肉類以中小火慢煎,只要加入幾片老薑及少許海鹽,就能封住食材的鮮味,味道層次分明,並避免養分流失;烹調中加蓋,不僅可以加速熱對流,讓食物快速熟透,並能減少油脂加熱的時間。
水煮	這是相當健康的調理方式,將油脂加熱並保持在100℃以內,可減少營養素流失,並提升食材的風味。
輕炒	略微熱鍋後下油、放入食材,稍稍翻炒均勻後加蓋,加速烹熟食物,並逼出食材中多餘的水氣。這種方式可以避免食材經高溫爆香、大火持續快炒而流失營養,並可減少油脂的加熱時間與減少油脂用量。
烘焙	苦茶油也可以用於烘焙麵包、糕餅、點心、披薩上,能讓麵糰更加結實並提升食物風味,雖然口味會較使用奶油清淡些,但比較健康。
烘烤	燒烤肉類或海鮮類前,在食材表面抹上一層苦茶油,不僅可避免食材沾黏烤盤、烤網,也可幫助導熱,烘烤得更均勻,並保留食材鮮味,達到去腥效果。若能用錫箔紙封裹食材再烤更好,既可鎖住蒸氣、降低溫度,也比較不會破壞食材中的蛋白質及脂肪。(應用在烘烤上,建議使用茶葉籽油,香氣會更盛,更能提升食材的鮮度與美味!)
低溫油炸	經過油炸的食材,味道會濃縮得更香、更脆,為避免油脂食用過量,建議可以將食物先炸後烤,如肉類、海鮮類等都可以這麼做,這樣可以排出部分油脂,並且要注意將油炸時的油溫控制在150~180℃,雖然苦茶油的發煙點可高達210℃,但油溫太高還是容易導致油品變質。此外,每次炸完食物後,應先將榨油過濾乾淨後,放置於陰涼處或冰箱內保存,留待下次炒菜或炸物使用,但最好不要重複油炸三次以上。
醃製	醃製海鮮、肉類時可加入苦茶油,不僅能帶出其他調味料的香氣,還能去除食材本身的腥味,讓肉質變得軟嫩。
浸泡	以苦茶油浸泡新鮮香草、乾燥香料或辛香料,如蔥、薑、蒜、辣椒、洋蔥、胡椒等,可獲得風味絕佳的香料浸漬油。建議一次不要泡太多,每次浸泡約需3週以上的時間,浸漬油會逐漸散發出特殊的風味。完成的浸漬油適用於涼拌、拌飯、拌麵、炒菜或麵包沾食等。 ※若使用的是新鮮的香草植物,則必須先清洗乾淨,並吸乾或烘乾水分後才能浸泡,以免食材含水分過高,油品容易酸敗。

苦茶油可以搭配那些食材？

現代經過分果、直接壓榨的苦茶油沒有傳統苦茶油的澀味，搭配任何食材都很對味，苦茶油的世界不再只有麵線而已。

最簡單的吃法就是以苦茶油乾煎杏鮑菇（詳見本書第120頁），我最喜歡將杏鮑菇切成薄薄一片，放入小火慢熱的油鍋中細細煎熟，起鍋後，隨著心情不同，或灑點細鹽，或淋上幾滴老醬油，仔細品味菇肉特有的柔韌與清甜。

除了杏鮑菇，各種鮮蔬、海帶、紫菜也都與苦茶油很對味，最難讓人相信的是連優格都可以與苦茶油搭在一塊（詳見本書第219頁）。

苦茶油的氣味清新，與各類食材搭配都很適宜，不但不會搶過食物的本味，反而還會引出各種食材中的鮮味，讓每道料理更往上提升。而我覺得最幸福的便是在閒適的日子裡，逐一拿不同的食材來與苦茶油搭配、試驗，追求食物最純樸的滋味。

肉類	海鮮類
使用苦茶油一起醃製肉類，能讓肉質軟嫩Q彈，還可以去除肉類的腥味。	以苦茶油、老薑、新鮮紫蘇葉及少許海鹽調味，可去蝦、蟹類的寒性及腥味，相當適合孕、產婦補身食用。
菇類	蔬菜類
加入苦茶油一起煸炒，或抹表面烘烤，或烹調完成後滴入等，都能保留更多的蛋白質、谷胺酸、維生素等營養成分，還能讓更多的多醣體釋放，且滋味特別香醇可口。	馬鈴薯、地瓜、南瓜、茄子等根莖類蔬菜用苦茶油、海鹽、蒜頭或香料拌勻，送入烤箱烘烤十分美味；還有生菜沙拉也可用苦茶油調製莎莎醬、塔塔醬或油醋醬等增加風味變化。

已開封苦茶油如何保鮮不走味？

油品有四怕——怕光、怕熱、怕水、怕空氣（怕氧化），何況第一道天然壓榨的苦茶油是具有生命、能量的，開封後若保存不當或放置太久而未食用，就會受外在環境條件影響，導致氧化，酸價值提高，甚至產生油耗味。

苦茶油的保存與其他油品一樣，都必須避免照射到陽光或遇到高溫，陽光中的紫外線會破壞苦茶油的穩定，增加茶酐和兒茶素等天然抗氧化劑的消耗，導致油品變質，所以要小心，不要放在爐子旁或窗戶邊，應收藏在陰暗處，最好能夠冷藏在冰箱內。

尤其要注意，烹調時千萬不要順手將油瓶放在開火中的瓦斯爐旁邊，因為任何油品遇到高溫，都可能會被高溫氧化，影響油品品質。

苦茶油具有天然抗氧化的特性，因此未開封並保存良好的情況下，可以保存一年以上，比一般初榨油品來得久。但開封後，由於油品和空氣產生接觸，便會消耗苦茶油本身的抗氧化力，並且使油中的不飽和脂肪酸產生分解，時間一久，苦茶油的新鮮度、營養價值與功效都會愈來愈遞減，並有變質的可能性，因此還是建議開封後半年內食用完畢較宜。

苦茶油的存放&使用方法

存放	使用
• 使用深色、不透光的玻璃容器盛裝保存。 • 放置於陰涼、乾燥、無日光照射處。 • 不要放在瓦斯爐、窗邊陽光照射旁。 • 最佳存放溫度為10～20℃，若能放置於冰箱內最理想。 • 最佳賞味期是1年以內，特別是油品開封後6個月內使用完畢，新鮮度及風味最為完美。	• 已使用過的油，不要倒入新油中，否則容易劣化新油的品質。 • 使用完後，應立即將瓶口擦乾及蓋緊瓶蓋，避免瓶口有殘油或與空氣接觸，容易產生氧化。 • 要小心避免重複開啟瓶口，造成油脂劣變與污染。

茶油對身體好處多

苦茶油可說是最符合人體細胞營養比例的一種食用油。一般來說,食用油中的單元不飽和脂肪酸含量越高,對健康越好,能夠有效降低人體中的飽和脂肪酸和清除自由基。而各種食用油中,單元不飽和脂肪酸的比例分別是:苦茶油80%以上、橄欖油75%、花生油45%、大豆沙拉油23%、葵花油18%。

苦茶油可說是最符合人體需要、與人體最為親和的一種油,抹在肌膚上可以迅速被人體吸收。

● 苦茶油是具有綠色食物性質的食用油脂

苦茶油又稱茶油,產自野生樹種——油茶(樹),油茶樹就生長在山間,無須施肥或噴灑農藥等,因此沒有任何污染。 且因為遠離市區,也較不受到工業的污染,所以具有「綠色食物」的特性。

● 容易被人體消化、吸收

在人們經常使用的各類油脂中,苦茶油所含的優質不飽和脂肪酸是最多的,高達93%之多,飽和脂肪酸(也就是脂肪)的含量最少,並且不含有難以消化的芥酸,絕大部分的營養都很容易被人體組織迅速吸收利用,尤其是老年人

山茶花籽油的使用方法:

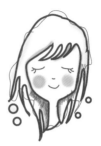

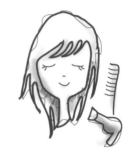

● 滋潤肌膚、生飲養身

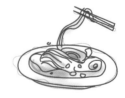

● 護髮、亮髮之功效

● 拌飯、拌麵、調味料理皆宜

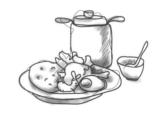

● 藥饌食補、養生臻品

消化機能退化，對於營養原本就不容易吸收，食用苦茶油不僅容易吸收其營養，且有助於延緩衰老，增進健康與長壽。

● 擁有顯著的降血脂功能

苦茶油擁有特殊的「不聚脂性」。一般的食用油進入人體後，若未完全消化完畢則會轉化為脂肪，囤積體內，導致肥胖，但是苦茶油中的單元不飽和脂肪酸能夠與人體內的分解酵素產生作用，分解轉換為能量，不致轉化為脂肪，囤積在內臟及皮下，根本上就不會形成有礙健康的血脂。

也有研究證實，苦茶油只會清除人體中有害的血脂（飽和脂肪酸和低密度膽固醇），但對於人體有益的血脂（高密度膽固醇）則會保留。由於苦茶油能夠清除有害血脂（飽和脂肪酸和膽固醇），所以乃具有清潔血液、降低血液黏度、疏通血管等功效。

● 具有優異的抗氧化性

苦茶油是典型的油酸／亞油酸類油脂，擁有優異的抗氧化性，且苦茶油含有豐富的維生素E，也是眾所公認的強力抗氧化劑。

● 有助於恢復血管的彈性

苦茶油中含有山茶甙、山茶皂甙、茶多酚等活性物質，山茶甙具有強心作用，山茶皂甙可幫助溶化血栓，茶多酚則可有效降低膽固醇、預防腫瘤發生，因此苦茶油具有相當不錯的降血脂效果，能夠有效清除附著在血管內壁的脂肪與膽固醇，有助於疏通、軟化血管，

苦茶油的特色

- 單不飽和脂肪酸的含量超過橄欖油，高達80%

- 飽和脂肪酸的含量不足10%

- 多元不飽和脂肪酸含量完全符合國際營養標準

- 富含較高的維生素E，是橄欖油的2倍

- 含有角鯊烯與黃銅類物質，對抗癌、抗炎有著極佳的作用

- 不含膽固醇、黃麴毒素、添加劑，未受任何農藥化肥的污染

恢復血管的彈性，對「三高」有明顯的改善，還可有效預防動脈粥樣硬化、冠心病等。

● 提高生育力

　　苦茶油的作用還體現在增強、平衡腦下垂體、促進性腺功能，分泌孕育生命必需的生育酚。對男性來說，食用苦茶油可以提升精子數量，增強精子活力，促進生育力；對女性而言，則能夠幫助母乳分泌增加，幫助孕育小寶寶。

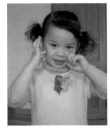

　　苦茶油也是孕婦產後最佳的補品，能加速產婦身體復原，並能幫助消除小腹脂肪和妊娠紋；對於新生嬰兒則能提高消化吸收的能力，促進食欲也有助於大腦及骨骼的發育。

● 提升人體的免疫力

　　苦茶油可提高人體中酵素（酶）的活性，提高新陳代謝力、改善體質、增強防止病毒感染與抵抗輻射線的能力，並且可幫助人體保持充沛的精力。

● 調整內分泌

　　苦茶油可以促進內分泌腺體分泌激素，預防治內分泌功能低下的問題。不少女性的臉部會長小痘痘，其實就是內分泌失調所致，若食用苦茶油，則能有所改善，促進皮膚變得光滑細膩。

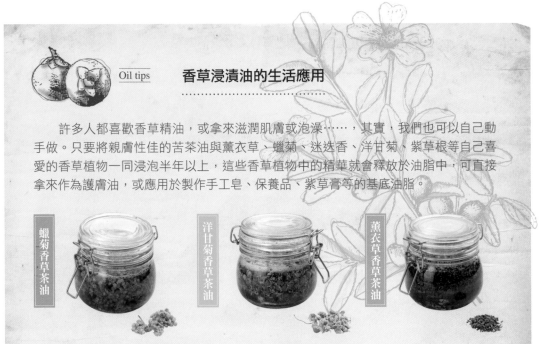

Oil tips　　**香草浸漬油的生活應用**

　　許多人都喜歡香草精油，或拿來滋潤肌膚或泡澡……，其實，我們也可以自己動手做。只要將親膚性佳的苦茶油與薰衣草、蠟菊、迷迭香、洋甘菊、紫草根等自己喜愛的香草植物一同浸泡半年以上，這些香草植物中的精華就會釋放於油脂中，可直接拿來作為護膚油，或應用於製作手工皂、保養品、紫草膏等的基底油脂。

蠟菊香草茶油

洋甘菊香草茶油

薰衣草香草茶油

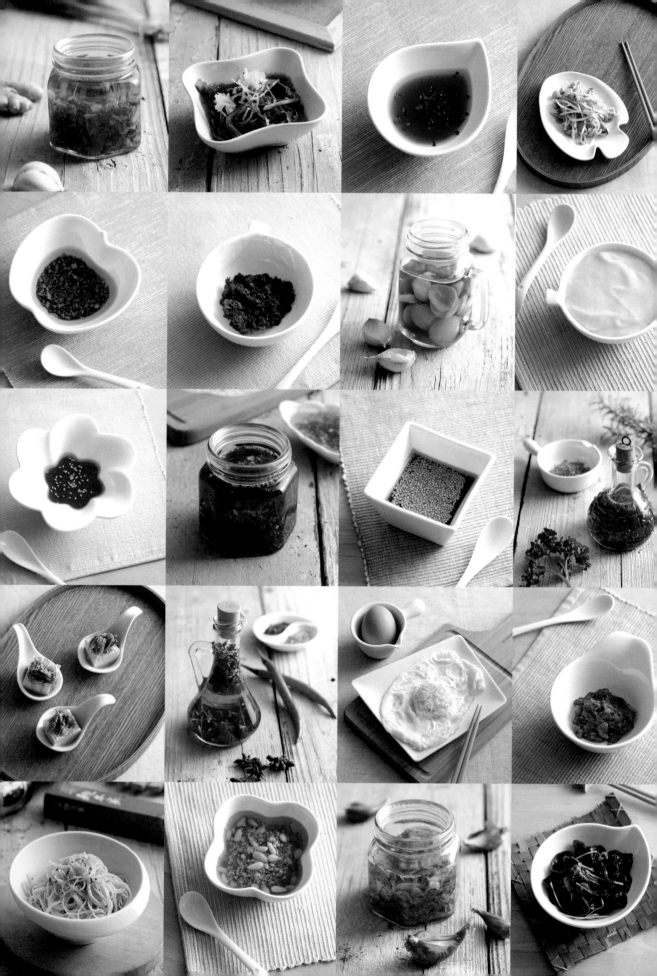

【當茶油巧遇香料：感動的絕妙滋味】
經典萬用蔥油
茶油元氣薑油
東方美人蒜油
紅蔥酥茶香油
花椒麻辣茶油
義式香草茶油

【手作茶油私房醬：方便吃的健康味】
茶油香菇香椿醬
茶油紫蘇梅油醋醬
茶油味噌胡麻醬
茶油芥末和風醬
茶油松子堅果醬
茶油萊姆美乃滋
茶香美式莎莎醬
茶油義大利麵醬

【苦茶油速配食材：驚嘆的自然風味】
茶油香煎荷包蛋
茶香黃豆芽
翡翠豆腐
茶油薑絲木耳
茶油Q香杏鮑菇
茶油拌海藻
烏龍茶籽油醬拌飯
綠菓茶油麵線

基礎版
苦茶油風味餐

香料／私房醬／速配食材

本食譜適用各種品牌苦茶油，
但風味會有所不同

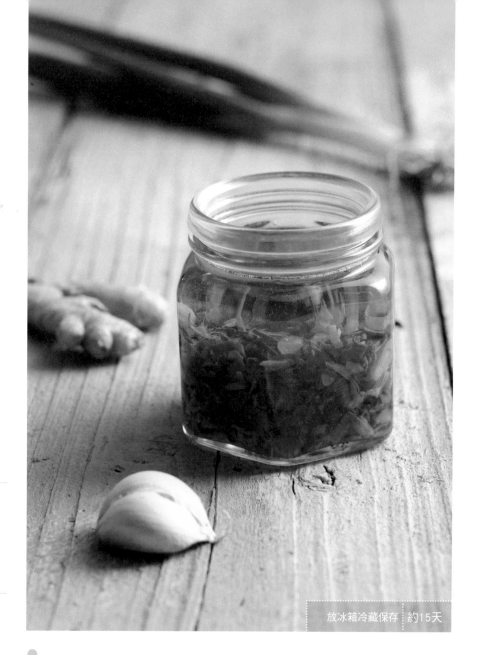

紅花大菓

經典萬用蔥油

有它，就有「家」的溫暖感覺！

材料

青蔥5支
薑末1大匙
蒜頭3瓣
苦茶油200cc

調味料

海鹽適量
白胡椒粉1茶匙
現磨花椒粉適量

裝瓶時，請留意瓶蓋是否有殘留物，須保持瓶口清潔。

放冰箱冷藏保存 | 約15天

作法

1　取一個油罐容器洗淨，放入熱水中汆燙（消毒、殺菌），撈乾，倒立，烘乾水分。

2　青蔥洗淨，切成末狀（蔥白、蔥綠分開）；蒜頭去除外膜，切成末狀。

3　取一個炒鍋，倒入苦茶油以中火加熱，放入薑末、蒜末，以中小火煸至有香味。

4　再放入蔥白末爆香，熄火，加入蔥綠末（利用餘溫熟成），接著加入全部的調味料，即可。

5　將做好的蔥油裝入油罐容器中，放涼，封蓋，移入冰箱保存，待使用再取出。

本道料理示範用油

紅花大菓

茶油元氣薑油

薑吃，讓妳（你）當溫暖美人（暖少）！

作法

1　取一個油罐容器洗淨，放入熱水中氽燙（消毒、殺菌），撈乾，倒立，烘乾水分。

2　老薑洗淨，不去皮，放入調理機打碎後；裝入棉布袋用力擰乾，瀝取薑汁，再將擠乾薑渣放入容器攤開，備用。

3　取一個炒鍋，倒入苦茶油，以中火加熱至100℃，均勻撒入薑渣，轉中小火，用鍋鏟持續緩慢攪拌，炒至薑渣變成金黃色（散發出薑香味）。

4　用過濾網撈除薑渣，瀝取薑油，倒入醬油，待涼，備用。

5　將薑渣放入油罐容器中，再倒入剛炸過薑的苦茶油，封蓋，移入冰箱保存，待使用再取出。

材料
老薑300g
苦茶油500cc

調味料
醬油1茶匙

用不到的薑汁可以拿來煮薑母茶，一點都不會浪費。

裝瓶時，請留意瓶蓋是否有殘留物，須保持瓶口清潔。

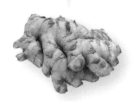

放冰箱冷藏保存　約3個月

本道料理示範用油

東方美人蒜油

令人忘憂的簡單美味！

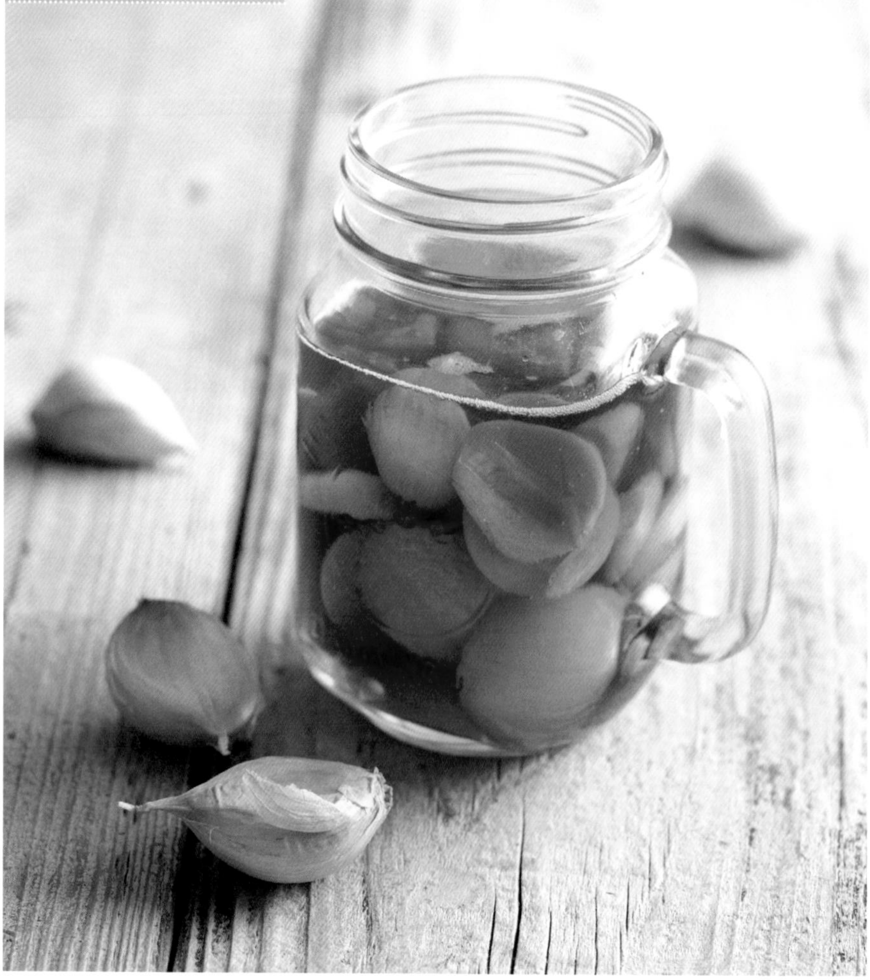

材料

蒜頭4兩
苦茶油300cc

作法

1　蒜頭洗淨，剝皮，用日曬方式自然風乾（約1天時間），備用。

2　取一個油罐容器洗淨，放入熱水中汆燙（消毒、殺菌），撈乾，倒立，烘乾水分。

3　將已風乾的蒜頭放入油罐容器中，倒入苦茶油靜置2週，撈除蒜頭（避免油質變酸），移入冰箱冷藏保存，待使用再取出。

放冰箱冷藏保存　約2個月

建議不要泡太大瓶，因為蒜頭含有水分，放久，油質易酸敗。

裝瓶時，請留意瓶蓋是否有殘留物，須保持瓶口清潔。

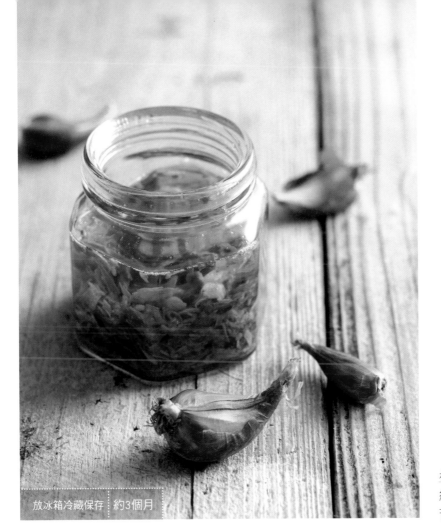

放冰箱冷藏保存 | 約3個月

正宗台式料理少不了的關鍵台味！

紅蔥酥茶香油

材料
紅蔥頭300g
苦茶油300cc

調味料
海鹽少許

作法

1　取一個油罐容器洗淨，放入熱水中汆燙（消毒、殺菌），撈乾，倒立，烘乾水分。

2　紅蔥頭去除外膜，清洗乾淨，瀝乾水分（或用餐巾紙擦乾），備用。

3　將紅蔥頭放入塑膠袋中，以刀片拍碎（若太大片再以菜刀切成細碎狀）。

4　取一個炒鍋，倒入茶油以中火加熱至120℃左右，放入紅蔥頭，以小火（避免油溫太高以免焦化）用鍋鏟不斷攪動（使紅蔥頭均勻受熱）。

5　等待紅蔥頭開始有點變色時，立即熄火，撈起攤平（紅蔥頭尚有餘熱會繼續受熱熟成，變成完整的金黃色，按此程序製作，口感才不會焦化，出現苦味），立即撒上海鹽拌勻。

6　將炸好的紅蔥酥裝入已消毒的油罐容器中，再倒入炸過紅蔥的苦茶油，放涼，封蓋，即可移入冰箱保存，待需要再取出使用。

裝瓶時，請留意瓶蓋是否有殘留物，須保持瓶口清潔。

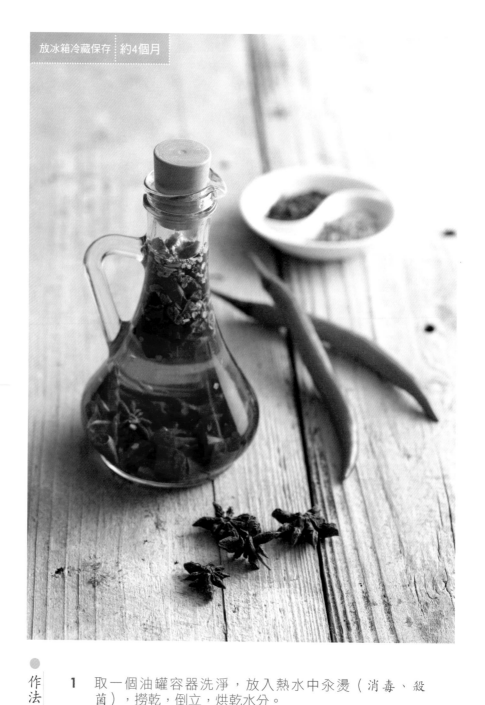

花椒麻辣茶油

不吃會想念的麻、香、辣！

放冰箱冷藏保存 | 約4個月

材料

辣椒乾30g
花椒15g
大茴香5g
小茴香2g
陳皮少許
苦茶油300cc

裝瓶時，請留意瓶蓋是否有殘留物，須保持瓶口清潔。

作法

1. 取一個油罐容器洗淨，放入熱水中汆燙（消毒、殺菌），撈乾，倒立，烘乾水分。

2. 辣椒乾、花椒、大茴香、小茴香、陳皮放入容器中。

3. 倒入苦茶油浸泡約15天，使其漸漸入味，即可使用。

作法

1　取一個油罐容器洗淨，放入熱水中汆燙（消毒、殺菌），撈乾，倒立，烘乾水分。

2　將義大利綜合香料放入油罐中，再倒入苦茶油，靜置2～3週，即可使用。

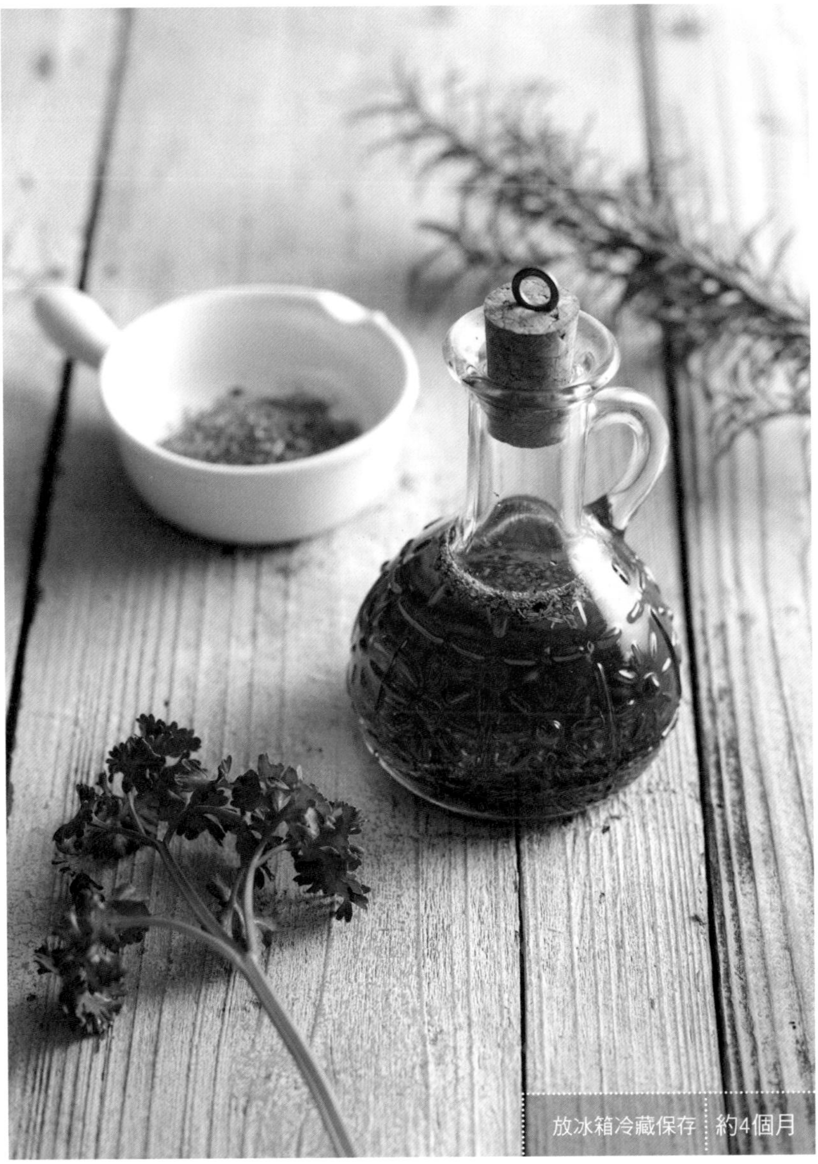

本道料理示範用油

金花小菓

在餐桌上與普羅旺斯相遇！

義式香草茶油

材料
義大利綜合香料30g
苦茶油200cc

裝瓶時，請留意瓶蓋是否有殘留物，須保持瓶口清潔。

放冰箱冷藏保存 │ 約4個月

本道料理示範用油
紅花大菓

茶油香菇香椿醬

來一匙健康的好味道！

作法

1 乾香菇泡軟、切碎；香椿葉洗淨。
2 新鮮香椿葉先放入容器中，用攪拌器打成泥狀。
3 取一炒鍋加油加熱，放入切碎的乾香菇，以中火炒至有香氣散發出來。
4 加入醬油、糖、胡椒鹽拌勻，放入香椿葉泥拌勻，以中火煮滾即可。

放冰箱冷藏保存 | 約30天

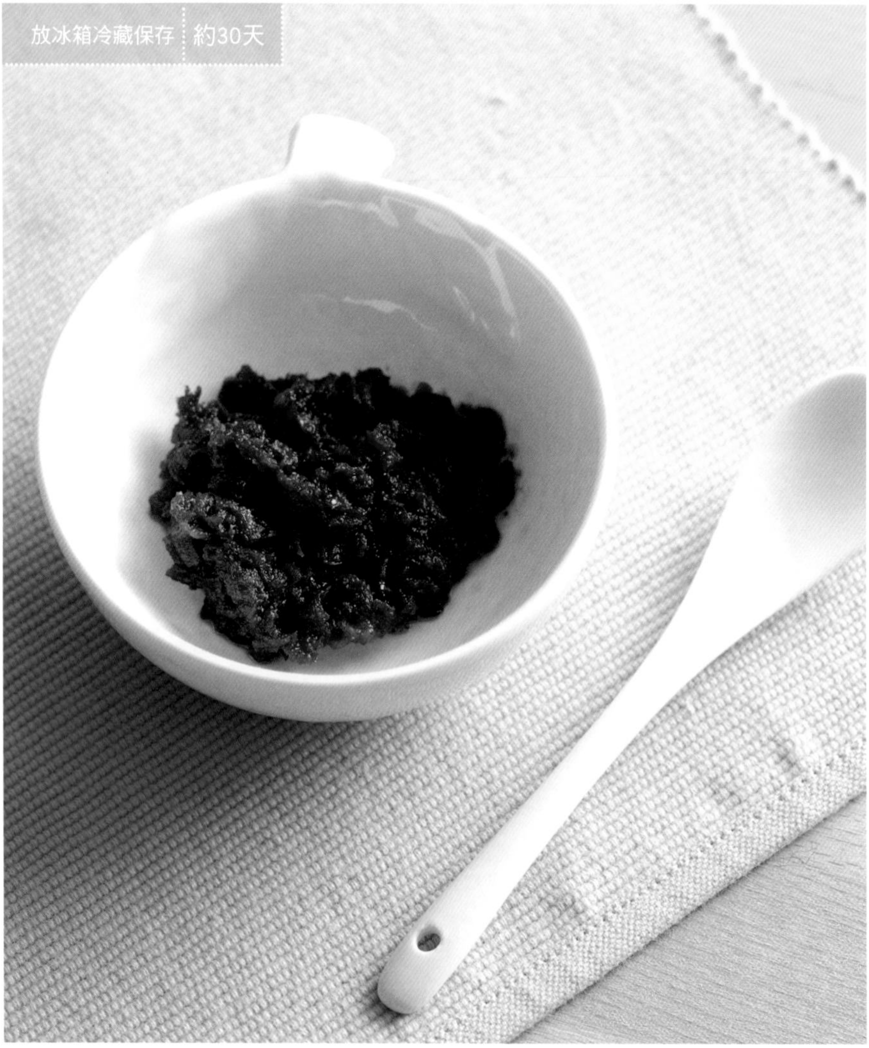

材料
乾香菇300g
新鮮香椿葉100g
苦茶油200cc

調味料
醬油2大匙
糖10g
胡椒鹽少許

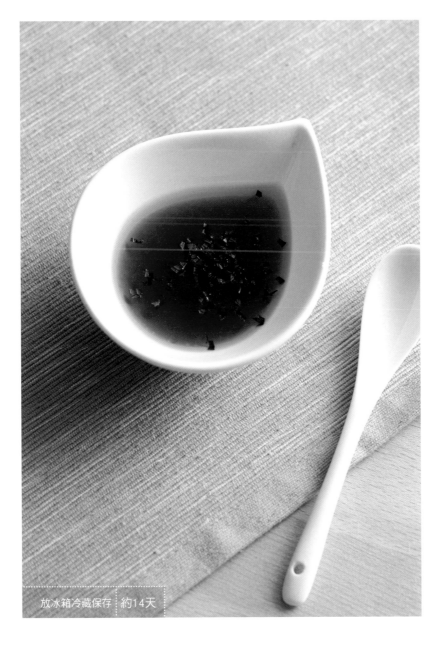

放冰箱冷藏保存 | 約14天

紅花大菓

就像是又酸又甜的初戀滋味！

茶油紫蘇梅油醋醬

材料

梅子果肉10g
梅子汁20g
新鮮紫蘇葉5g
苦茶油15cc

調味料

醬油7g
味醂5g
檸檬汁5g
蘋果醋15g
蜂蜜8g
鹽1g

作法

1　新鮮紫蘇葉洗淨，用紙巾擦乾水分切碎，備用。

2　梅子果肉、梅子汁、新鮮紫蘇葉放入調理機中打碎後，裝入容器中。

3　倒入苦茶油與全部的調味料，攪拌均勻，即可食用。

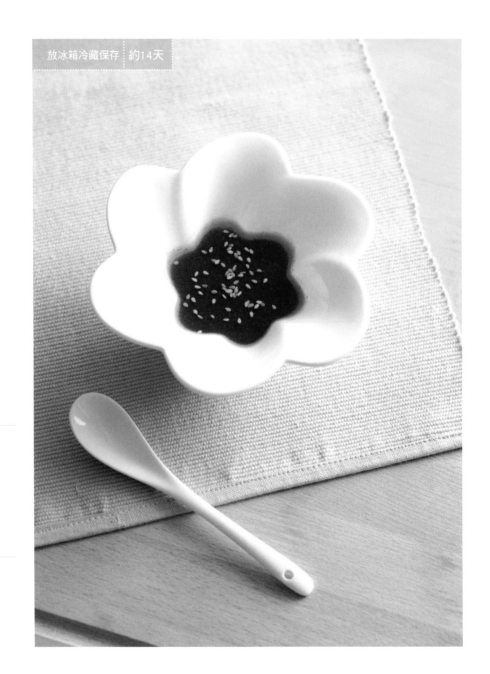

本道料理示範用油

紅花大菓

茶油味噌胡麻醬

醬濃味香，搭配鮮蔬、麵條都相宜！

放冰箱冷藏保存 | 約14天

材料
味噌6g
白芝麻醬12g
白芝麻粉6g
芝麻油10cc
苦茶油20cc

調味料
蘋果醋40g
味醂10g
醬油20g
鹽2g
蜂蜜6g

作法

1　將苦茶油、芝麻油放入容器中攪拌均勻，備用。

2　再加入味噌、白芝麻醬、白芝麻粉及全部的調味料混合拌勻，即可食用。

作法

1　將苦茶油、芥末籽、芥末粉放入容器中，先攪拌均
　　勻。

2　再加入全部的調味料混合拌勻，即可食用。

茶油芥末和風醬

仿若三弦琴的音符在舌尖上飄盪！

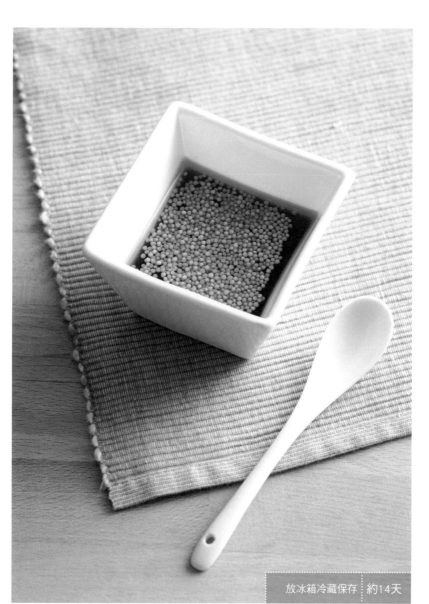

放冰箱冷藏保存｜約14天

材料

芥末籽4g
芥末粉2g
苦茶油15cc

調味料

醬油15g
味醂5g
蘋果醋15g
蜂蜜5g

本道料理示範用油

金花小菓

茶油松子堅果醬

連松鼠也忍不住要偷吃的香香醬！

作法

1　腰果、核桃、杏仁果、南瓜籽、松子放入烤箱，以上下火120℃烤約5～10分鐘（中途要翻動）。

2　將烤好的腰果、核桃、杏仁果、南瓜籽放入調理機打碎（不要打成泥狀，要保留顆粒狀，口感較佳），取出，放入乾淨的玻璃罐中。

3　加入松子、義大利綜合香料、黑胡椒、海鹽拌勻，再倒入苦茶油混合，即可（放置時間愈久愈入味）。

放冰箱冷藏保存｜約2個月

材料

新鮮腰果100g
新鮮核桃100g
新鮮杏仁果50g
新鮮南瓜籽50g
新鮮松子50g
苦茶油300cc

調味料

義大利綜合香料、
黑胡椒各少許
海鹽適量

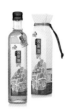

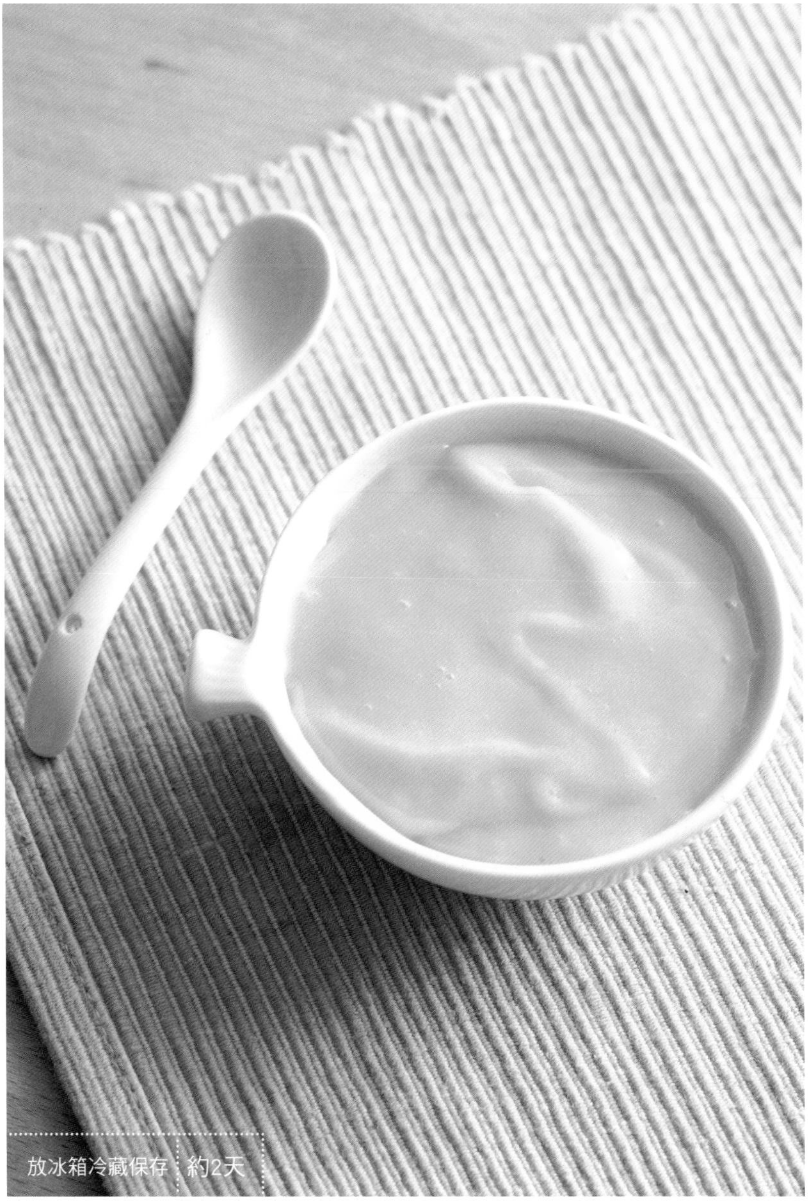

茶油萊姆美乃滋

一不注意，就咕嚕入喉的柔潤滑順！

材料

優格1盒
檸檬1顆
苦茶油100cc

調味料

煉乳80g

放冰箱冷藏保存 約2天

作法

1　優格、煉乳放入容器中，用攪拌器攪打均勻；檸檬洗淨，擠汁。

2　加入檸檬汁、苦茶油，再用攪拌器攪打呈乳化狀，即可食用。

本道料理示範用油

金花小菓

茶香美式莎莎醬

清爽又開胃，單吃、佐菜都很美味！

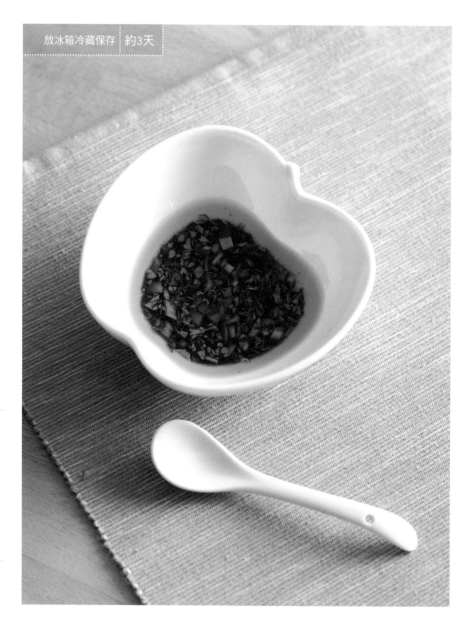

放冰箱冷藏保存 ┊ 約3天

材料
紅、黃番茄各2顆
洋蔥1/4顆
蒜末1/2匙
九層塔末2茶匙
香菜末2茶匙
苦茶油50cc

調味料
義式香草調味粉、
海鹽、黑胡椒、檸
檬汁、水果醋各適
量
糖少許

作法

1　番茄、洋蔥洗淨，切丁，備用。

2　蒜頭、九層塔、香菜洗淨，切末，備用。

3　將全部材料放入玻璃容器中。

4　加入全部調味料，拌勻，即可食用。

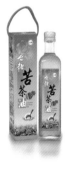

作法

1. 番茄、彩椒洗淨，切丁；蘑菇洗淨，切片；洋蔥洗淨，切細末；大蒜切成片狀，備用。

2. 取一個炒鍋倒入苦茶油加熱，放入洋蔥末，拌炒至呈透明狀，再加入蒜片炒香。

3. 放入豬絞肉炒熟，再加入番茄丁、蘑菇片及彩椒丁炒至半熟。

4. 放入番茄糊、月桂葉及水，一起煮約30分鐘（期間須不時地攪拌），加入黑胡椒粒、法式香草風味調味料、海鹽及糖調味，即成美味的義大利麵醬。

本道料理示範用油
紅花大菓

茶油義大利麵醬

有了這一味，你也是廚藝精湛的大廚！

材料

番茄2顆
蘑菇8朵
彩椒50g
豬絞肉100g
洋蔥1/2顆
大蒜3瓣
苦茶油50cc
水適量

調味料

番茄糊60g
月桂葉2片
黑胡椒粒、法式香草風味調味料、海鹽、糖各適量

| 放冰箱冷藏保存 | 約7天 |

基礎版
苦茶油
速配食材

本道料理示範用油

金花小菓

哇！充滿大自然草果香氛的元氣蛋

茶油香煎荷包蛋

作法

1 土雞蛋洗淨，將蛋液打入容器中。

2 取一平底鍋，倒入苦茶油加熱，放入蛋液，以中火乾煎至熟，盛入盤中。

3 搭配紅麴醬油膏，即可食用。

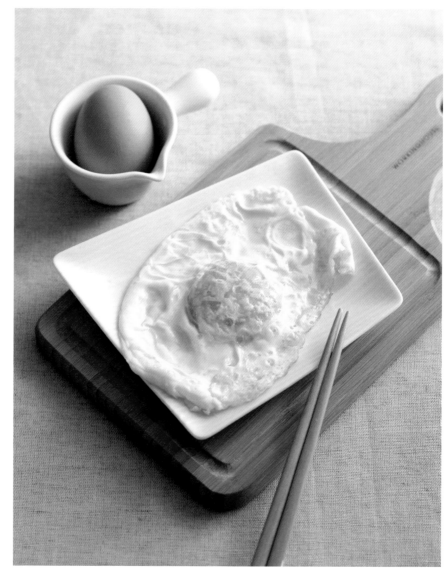

材料

土雞蛋1顆
苦茶油適量

調味料

紅麴醬油膏適量

茶油
料理達人
Tips

當鍋子預熱到一定溫度時，鍋子的毛細孔擴張，此時倒入冷油，會迅速將毛細孔填平，就不易沾黏。

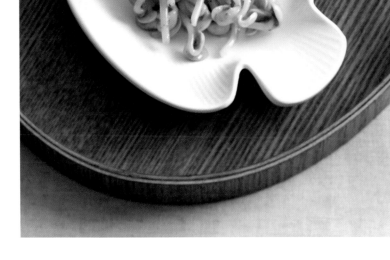

茶香黃豆芽

把森林中的芬多精帶到餐盤裡！

材料
黃豆芽100g
苦茶油適量

調味料
茶油香菇香椿醬10g
（詳見本書第108頁）
海鹽少許

作法

1　黃豆芽洗淨，放入熱水中汆燙至熟，撈起，瀝乾水分，放入容器中。

2　加入茶油香菇香椿醬、海鹽及苦茶油充分拌勻，即可食用。

紅花大菓

翡翠豆腐

微酸帶香的滋味，吃一口，煩悶全消

材料
龍鬚菜30g
豆腐1小塊

調味料
茶油味噌胡麻醬適量
（詳見本書第110頁）

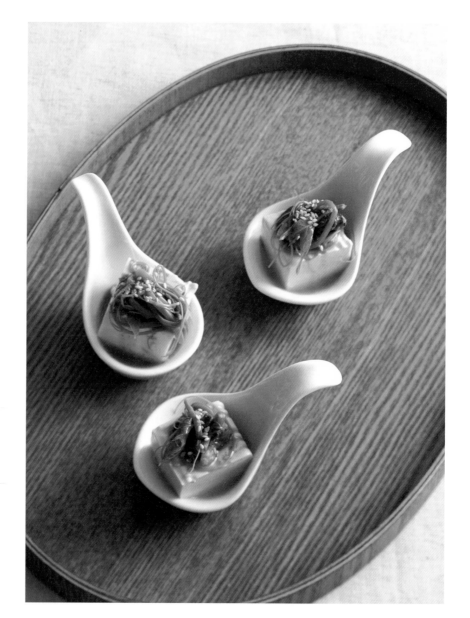

作法

1　龍鬚菜洗淨，切小段，放入滾水中氽燙後，撈起，擠乾水分。

2　豆腐切適量大小，用冷開水沖淨，放入盤中。

3　在豆腐上擺上龍鬚菜，淋上適量的茶油味噌胡麻醬，即可食用。

本道料理示範用油

紅花大菓

茶油薑絲木耳

清脆、微嗆的口感讓人停不下筷子來

作法

1 將乾黑木耳浸泡冷水約1小時至發脹,取出,去除蒂頭,再瀝乾水分,用冷開水沖淨,撕成小片,放入容器中。

2 放入薑絲、茶油芥末和風醬拌勻,即可食用。

材料

乾黑木耳30g
薑絲適量

調味料

茶油芥末和風醬適量
(詳見本書第111頁)

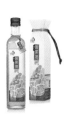

本道料理示範用油

金花小菓

茶油Q香杏鮑菇

每一口都是Q滑的菇肉及多汁的香氣

材料
杏鮑菇1支
苦茶油適量

調味料
義式香草調味料、胡
椒鹽適量

茶油
料理達人
Tips

杏鮑菇含蛋白質、低脂
肪及人體必需的各種胺
基酸及豐富的多醣體，
質地細緻脆嫩，口感似
鮑魚，滋味鮮美，但杏
鮑菇遇熱會縮小，因此
要選用又肥又大朵的杏
鮑菇來切片香煎，口感
較佳。

作法

1 用濕紙巾拭去杏鮑菇表面的雜質，再橫剖成片狀，表面
劃斜紋，備用。

2 取一個平底鍋加熱，倒入苦茶油加熱，放入杏鮑菇片，
以中火乾煎至呈金黃色。

3 起鍋後，灑上義式香草調味料、胡椒鹽調味，即可食
用。

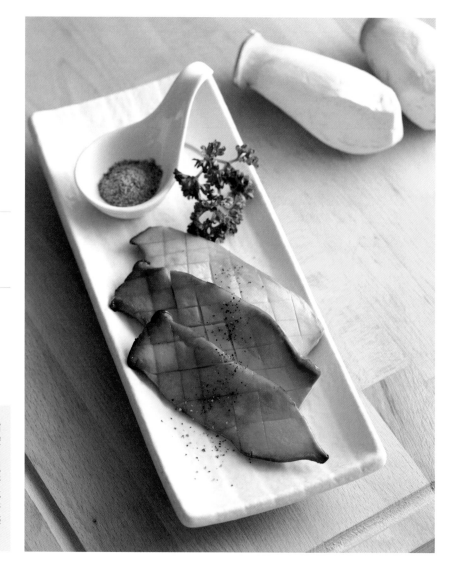

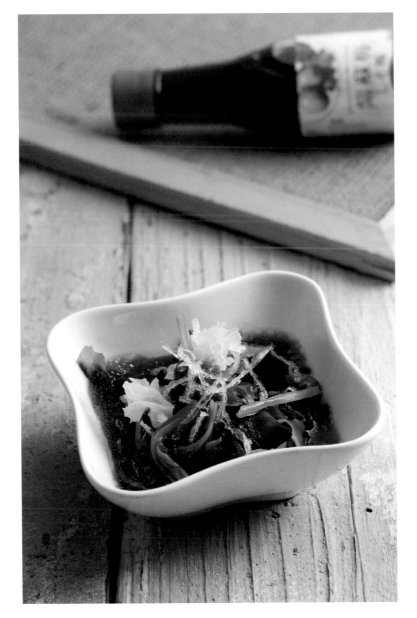

本道料理示範用油

紅花大菓

茶油拌海藻

搭配方便醬，簡單開胃菜立即上桌

材料
乾燥三色海藻20g

調味料
茶油紫蘇梅油醋醬適量
（詳見本書第109頁）

作法

1　三色海藻浸泡冷水約1小時至發脹，取出瀝乾水分，用冷開水沖淨，放入容器中。

2　倒入茶油紫蘇梅油醋醬拌勻，即可食用。

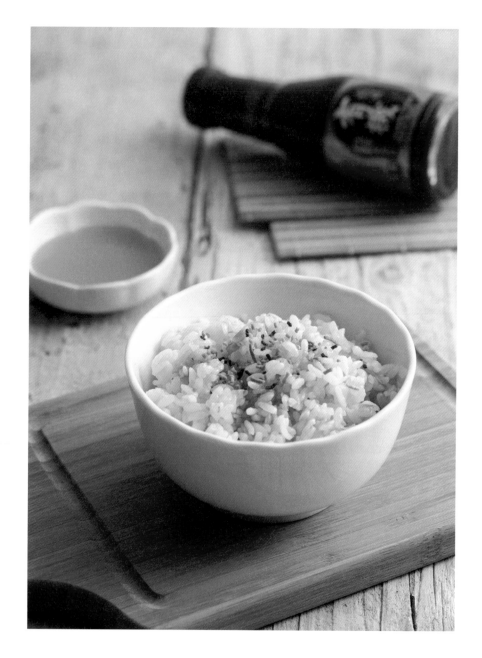

本道料理示範用油

茶葉綠菓

烏龍茶籽油醬拌飯

最簡單的美味帶來最大的滿足

材料
熱白飯1碗
日式香鬆適量
苦茶油適量

調味料
紅麴醬油膏適量

作法

1　取一碗剛起鍋、熱騰騰的白飯，先淋入苦茶油（先淋苦茶油吸附熱氣，產生油香氣）。

2　再倒入紅麴醬油膏（口感較入味），攪拌均勻，撒上日式香鬆，即可食用。

作法

1 將麵線放入熱水中煮至熟,撈起,瀝乾水分,放入容器中。

2 先倒入苦茶油（先淋苦茶油吸附熱氣,產生油香氣）,再淋入紅麴醬油膏（口感較入味）拌勻,即可食用。

本道料理示範用油

茶葉綠菓

綠菓茶油麵線

對老阿嬤的眷戀通通都在這一碗

材料

麵線1把
苦茶油1大匙

調味料

紅麴醬油膏適量

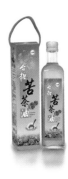

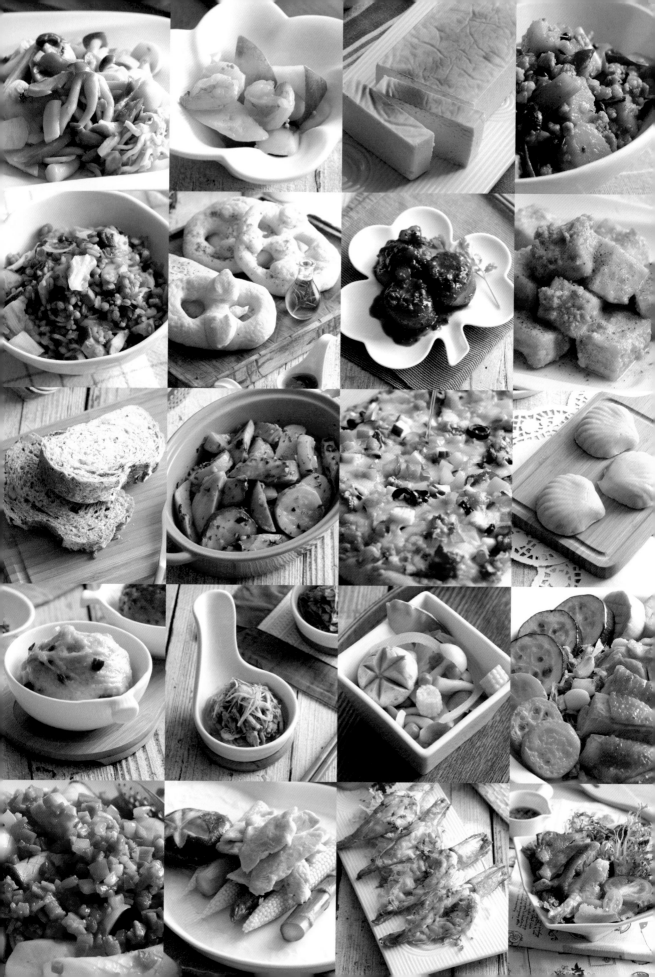

【涼拌爽口小菜料理】
茶油乳酪塔香番茄
金莎芙蓉豆腐
彩椒火腿杏鮑菇
茶油薑味鮮菌菇
胡麻醬雞絲山藥
宮保肉碎香拌南瓜
四川經典口水雞
芥末和風彩椒海鮮
干貝香炒魩仔魚
茶油彩蔬海大蝦

【窈窕養生輕食料理】
茶油綜合薯球
茶油芝麻醬佐蔬果
ω-3.6.9 補腦益智香鬆佐麵包
茶油百菇和風蒸
普羅旺斯田園燜菜
茶油鮮蝦酪梨潛水堡
茶油海陸暖沙拉醬
月亮雙鮮蝦餅
蘆筍雞柳佐香蒜白醬
茶油彩椒松子貝殼麵

【茶油經典風味料理】
茶油經典燒酒雞
酥香脆雞腿排佐莎莎醬
茶油薑桂圓蛋
花椒廣肚四神湯
茶油松阪雙腰
茶油味噌松阪肉
客家酸柑酒糟豬腳
經典風味客家小炒
塔香三杯中卷
茶薑油高纖菜飯
茶油蔬果薏仁雜糧飯

【茶香獨特點心＆甜點料理】
茶油松子綠豆糕
韓式茶香鮮蔬煎餅
茶油綠豆芋頭花捲
茶油雙味地瓜饅頭
茶油麥香吐司
茶油綜合堅果麵包
鄉村拖鞋麵包
瑪格麗特香烤米披薩
蜜香美人冠軍麵包
茶油香蒜輕乳酪蛋糕
雜糧戚風健康蛋糕
茶油香脆百香優格
客家手作擂茶冰淇淋

進階版
苦茶油風味餐

小菜／輕食／經典／點心＆甜點

本食譜適用各種品牌苦茶油，
但風味會有所不同

友情贊助

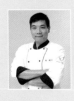

麵包冠軍達人
黃登科老師
黃金傳說窯烤
麵包創辦人

茶油西餐料理達人
王元誠老師
薰衣草森林集團—
心之芳庭營運部主廚

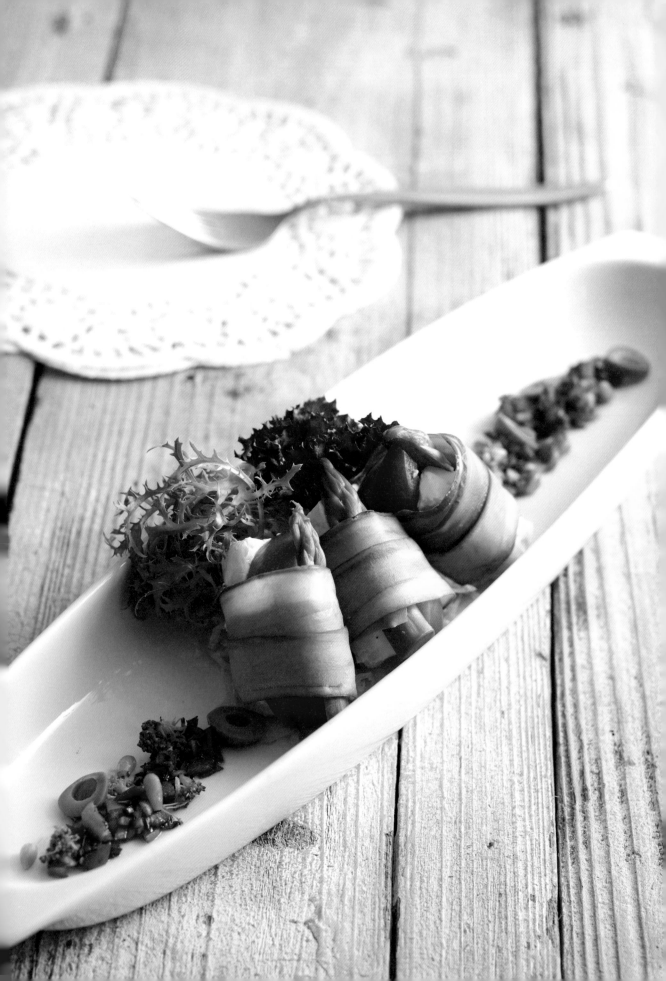

進階版 涼拌爽口小菜

茶油乳酪塔香番茄

輕爽的蔬香，彷若清風吹過大地

本道料理示範用油

金花小菓

Tips

特別分享——
茶油西餐達人料理
王元誠

○此道料理可搭配烤過的紅甜椒、黃甜椒（去皮、切丁）與茶油松子堅果醬（詳見本書第112頁）、橄欖片，做出不同的創意料理。

○若是要宴客，可以使用綠捲鬚生菜、紅包心生菜做盤飾，提升食物的視覺美感。建議搭配白酒品嚐，能增添蔬菜的鮮甜度。

○食用時可先原味品嘗，再搭配莎莎醬食用，可以開啟食用者的味蕾，讓食欲大增喔！還有若是家裡沒有帕撒米果醋，則可用果醋替代。

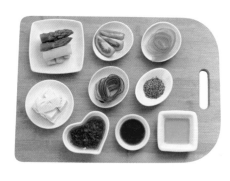

材料

番茄1/2顆、紅蘿蔔1根、小黃瓜1根、大綠蘆筍2根、乳酪20g、苦茶油1茶匙

調味料

帕撒米果醋1茶匙、茶香美式莎莎醬1大匙（詳見本書第114頁）、法式香草風味調味料1茶匙

作法

1　將蔬菜全部洗淨；番茄切塊；紅蘿蔔洗淨，用刨刀刮取直長條薄片。

2　小黃瓜洗淨，用刨刀刮取直長條薄片；大綠蘆筍放入滾水中燙熟，取出，浸泡冷開水。

3　先取一片小黃瓜薄片攤平，放入紅蘿蔔薄片、番茄、乳酪及大綠蘆筍，用手捲成壽司狀，依序全部製作完成，擺入盤中。

4　搭配帕撒米果醋、茶香美式莎莎醬，再撒上法式香草風味調味料，再淋上苦茶油，即可食用。

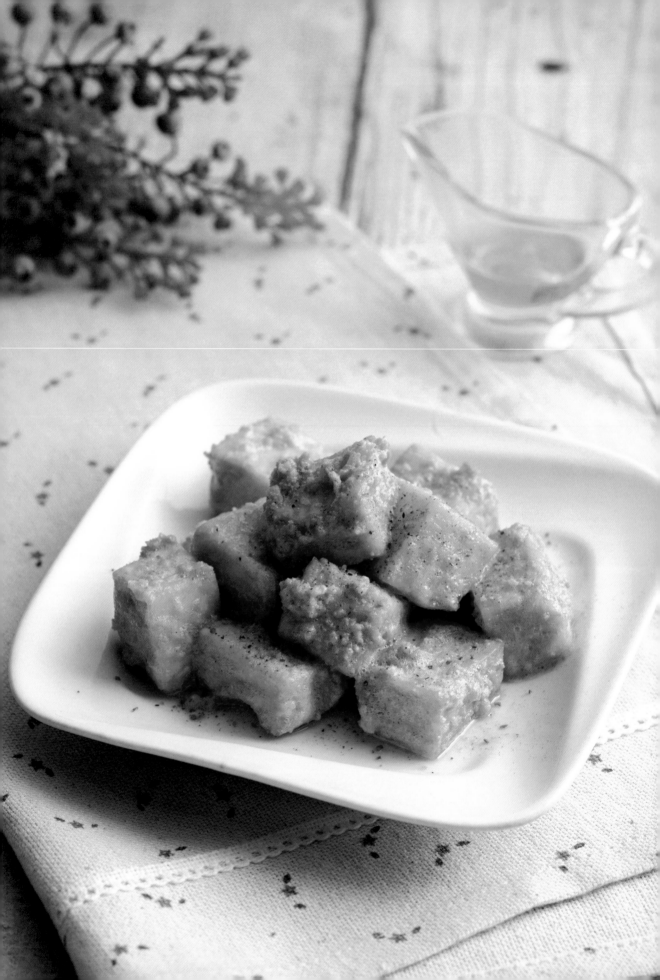

本道料理示範用油

金花小菓

外酥內嫩，百吃不厭，快樂享受下廚趣

金莎芙蓉豆腐

茶油達人料理

Tips

。炸豆腐是很多人都喜歡吃的料理，加點蛋液沾裹，搭配苦茶油的清香茶味，會使得豆腐的味道更香、更金黃好吃，而炸過的苦茶油可以直接應用於煎魚、炒肉等料理，一點都不會浪費喔！

。炒鹹蛋黃時，不宜用大火，以免食材香氣炒過久，而失去原有的香氣。

。每家的鹹蛋黃鹹度都不一樣，若是使用的鹹蛋黃比較不鹹，可適量加點鹽調味或是完成後，撒上一些椒鹽粉，風味更佳！

。若使用蛋豆腐，口感也很棒喔。鹹蛋金沙除了搭配豆腐外，也可以搭配皮蛋、竹筍、茭白筍、鮮蝦、豆類、菇類、花枝、軟絲等食材，超級百搭！

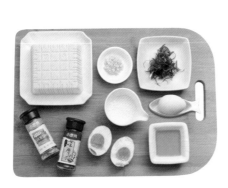

材料

芙蓉豆腐1盒、鹹蛋黃2顆、雞蛋1顆、蒜末適量、蔥絲適量、玉米粉少許、苦茶油150cc

調味料

香蒜黑胡椒粉1/2小匙、七味唐辛子（即七味粉）適量

作法

1 芙蓉豆腐切成丁狀；將鹹蛋黃以湯匙壓碎成泥狀；雞蛋打勻備用。

2 將芙蓉豆腐丁沾上蛋液，再沾上玉米粉，備用。

3 取一炒鍋，倒入苦茶油加熱，放入芙蓉豆腐丁，以半煎炸方式煎至金黃色且有香氣後取出，備用。

4 將炸過的油倒出，鍋內留約1茶匙油，放入鹹蛋黃泥炒香至糊化起泡泡狀。

5 放入蒜末炒香，再加入芙蓉豆腐丁輕輕拌炒均勻後，起鍋，盛入盤中，撒上香蒜黑胡椒粉、七味唐辛子、蔥絲，即可食用。

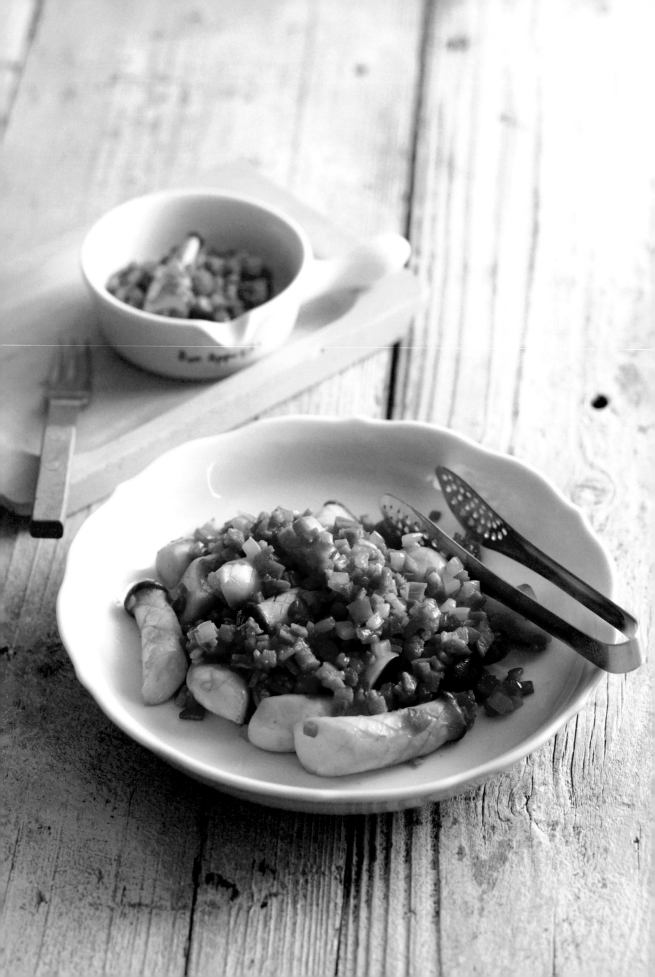

本道料理示範用油
紅花大菓
茶葉綠菓

多元食材交織出重重讓人流連的美味

彩椒火腿杏鮑菇

茶油達人料理

Tips

• 菇類食材與苦茶油是最速配的美味。煸炒培根釋放出來的油脂與苦茶油結合，再與杏鮑菇所釋放的多醣體融合，吸附了滿滿的香氣及菇汁，超級美味。

• 素食者可改用素火腿，或以汆燙好的豆類食材替代，如碗豆、毛豆等。不僅增添繽紛色彩，且營養多多，全家人都能吃出健康，享受美味。

• 料理任何菇類食材時，建議不要用大量水清洗，最好是用濕紙巾擦拭乾淨，或快速沖洗後再用紙巾完全擦乾水分，以免菇類變得濕軟，反而失去風味。

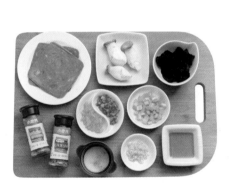

材料

小號杏鮑菇10根、火腿1片、培根1片、新鮮黑木耳2朵、紅甜椒丁10g、黃甜椒丁10g、西洋芹1大段、蒜末1大匙、苦茶油1大匙

調味料

法式香草風味調味料1茶匙、香蒜黑胡椒粉1/2茶匙、海鹽適量

作法

1　杏鮑菇快速用水沖洗，再用紙巾擦拭乾淨，表面劃交叉斜紋，備用；新鮮黑木耳洗淨，切丁；西洋芹洗淨，撕除老筋，切丁；培根、火腿切丁，備用。

2　取一炒鍋，倒入苦茶油加熱，放入蒜末炒香，放入火腿丁、培根丁拌炒至出油、有香氣釋出。

3　先加入杏鮑菇拌炒後，依續加入黑木耳丁、紅甜椒丁、黃甜椒丁及西洋芹丁炒至熟成，再加入全部調味料拌勻，即可食用。

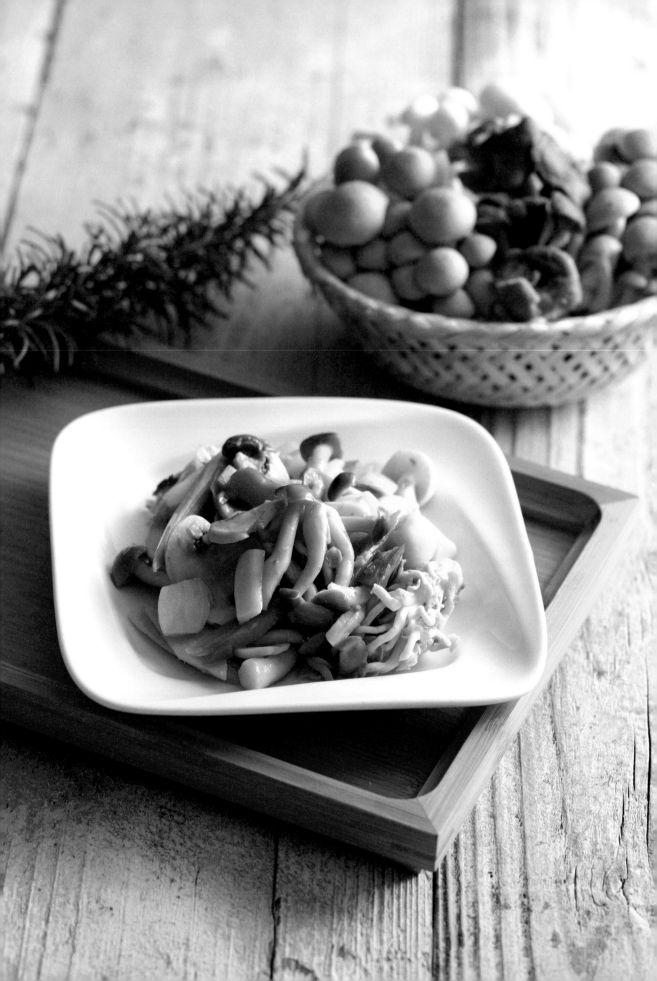

進階版
涼拌
爽口小菜

本道料理示範用油
金花小菓

配碗白飯就可以攜手入天堂的美味

茶油薑味鮮菌菇

茶油達人料理
Tips

○茶油元氣薑油是最方便的調理醬，可搭配任何汆燙的食材或是湯品調味，是主婦料理的好幫手，尤其是寒冷的季節，簡便的一匙即可呈現完美的好滋味。此道料理添加茶油薑油也是為了提升菇類的鮮味及去除菇類的腥味，並增加口感。

○菇類有股腥味，可利用苦茶油輔助料理，提升鮮味；而枸杞是明目的好食材，有甜甜的味道，但是不宜煮太久，以免失去原有的風味。

○此道料理滑溜溜的口感，吃起來爽口又彈牙，加上薑味香濃而溫和，是道老少咸宜的美食佳餚。

材料

鴻禧菇30g、蘑菇40g、鮑魚菇30g、梅花肉片40g、老薑片3片、蒜片3大瓣、枸杞1小匙、青蒜苗1支、苦茶油3大匙

調味料

米酒1/2茶匙、茶油元氣薑油2大匙（詳見本書第103頁）、醬油膏1茶匙、糖1/4茶匙

作法

1　鴻禧菇、蘑菇、鮑魚菇用清水快速沖洗，用紙巾擦乾水分，切小塊；梅花肉片放入滾水中汆燙（轉大火，約30秒熟成）；枸杞泡水至軟。

2　取一炒鍋，倒入苦茶油加熱，放入老薑片、蒜片，以小火爆香2分鐘，加入梅花肉片拌炒。

3　加入鴻禧菇、蘑菇、鮑魚菇拌炒，再倒入米酒煮約30秒。

4　加入茶油元氣薑油、醬油膏、糖，以中小火煮至水分收乾，再放入青蒜苗、枸杞拌炒，即可食用。

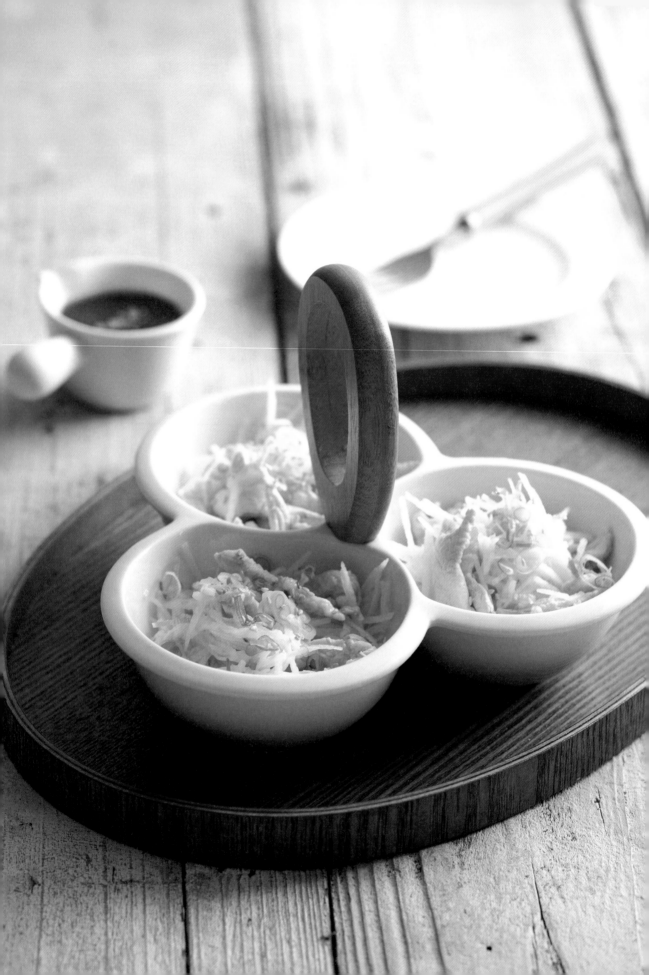

進階版
涼拌
爽口小菜

本道料理示範用油

金花小菜

顛覆傳統吃法的新雞肉料理

胡麻醬雞絲山藥

茶油達人料理 Tips

。市售味噌胡麻醬是很受歡迎的日式調味料之一，多半是進口貨，而自己做茶油味噌胡麻醬則是使用本土鮮榨的苦茶油製成，食用起來更多了一分健康安心。

。有些人接觸山藥黏液會出現皮膚發紅過敏的問題，因此建議在削皮時，可以在水龍頭底下一邊沖水、一邊削皮，既可沖掉部分黏液，也可避免氧化發黑。

。整條山藥一次用不完，只切一部分使用時，為了要避免切口腐爛，可以塗抹一層太白粉或麵粉後，用紙巾包裹，再用一層保鮮膜密封，移入冰箱冷藏保存約可置放15～20天。

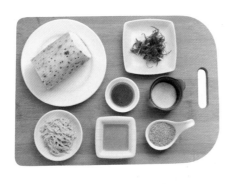

材料
日本山藥100g、土雞肉絲60g、青蔥絲適量、白芝麻粒適量、苦茶油1茶匙

調味料
茶油味噌胡麻醬2大匙（詳見本書第110頁）、海鹽適量

作法

1　日本山藥去皮，切細條狀，放入熱水汆燙20秒，撈起，浸泡冰水（預防變色）。

2　土雞肉絲放入滾水中汆燙，撈起，放入容器中，加入海鹽、苦茶油拌勻。

3　取一個乾淨的盤子，底層先放入山藥，再擺上土雞肉絲、青蔥絲。

4　淋入茶油味噌胡麻醬、白芝麻粒，即可食用。

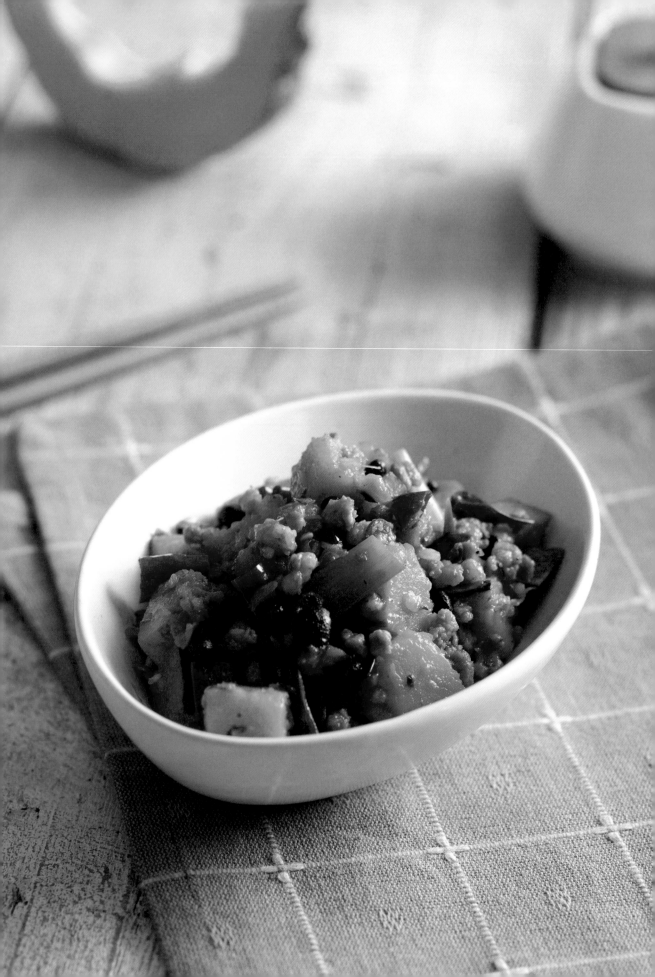

本道料理示範用油

紅花大菓

老食材新滋味，引爆料理新意

宮保肉碎香拌南瓜

茶油達人料理

Tips

。宮保料理香辣、爽口又下飯，更是好吃的下酒菜，此道選用南瓜鮮甜、扁魚與豬絞肉噴香、有嚼勁，偶爾來一道刺激味覺，令人食欲大開，適合與家人或好友一同分享，友情與親情更加增溫哦！

。濕豆豉使用前要加冰糖融合，才可以減少濕豆豉的死鹹味，引出自然的甘香味，適用於燒、煮、炒或蒸魚等料理。

。此道料理務必要掌握好食材恰到好處的熟度，才能完美呈現宮保料理的口感層次與麻、辣、鹹、甜、香的滋味。

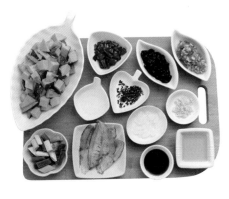

材料
南瓜100g、豬絞肉30g、扁魚20g、濕豆豉1大匙、花椒粒1大匙、乾辣椒3根、蒜末1大匙、蔥段2支、苦茶油1大匙

調味料
冰糖1/2茶匙、米酒1/2茶匙、醬油1大匙

作法

1　南瓜洗淨，去籽及皮，切成小丁，放入電鍋蒸熟（外鍋1/2杯水）；乾辣椒，剪小段，去籽。

2　扁魚洗淨，切小丁，蒸熟；濕豆豉加入少許冰糖，蒸熟，備用。

3　取一個炒鍋，倒入苦茶油加熱，放入花椒粒爆香，撈起，續入乾辣椒、蒜末、蔥段拌炒至乾辣椒膨脹，加入豬絞肉炒熟。

4　倒入少許的米酒略炒，再放入醬油拌炒，加入南瓜、扁魚、濕豆豉拌炒均勻，即可食用。

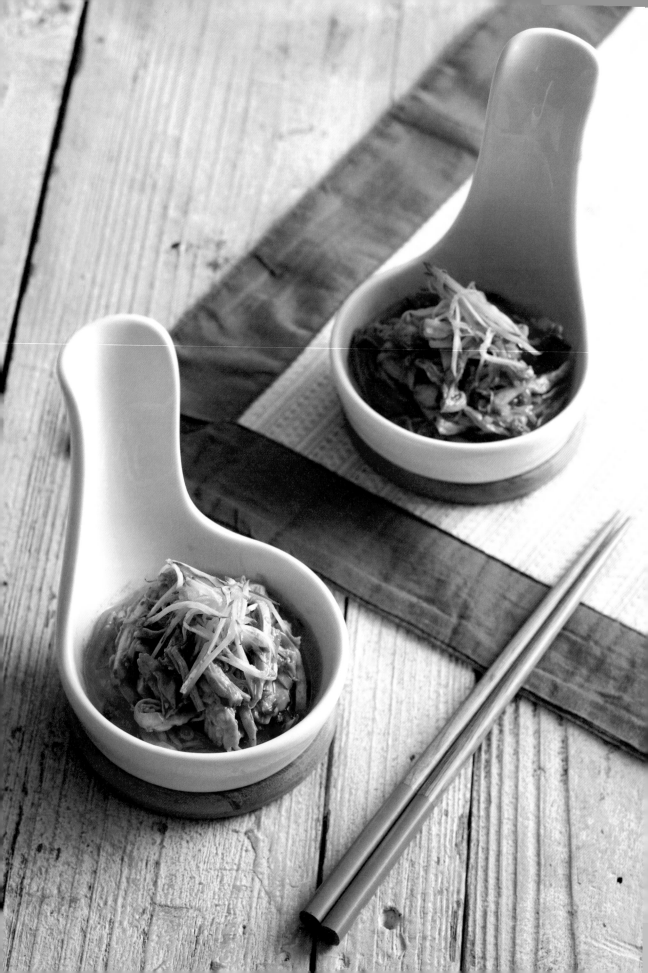

本道料理示範用油

茶葉綠菓

你也能料理出四川大廚的拿手菜！

四川經典口水雞

特別分享——
茶油西餐達人料理
王元誠

Tips

・將雞肉以熱水燜熟後，要立即泡入冰水中，可提升雞肉的鮮嫩度。

・食材擺盤好之後，要等到食用前，才能淋入調味料，最後撒上堅果及手工研磨花椒粉，這樣才能顯現食材完美的口感，讓食用者的味蕾更加滿足。

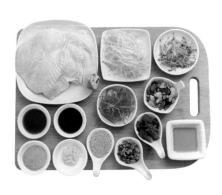

材料
土雞腿1隻、美生菜絲30g、小黃瓜絲20g、蒜末1大匙、堅果末1大匙、熟白芝麻1茶匙、香菜末適量、青蔥末適量、紅辣椒絲適量、苦茶油1茶匙

調味料
花椒麻辣茶油1茶匙（詳見本書第106頁）、花椒粉適量、糖1茶匙、醬油1茶匙、烏醋1茶匙

煮雞料
蔥1支、薑片2片、米酒1大匙、海鹽1茶匙

作法

1　土雞腿洗淨，放入滾水中，加入煮雞料，以大火煮沸10分鐘，蓋鍋，續燜約10分鐘至熟取出，浸泡冰水至涼後，去除雞皮及雞骨，剝成雞絲，備用。

2　將全部調味料、放入容器中攪拌均勻，備用。

3　取一個深盤，鋪上美生菜絲、小黃瓜絲、土雞腿肉絲，淋上作法2的調味料。

4　撒上蒜末、堅果末、熟白芝麻、香菜末、青蔥末、紅辣椒絲拌勻，再淋上苦茶油，即可食用。

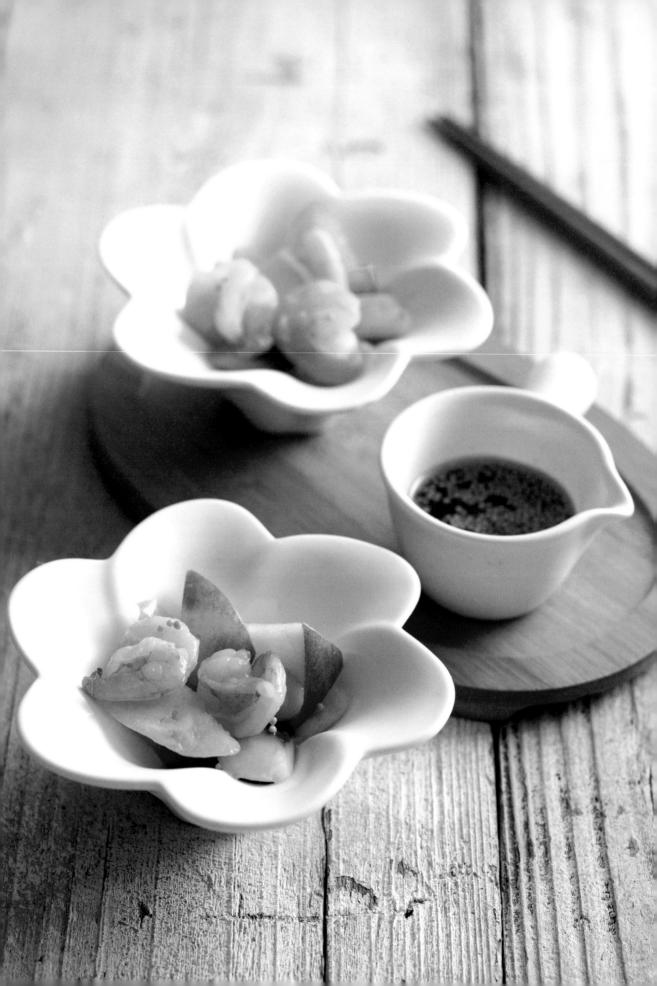

進階版
涼拌
爽口小菜

本道料理示範用油
金花小菓

續紛、甜香到停不住口的幸福

芥末和風彩椒海鮮

茶油達人料理

Tips

· 這是一道非常容易製作的輕食小菜，海鮮與時蔬簡單汆燙後，搭配自己喜歡的方便醬即可食用，這樣的作法也符合低熱量的健康飲食。

· 花枝是很容易煮熟的食材，因此放入熱水汆燙的時間不宜過久，顏色變白，就要立刻撈起並浸泡冰水。

· 海鮮食材一旦離水就容易腐壞，因此建議上市場購買時最好安排在最後階段採買，盡速回家處理。若要分餐食用則必須分裝保存冷藏，低溫退冰，以免影響食材的新鮮度。

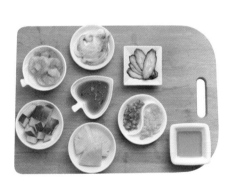

材料
花枝1/2條、蝦仁80g、小黃瓜1根、橘甜椒10g、黃甜椒10g、鳳梨50g、蘋果1顆、苦茶油1茶匙

調味料
茶油芥末和風醬1大匙（詳見本書第111頁）

作法

1　花枝洗淨，切小塊；蝦仁洗淨，分別放入滾水中汆燙至熟，撈起，浸泡冰開水，備用。

2　全部食材洗淨，小黃瓜切小塊；橘、黃甜椒切丁；鳳梨，去皮，切小塊；蘋果洗淨，不去皮，切小塊。

3　將全部的材料放入容器中，淋入茶油芥末和風醬及苦茶油拌勻，即可盛入盤中食用。

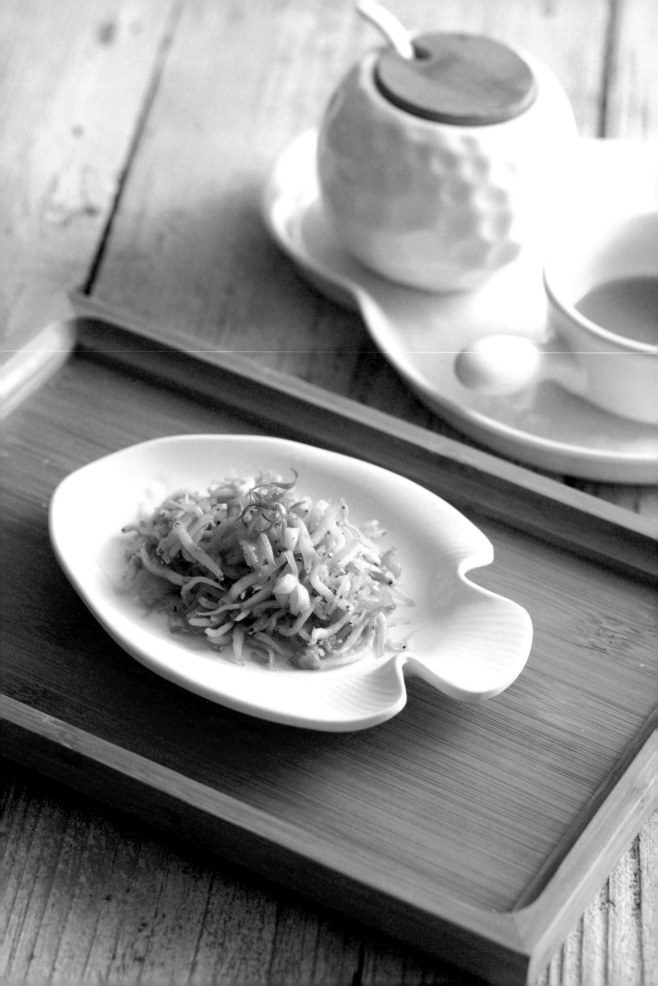

本道料理示範用油

紅花大菓

伴隨海潮一起上桌的鮮味

干貝香炒鮗仔魚

茶油達人料理

Tips

。清蒸干貝的湯汁不要倒掉，其原湯用途很多，可以煮絲瓜、炒芥菜、蒸蛋、拌麵線等，增加鮮美風味。

。鮗仔魚「去除腥味」的好方法是，洗淨後，放入加有少許米酒及薑片的熱水中，快速汆燙撈起，待涼，經過這樣的處理就不會有腥味了。

。干貝清蒸的數量較多，可以把一次用剩餘的材料，剝成絲，放在烤箱中烘烤，再放入冰箱冷藏保存，而烤過的干貝可用於煮麵、拌沙拉、搭配豆腐料理或炒飯等搭配食材。

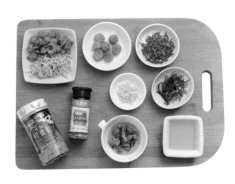

材料
乾干貝7顆、蝦米1大匙、鮗仔魚100g、蒜末1大匙、紅辣椒末1大匙、青蔥絲適量、苦茶油1大匙

調味料
紅蔥酥茶香油1大匙（詳見本書第105頁）、香蒜黑胡椒粉1茶匙、日式香鬆1茶匙

作法

1　乾干貝放入小碗中，泡水約20分鐘，待軟化後，瀝乾水分，加入少許米酒，蒸熱，取出，剝絲，備用。

2　蝦米放入小碗中，泡水約20分鐘，使其軟化；鮗仔魚洗淨，瀝乾水分，備用。

3　取一炒鍋，倒入苦茶油、紅蔥酥茶香油加熱，放入蒜末炒香，續入干貝、蝦米炒香，撈起，再用剩下的油拌炒鮗仔魚。

4　最後，將作法3的材料混合，加入紅辣椒末、青蔥絲拌炒均勻，放入香蒜黑胡椒椒粉、日式香鬆，即可盛入盤中食用。

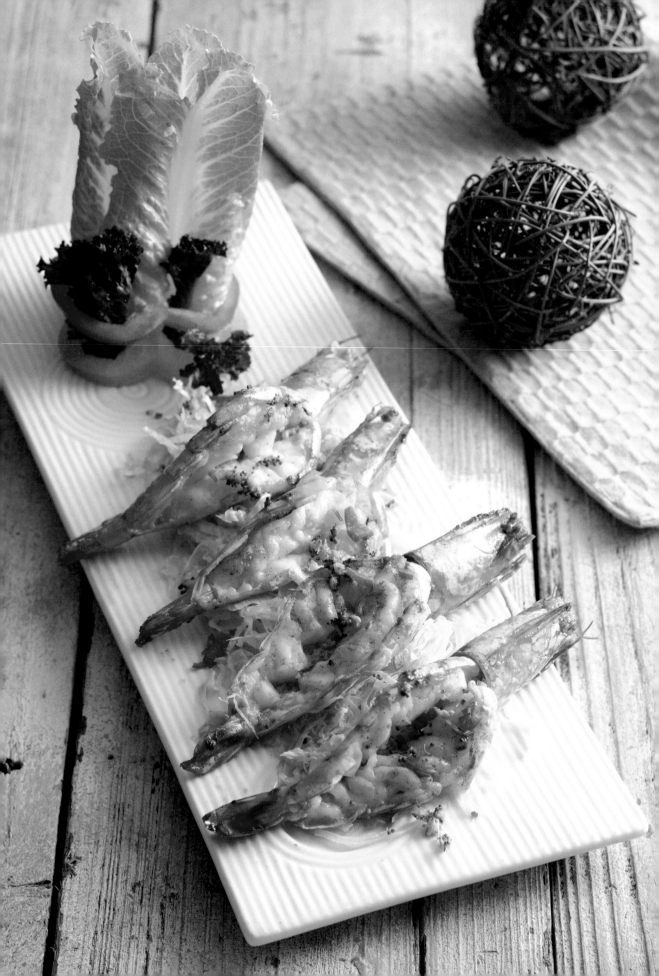

進階版
涼拌
爽口小菜

本道料理示範用油

金花小菓

優游上桌的海味，讓人欲罷不能

茶油彩蔬海大蝦

特別分享──
茶油西餐達人料理
王元誠

Tips

。海大蝦剖背，斷筋後，加入調味料A醃製，放入油鍋煎時，蝦子才不會捲起。

。建議食用時，可先品嘗原味後，再將大蝦包入蘿蔓中，淋上調味料B食用，會有不同的風味，也可以享受到蘿蔓的鮮脆及茶油松子蹦出的美妙關係喔！

。使用特選客家手採金花小菓100%苦茶油，可生飲也可搭配其他食材使用，集結健康與美味於一身。

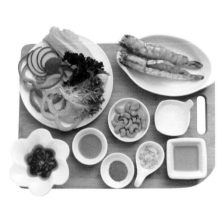

材料

海大蝦4隻、腰果1大匙、杏仁片1大匙、綠捲鬚菜少許、紫捲鬚菜少許、蘿蔓葉50g、西洋芹適量、紅甜椒圈適量、黃甜椒圈適量、蘋果適量、苦茶油適量

調味料

A. 米酒少許、海鹽1小匙、白胡椒粉1/2小匙、香油1/2小匙

B. 茶油松子堅果醬（詳見本書第112頁）、海鹽各適量

作法

1　海大蝦剖背，斷筋後，放入調味料A拌勻，備用。

2　蘿蔓洗淨，浸泡冰水；西洋芹洗淨，切丁，備用。

3　蘋果洗淨，不去皮，切成丁狀。

4　取一平底鍋，倒入苦茶油加熱，放入大蝦，以中火煎熟後，撈起，放盤中。

5　取一炒鍋，倒入苦茶油加熱，放入西洋芹炒熟，加海鹽調味，盛入容器中，加入蘋果丁、茶油松子堅果醬拌勻，即成「餡料」。

6　取紅甜椒圈、黃甜椒圈擺入盤中，擺上綠捲鬚菜、紫捲鬚菜、蘿蔓葉，再將大蝦在盤中排齊，上面放入餡料，淋上調味料B，即可食用。

餐桌上的茶油香：茶油絕配風味餐64變　Part 2　145

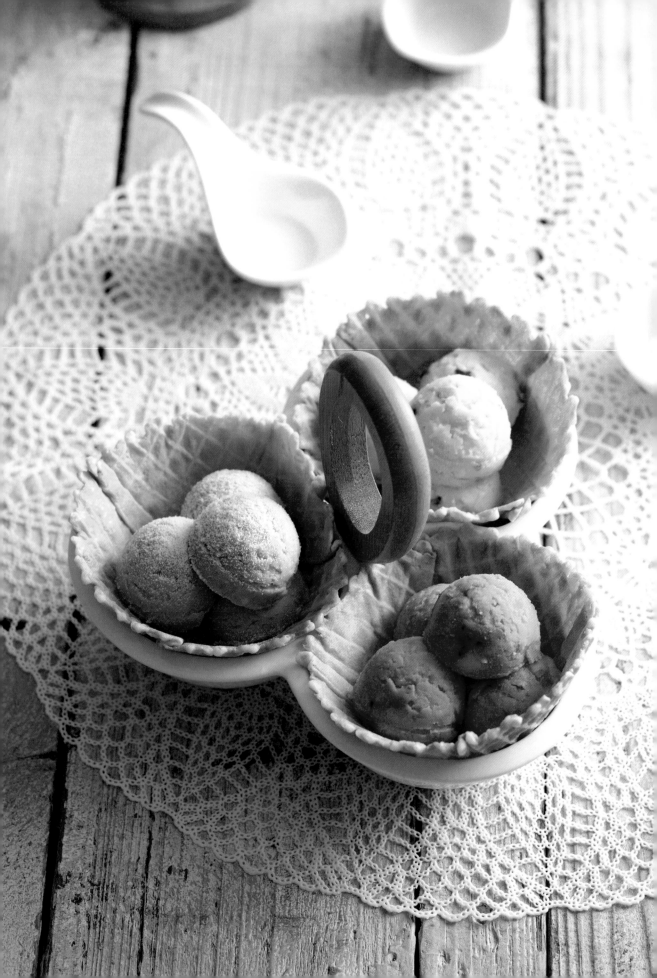

圓滾滾的彩丸子，人見人愛

茶油綜合薯球

茶油達人料理 Tips

- 馬鈴薯、芋頭蒸好之後，加入糖、鹽後，必須趁熱迅速攪拌，才較好搗泥，且容易入味，如果冷掉，搗泥會變得質地較硬，糖無法融化，口感會不均勻。

- 馬鈴薯、芋頭屬於澱粉質較高的食材，拌入美乃滋，可使薯泥更加滑口細緻。

- 若有剩下的薯泥，用少許苦茶油，油煎至兩面金黃，就變成好吃的黃金薯泥煎餅。

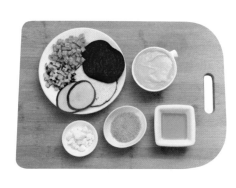

材料
馬鈴薯5顆、芋頭1/2顆、甜菜根1/4顆、紅蘿蔔丁30g、小黃瓜丁20g、苦茶油1大匙

調味料
砂糖1大匙、椰子粉1大匙、茶油萊姆美乃滋2大匙（詳見本書第113頁）、海鹽適量

作法

1. 馬鈴薯、芋頭去皮，切塊，分別裝在不同容器，與紅蘿蔔丁一起移入電鍋中（外鍋1杯水）蒸熟，取出。

2. 取1/2的馬鈴薯（趁熱）搗成泥，加入海鹽、紅蘿蔔丁拌勻，再放入茶油萊姆美乃滋1大匙、苦茶油、小黃瓜丁拌勻，即成「馬鈴薯餡」。

3. 芋頭搗泥後，加入砂糖、椰子粉、茶油萊姆美乃滋1大匙及苦茶油拌勻，即成「芋頭餡」。

4. 甜菜根洗淨，放入調理機打碎後，取出，加入另外1/2的馬鈴薯泥、海鹽、茶油萊姆美乃滋2大匙、苦茶油拌勻，即成「甜菜根餡」。

5. 取一隻挖球器，分別挖取三種餡料，分裝入盤中，即可食用。

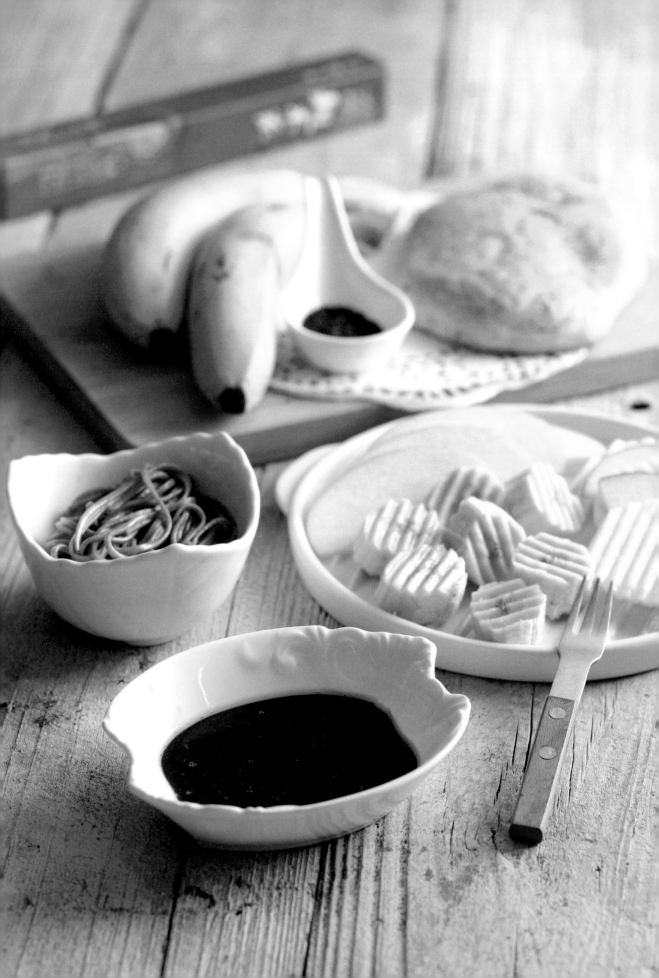

本道料理示範用油

紅花大菓

果香和香醇互融合，芝麻甜而不膩

茶油芝麻醬佐蔬果

茶油達人料理

Tips

○ 黑芝麻（被稱為「腦黃金」），採買後必需先洗淨（浮在水面上的芝麻不要用，因為是空心的），然後瀝乾水分，取平底鍋燒熱，倒入黑芝麻，以小火炒至黑芝麻在鍋中彈跳，則表示乾炒熟成（切記火侯不可太大，以免導致焦化，產生苦味，影響口感）！

○ 黑芝麻麵是取高級麵粉、食鹽及黑芝麻為原料，採用低溫烘焙技術製作而成，保留芝麻養分及香氣，搭配鮮榨芝麻抹醬風味絕佳。

○ 此道含有豐富的ω-3不飽和脂肪酸及芝麻素、鈣質，對健腦益智、頭髮烏黑亮麗，對筋骨的養護、促進兒童智力發育非常有幫助，性質溫和，適合體質虛寒者食用。

○ 香蕉含有果膠成分，能充分潤滑腸道，預防便秘，搭配芝麻醬食用，可預防改善腳抽筋及強化鈣質的吸收。

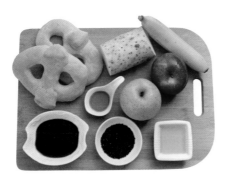

材料

熟黑芝麻100g、香蕉2根、紅蘋果1/2顆、青蘋果1/2顆、山藥50g、煮熟黑芝麻麵條1/2碗、麵包1條、苦茶油100cc

調味料

蜂蜜20g

作法

1　香蕉洗淨，取果肉，切塊狀；紅蘋果、青蘋果洗淨，不去皮，切片狀；山藥洗淨，去皮，切片狀。

2　熟黑芝麻放入研磨機磨成細粉，倒入容器中，加入苦茶油拌勻，再放入蜂蜜調味，即成「鮮榨芝麻抹醬」。

3　將全部的水果、山藥、麵包及煮熟黑芝麻麵擺入容器中，搭配鮮榨芝麻抹醬，即可享用輕食簡餐。

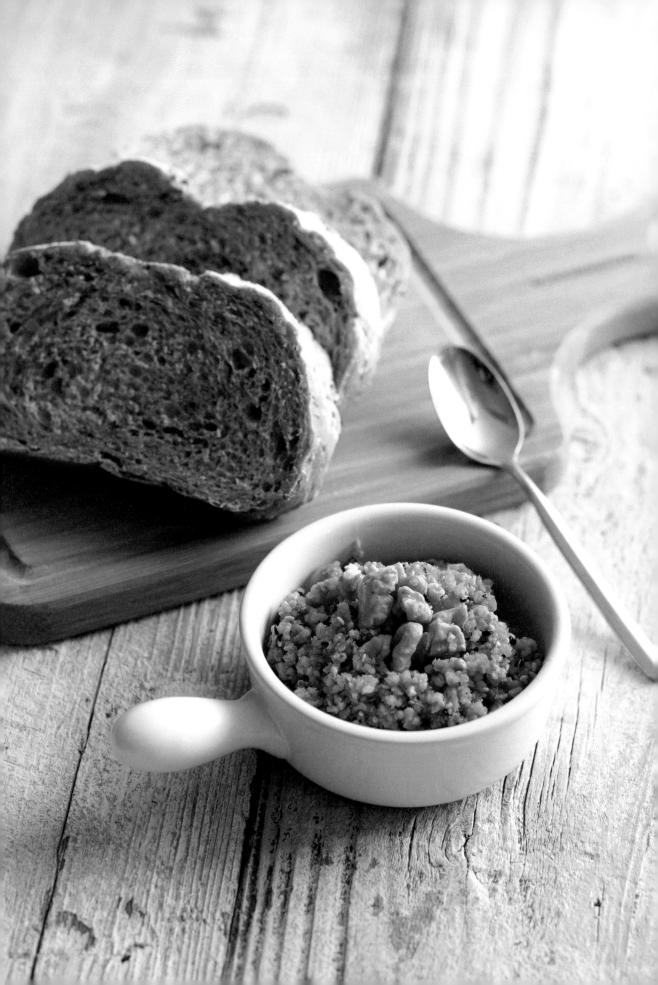

本道料理示範用油

提供細胞好能量，百病不侵擾

ω-3.6.9 補腦益智香鬆佐麵包

茶油達人料理

Tips

。大豆卵磷脂、啤酒酵母粉及小麥胚芽合稱為「三寶粉」，是生機飲食中常用的營養素。大豆卵磷脂可增進人體細胞對於營養物質的吸收、維持血管壁彈性、預防動脈血管硬化；啤酒酵母富含維生素B群，多種酵素與胺基酸，能減輕疲勞感，是支持肝臟最重要維生素；小麥胚芽含有天然維生素E、B1，能保護人體細胞不受氧化損害、保護大腦功能及促進生長發育。

。ω-3對我們的大腦非常重要(人體無法自行製造ω-3，必須透過食物輔助攝取)，若攝取不足會影響兒童腦部發育、情緒穩定，甚至形成過敏、發炎體質，而ω-6能降低血清LDL膽固醇、抵抗病毒細菌；ω-9是心血管的清道夫，亞麻仁油及苦茶油就是最好的代表性油脂(具備ω-3.6.9成分)。

。製作補腦益智香鬆、精力湯、麵包等料理時，不妨將亞麻仁油及苦茶油加在三寶粉裡，或添加黑芝麻(增加鈣質、B群及蛋白質的營養及食用口感)，可以提供細胞很好的能量喔！

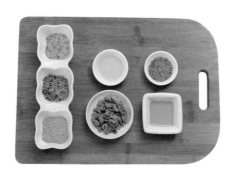

材料

大豆卵磷脂15g、啤酒酵母15g、小麥胚芽粉15g、全麥雜糧麵包1條、核桃堅果30g、苦茶油25cc、亞麻仁油25cc

作法

1　將大豆卵磷脂、啤酒酵母、小麥胚芽粉放入容器中混合均勻。

2　再加入苦茶油、亞麻仁油攪拌拌勻，即成「補腦益智香鬆醬」。

3　將全麥雜糧麵包切成片狀，搭配「補腦益智香鬆醬」，即可食用。

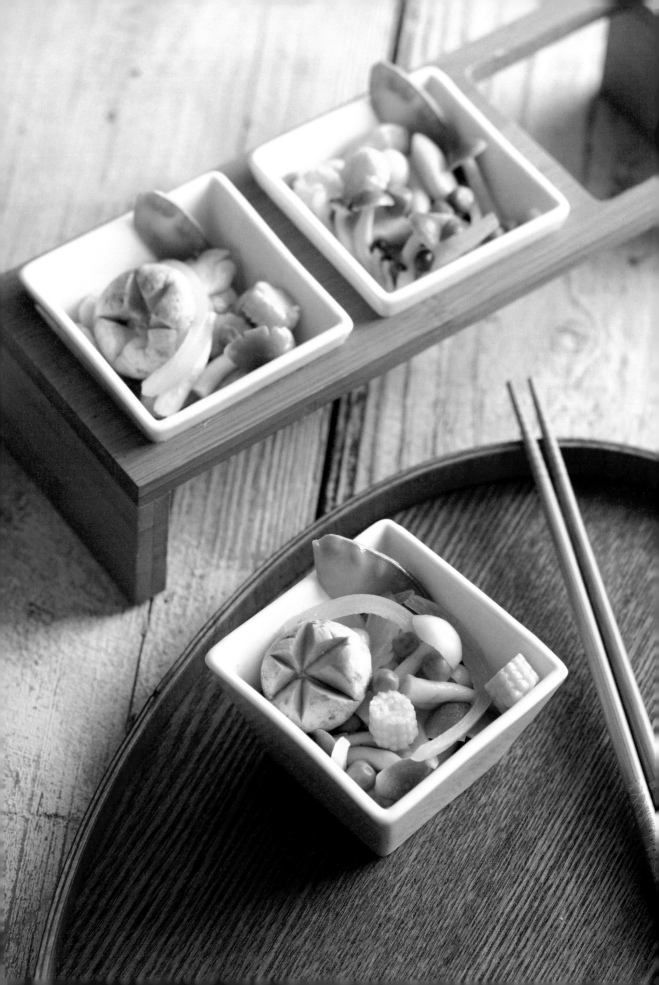

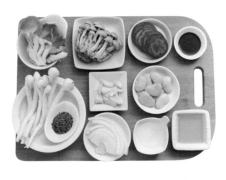

進階版
窈窕
養生輕食

本道料理示範用油
金花小菓
紅花大菓

低熱量、零脂肪，窈窕輕食好料理

茶油百菇和風蒸

茶油達人料理
Tips

菇類含有豐富的胺基酸、維生素B、D，及90％的水分，可幫助恢復疲勞及協助鈣質吸收；脂肪含量等於0，容易有飽足感，可以降低熱量攝取；且其細胞壁中含有β葡聚醣的多醣體，能有效提升人體免疫力。

清蒸菇類，蒸出來的湯汁會散發獨特的清香，讓整道料理更加清甜；蒸熟後，再淋上幾滴苦茶油，會更添清香好滋味！

材料
美白菇30g、鴻禧菇30g、秀珍菇20g、洋蔥20g、大蠶豆10粒、牛番茄1/2顆、蒜片6片、苦茶油1大匙

調味料
昆布淡醬油1大匙、米酒少許、海鹽少許、黑胡椒粒少許

作法

1　美白菇、鴻禧菇、秀珍菇分別切除蒂頭，剝散；洋蔥去外膜，切片。

2　大蠶豆洗淨，剝除外膜；牛番茄洗淨，切片。

3　將全部食材放入鋁箔紙中，加入全部調味料拌勻，包好，放入蒸鍋中，以大火蒸約15分鐘，即可食用。

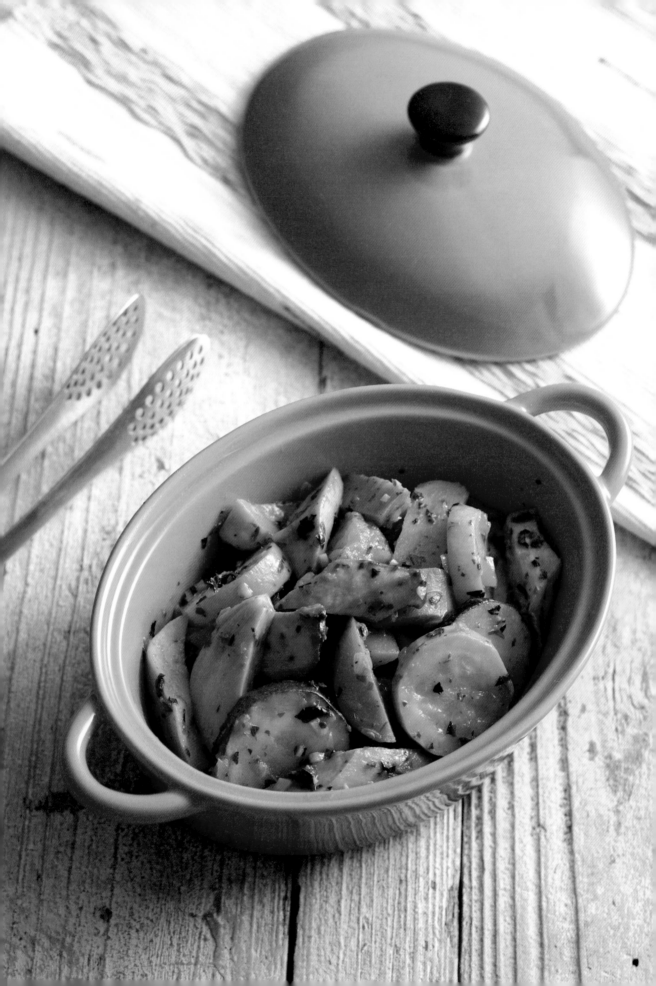

本道料理示範用油

紅花大菓
茶葉綠菓

將普羅旺斯香草園搬進餐盤裡

普羅旺斯田園燜菜

特別分享——
茶油西餐達人料理
王元誠

Tips

製作燜菜的食材選擇很多，例如瓜果類、花果類、菇類等都適宜。西方料理對燜菜非常講究，必須用好的油，按照食材的熟成度先後下鍋烹煮，將蒜香與香草的味道融入蔬菜食材，煮出鮮、香、美的味道出來。

製作此道料理時，可以先將比較難熟成的材料，如馬鈴薯、紅蘿蔔汆燙過，先下鍋，起鍋前再加入易熟食材續燜，可提升菜餚的鮮味、口感及色澤度。

在製作過程中最享受的是完成後盛入容器中，有如一幅絢爛的圖畫美麗繽紛，且清香淡雅的風味會讓人念念不忘。

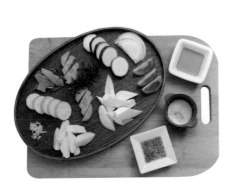

材料

馬鈴薯1/2顆、紅蘿蔔1/4根、黃櫛瓜1/2條、綠櫛瓜1/2條、番茄1/2顆、洋蔥1/5顆、新鮮杏鮑菇1支、新鮮迷迭香1根、乾燥月桂葉3g、蒜末1大匙、苦茶油1大匙

調味料

海鹽少許、義式香草茶油1大匙（詳見本書第107頁）

作法

1　全部蔬菜洗淨。馬鈴薯、紅蘿蔔去皮，切塊；番茄、洋蔥、黃櫛瓜、綠櫛瓜切塊；杏鮑菇切塊。

2　取一炒鍋，放入苦茶油加熱，放入蒜末、洋蔥炒香。

3　加入馬鈴薯、紅蘿蔔、月桂葉，以中火、加蓋燜煮至五分熟。

4　放入黃櫛瓜、綠櫛瓜、番茄、杏鮑菇、新鮮迷迭香，燜煮至食材全熟。

5　加入海鹽、義式香草茶油拌勻，即可食用。

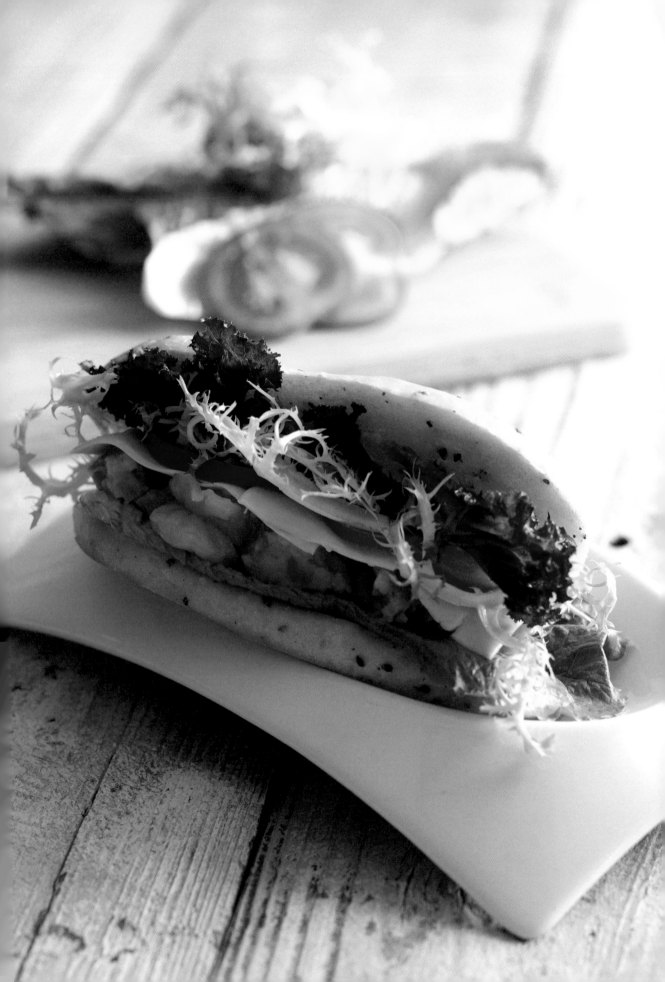

茶油鮮蝦酪梨潛水堡

向味蕾全力進擊的陸地潛艇

本道料理示範用油

金花小菓

進階版
窈窕
養生輕食

茶油達人料理 Tips

‧煮水煮蛋時，在水中放點鹽，蛋殼比較不容易裂開；避免蛋煮過熟，可以在水滾沸後，熄火、蓋鍋續燜7～8分鐘燜熟，如此蛋白的口感會較Q嫩，蛋黃也會呈現綿軟香醇，恰到入口的美味，天天吃也不會膩喔！

‧自己做潛艇堡，可採用純天然的食材變化各種餡料，如牛排肉、薑汁豬肉、香煎雞肉或鮪魚等，加上比市售美乃滋健康美味的自製茶油萊姆美乃滋，可以讓家人吃得安心又健康。

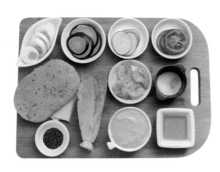

材料

新鮮蝦仁5隻、酪梨30g、番茄片1/2顆、馬鈴薯1/2顆、蘿蔓葉3片、水煮蛋1顆、起司片2片、潛水堡麵包1個、苦茶油少許

調味料

米酒少許、海鹽少許、黑胡椒粒少許、茶油萊姆美乃滋2大匙（詳見本書第113頁）

作法

1　新鮮蝦仁洗淨，加入少許米酒、黑胡椒粒、海鹽醃入味後，用苦茶油煎熟；水煮蛋去殼，切片；蘿蔓葉洗淨，瀝乾水分，用手撕成小片；酪梨取果肉、切丁，備用。

2　馬鈴薯洗淨，去皮，切塊狀，放入電鍋蒸熟，趁熱取出，加入茶油萊姆美乃滋、海鹽、黑胡椒粒調味後，壓成泥狀，加入酪梨丁拌勻。

3　取一片潛水堡麵包，擺上全部的材料，擠入茶油萊姆美乃滋，即可食用。

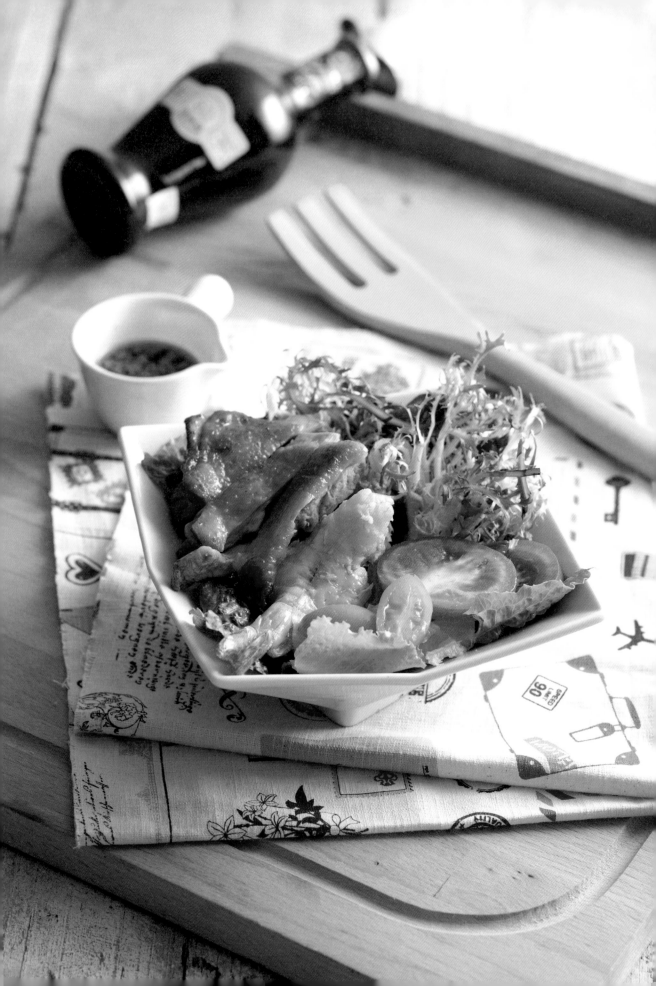

本道料理示範用油

紅花大菓

捨不得一口吞下的海陸雙味

茶油海陸暖沙拉

茶油達人料理
Tips

。平底鍋倒入少許苦茶油後，直接放入雞腿排，將帶皮的一面朝下，以文火慢煎約10分鐘左右，雞皮煎成金黃酥脆狀，雞油被釋放出來，與茶油融合（苦茶油的濃度比一般食用油高出一倍，可幫助食材表面酥脆，鎖住肉汁），可使肉質更軟嫩，風味更佳，此時再翻面，以文火慢煎至熟，即可。

。也可以用東方美人蒜油（詳見本書第104頁）來煎海鮮類及肉類的食材，可去除魚、肉類的腥味，蒜味可以提升食材的口感，更加美味好吃！

。此道料理還可以淋上茶油紫蘇梅油醋醬（詳見本書第109頁），搭配蔬菜食用，醬汁能讓蔬菜更加滑口提香；也可以把雞肉或大蝦與蔬菜一起捲著吃，會比一般生冷沙拉更暖胃！

材料

海大蝦2隻、去骨雞腿1/2隻、蘿蔓葉6片、紅包心菜3片、洋蔥片1/5顆、彩椒片1/2顆、苦茶油2大匙

調味料

法式香草風味調味料1茶匙、帕撒米果醋2大匙、茶油芥末和風醬1茶匙（詳見本書第111頁）

醃料

A. 紹興酒10cc、胡椒鹽1茶匙
B. 米酒10cc、白胡椒粉1茶匙、海鹽少量

作法

1　海大蝦去殼，斷筋，用牙籤剔除腸泥，加入醃料A醃入味後，用苦茶油煎熟，備用。

2　雞腿肉洗淨，用紙巾吸乾水分，用刀子在雞肉上（以逆紋方式）劃菱形刀後，裝入塑膠袋中，加入醃料B拌勻，醃約60分鐘後，用苦茶油乾煎至熟，切小塊。

3　蘿蔓葉、紅包心菜、洋蔥、彩椒分別洗淨，切成適口大小。

4　將全部蔬菜擺入沙拉碗中，加入法式香草風味調味料、帕撒米果醋、茶油芥末和風醬及苦茶油拌勻後，盛入盤中，再擺上煮熟的海大蝦、雞腿肉，即可食用。

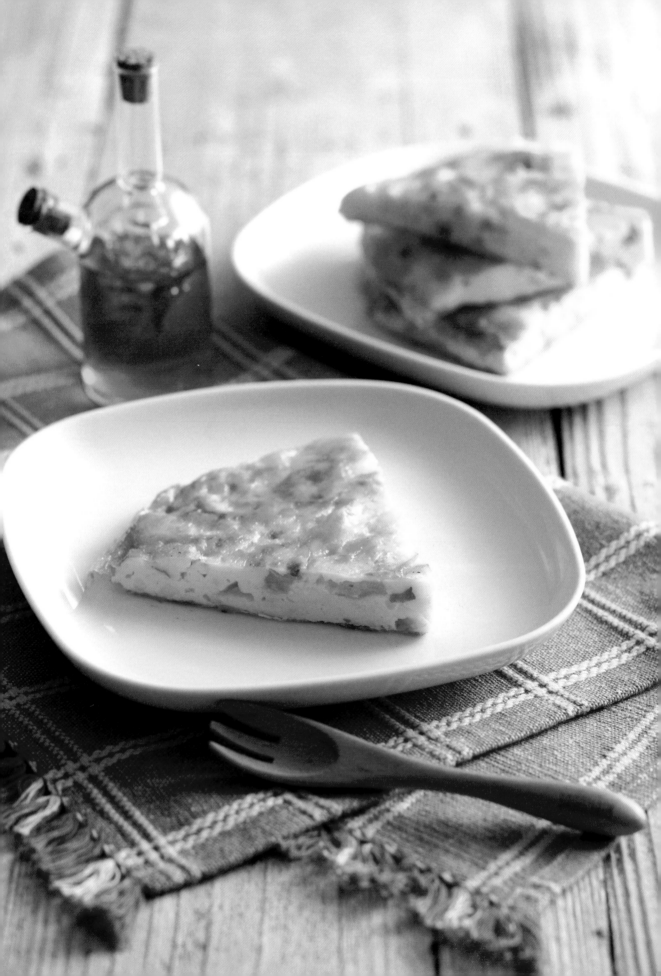

月亮雙鮮蝦餅

真材實料的好味道，輕咬一口香味逼人

茶油達人料理 Tips

一般餐廳的蝦餅都使用大量炸油油炸，其實用煎的也可以達到香酥的效果，也不用處理回鍋油。

用苦茶油煎蝦餅，可以去除海鮮的腥味，餡料滲入苦茶油的香氣後，口感會更美妙。煎蝦餅時，可取叉子在餅皮表面戳幾下，以免餅心膨脹；煎好之後，再用紙巾吸一下表面的油脂，會更爽口。

從蝦仁背部橫剖，可以簡易快速地去除腸泥；再用大刀背壓扁蝦仁，剁成蝦泥（也可以略剁幾下就好，保留粗細不同的小蝦塊及蝦泥）與細碎的荸薺結合，呈現多層次口感與酥、甜、香脆的好滋味。

材料

花枝漿100g、荸薺10顆、蝦仁80g、彩椒30g、潤餅皮6張、苦茶油2大匙

調味料

胡椒粉1/2大匙、海鹽少許

作法

1 蝦仁去腸泥，洗淨，切小塊；荸薺去皮，洗淨，切碎；彩椒洗淨，切小丁。

2 花枝漿放入容器中，加入荸薺、蝦仁、彩椒丁及全部調味料攪拌均勻，靜置30分鐘至入味，即成「餡料」。

3 取一片潤餅皮，放上餡料抹平，再覆蓋一張潤餅皮，依序全部完成。

4 取一個平底鍋，加入少許苦茶油加熱，放入一片蝦餅，煎至兩面金黃，即可食用。

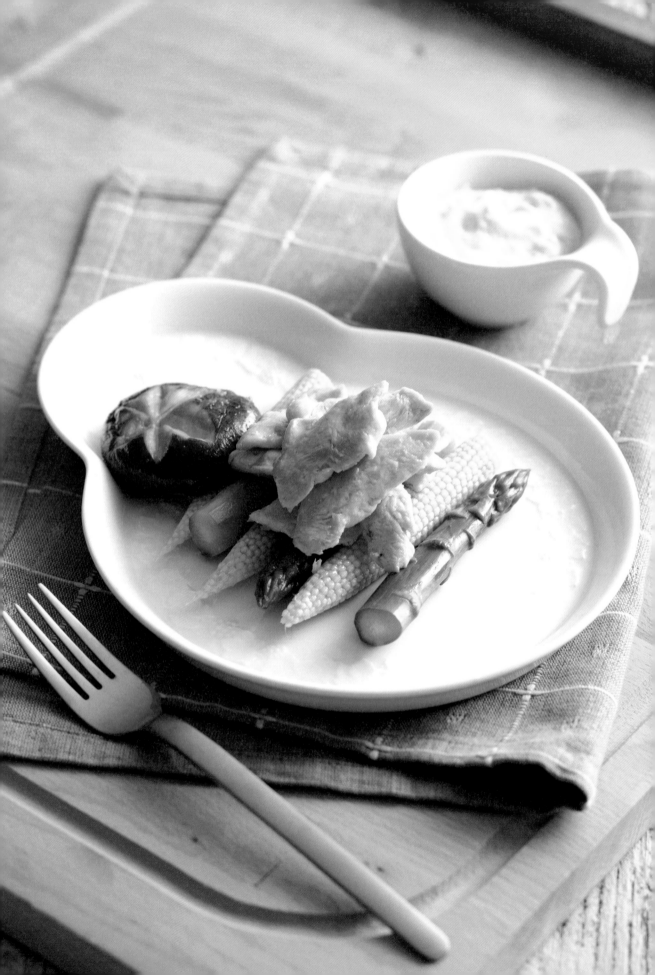

本道料理示範用油
紅花大菓

濃稠香醇滋味與滑潤口感的邂逅

蘆筍雞柳佐香蒜白醬

茶油達人料理

Tips

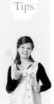

奶香白醬除了可以用來搭配義大利麵外，也可以用來焗烤蔬食，如將綠花椰菜、杏鮑菇或南瓜燙熟放入容器中，加上適量奶香白醬、撒上乳酪絲，放入烤箱焗烤，即成為一道美味又好吃的蔬食料理。

材料
蘆筍2根、玉米筍2根、新鮮香菇2朵、雞柳100g、蒜泥1大匙、苦茶油1大匙

奶香白醬材料
中筋麵粉36g、蒜末6g、蘑菇片24g、鮮奶90cc、鮮奶油40cc、海鹽少許、胡椒粉少許、苦茶油1又1/2大匙

調味料
白胡椒粉1茶匙、海鹽2茶匙、米酒1茶匙、東方美人蒜油1大匙（詳見本書第104頁）、奶香白醬3大匙、巴西里末1茶匙

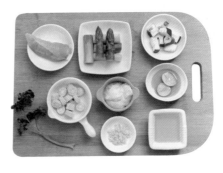

作法

1 取一平底鍋，倒入苦茶油爆香蒜末、蘑菇片，徐徐加入中筋麵粉略炒香（呈淡褐色），倒入鮮奶、鮮奶油（不斷攪拌至鮮奶與麵糊完全溶解），再加入海鹽、胡椒粉調味，即成「奶香白醬」。

2 雞柳洗淨，用少許的白胡椒粉、海鹽及米酒混合拌勻，醃約15分鐘。

3 蘆筍洗淨，切段；玉米筍洗淨；新鮮香菇用濕紙巾擦拭乾淨，備用。

4 取一平底鍋，倒入東方美人蒜油，放入雞柳煎至熟，撈起，放入盤中。

5 平底鍋倒入苦茶油，放入蒜泥、蘆筍、玉米筍、新鮮香菇拌炒至熟。

6 接著再倒入奶香白醬拌勻，撒入巴西里末，盛入盤中，即可食用。

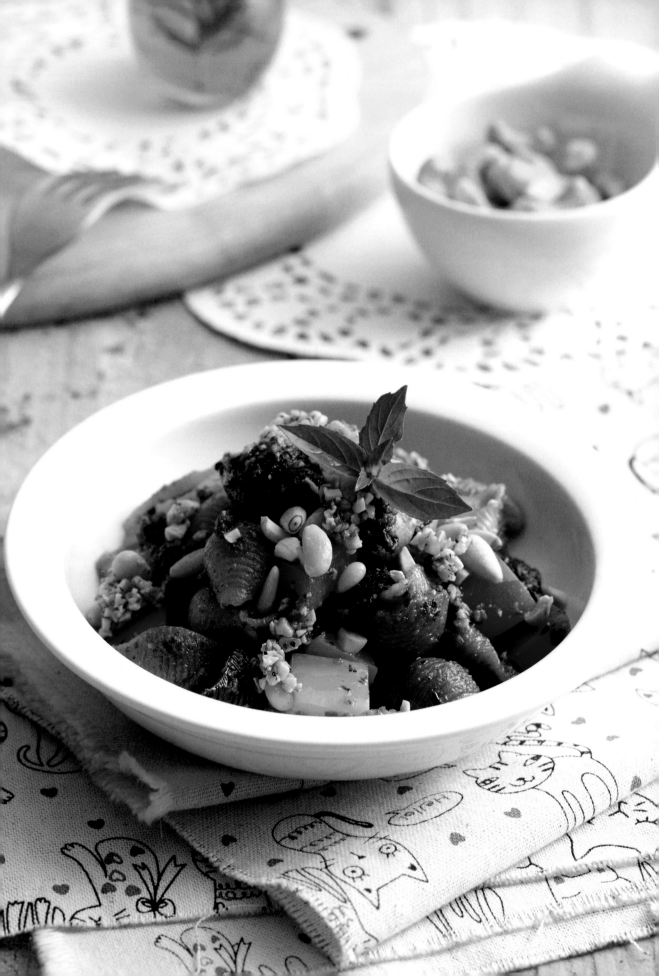

漫步在貝殼道上的堅果蔬香

茶油彩椒松子貝殼麵

茶油達人料理

Tips

。青椒、黃甜椒、紅甜椒的外形相同，最方便的前置處理法，就是延著外型的凹槽，由上往下直接切下去，即可完整取下不含籽的果肉，動作非常簡單。

。若要做素料理，只要將青醬中的鯷魚去除，就可以變成素食義大利麵；食材也可任意變化，如蘆筍、綠花椰菜、洋蔥、西洋芹、菇類等蔬菜都很適合；青醬也可以用番茄汁、白醬代替。

。苦茶油搭配海鮮食材做義大利麵也十分協調，因為苦茶油能去除海鮮的腥味，還能增添自然果香，比橄欖油更美味好吃喔！

材料
貝殼麵100g、彩椒50g、松子1大匙、腰果1大匙、苦茶油1大匙

青醬材料
九層塔嫩葉30g、蒜仁6g、腰果20g、松子30g、鯷魚罐頭1/4罐、起司粉1茶匙、海鹽少許、粗胡椒粒少許、苦茶油90cc

調味料
茶油松子堅果醬（詳見本書第112頁）、義式香草茶油（詳見本書第107頁）

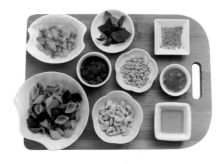

作法

1. 九層塔嫩葉洗淨，濾乾；松子、腰果烤至金黃色。將全部青醬材料放入調理機攪拌均勻，即成「青醬」。

2. 貝殼麵放入滾水中汆燙至熟，撈起。

3. 取一個平底鍋，倒入苦茶油加熱，放入彩椒丁拌炒，加入貝殼麵炒勻，再倒入青醬拌炒至出現香氣。

4. 加入茶油松子堅果醬、烤松子、烤腰果，淋上義式香草茶油，即可食用。

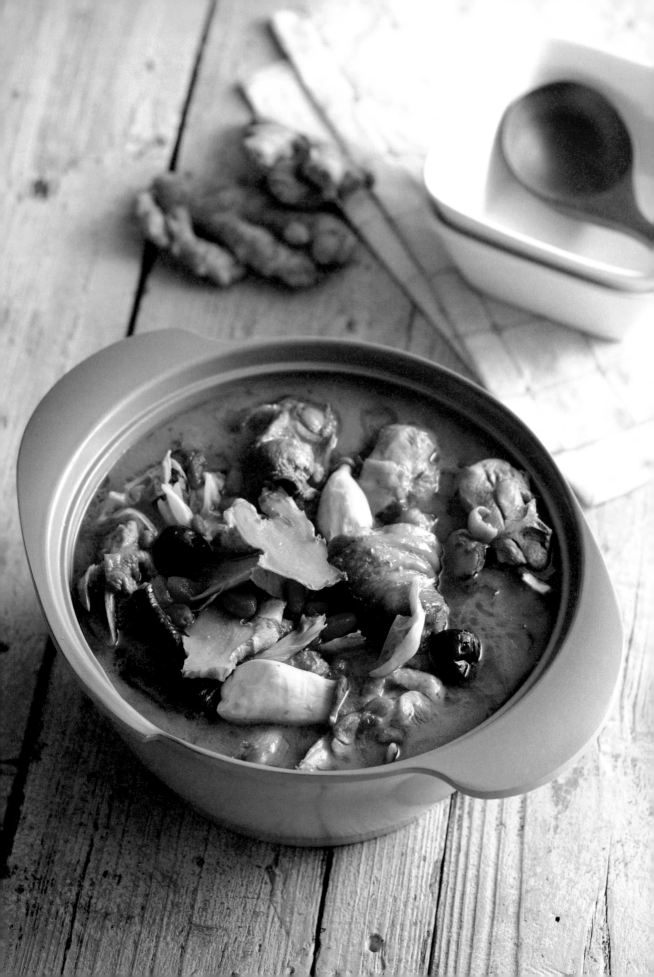

本道料理示範用油

金花小菓

老菜新意，不燥不熱好補身

茶油經典燒酒雞

茶油達人料理

Tips

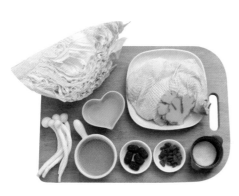

・土雞腿入鍋前先要把水分擦乾，可使肉質快速收縮，也能避免水分接觸油會產生油爆，而用苦茶油料理雞肉，可呈現清新的果香味。

・利用鍋子的熱循環，將雞肉燜熟，可保持肉質Q軟，口感不會柴，並能保留薑、酒的香氣，完美展現食材的層次感。

・夏日裡，體質燥熱者不宜食用麻油雞，不妨改食用此道料理，因為苦茶油不會燥熱，適合四季進補。

材料
土雞腿1隻、高麗菜1/4顆、美白菇30g、老薑片150g、紅棗10顆、枸杞少許、苦茶油3大匙

調味料
米酒2杯、海鹽少許

作法

1　土雞腿洗淨，用紙巾吸乾水分，切塊狀；紅棗、枸杞用清水沖淨，備用。

2　準備一個炒鍋，熱鍋後，倒入苦茶油，轉中火，放入老薑片慢慢煸炒至有薑香味散出。

3　接著放入土雞腿肉拌炒至半熟，加入海鹽，待肉塊快熟成時，加入米酒、紅棗，以中火、蓋鍋煮約5分鐘，熄火，燜約20分鐘（不要掀蓋）。

4　再開中火，放入高麗菜、美白菇及枸杞煮沸至熟成，即可食用。

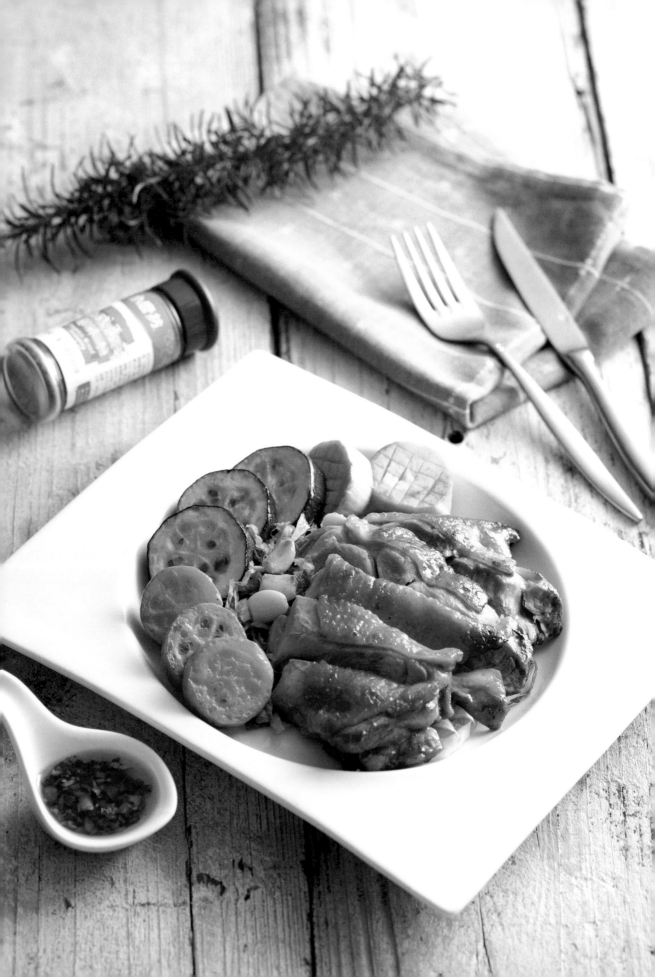

本道料理示範用油
金花小菓
紅花大菓

清爽少油、健康兼具的完美一餐

酥香脆雞腿排佐莎莎醬

茶油達人料理

Tips

○ 煎雞肉時只要加入一點點的苦茶油，利用苦茶油引出雞肉本身的油脂，不僅可以去除肉腥味，也能煎出香酥的雞肉。

○ 因為整塊雞肉的厚度不均，因此建議先在雞肉上劃斜刀紋後再醃漬，會比較容易入味，料理時也較容易熟。

○ 乾煎雞肉產生的雞油可以用來烹調蘆筍、紅蘿蔔、四季豆等時蔬，充分利用食材本身的油脂，讓美味與健康兼具。

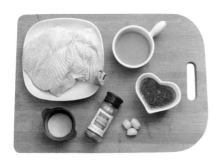

材料
去骨土雞腿1隻、黃櫛瓜1/2條、綠櫛瓜1/2條、蒜頭3顆、苦茶油1/2大匙

調味料
白胡椒粉少許、海鹽少許、法式香草風味調味料少許、茶香美式莎莎醬
（詳見本書第114頁）

作法

1 土雞腿肉洗淨，用紙巾擦乾水分，劃斜刀紋，抹上少許海鹽、白胡椒粉，靜置20分鐘；蒜頭去皮，洗淨，切片；黃櫛瓜、綠櫛瓜洗淨，切片。

2 取一個平底鍋，倒入苦茶油後，立即放入蒜片，以小火炒至有蒜香味，蒜片變成金黃色，撈起，放涼，備用。

3 再放入土雞腿肉（帶皮面朝下），以中火乾煎約7～8分鐘（至雞皮呈金黃色），即可翻面，以中火續煎約8～10分鐘至熟。

4 將煎好的土雞腿肉取出，切成適合入口的長塊狀，擺入盤中，再續煎黃櫛瓜、綠櫛瓜至熟，撒入法式香草風味料，搭配蒜片、茶香美式莎莎醬即可食用。

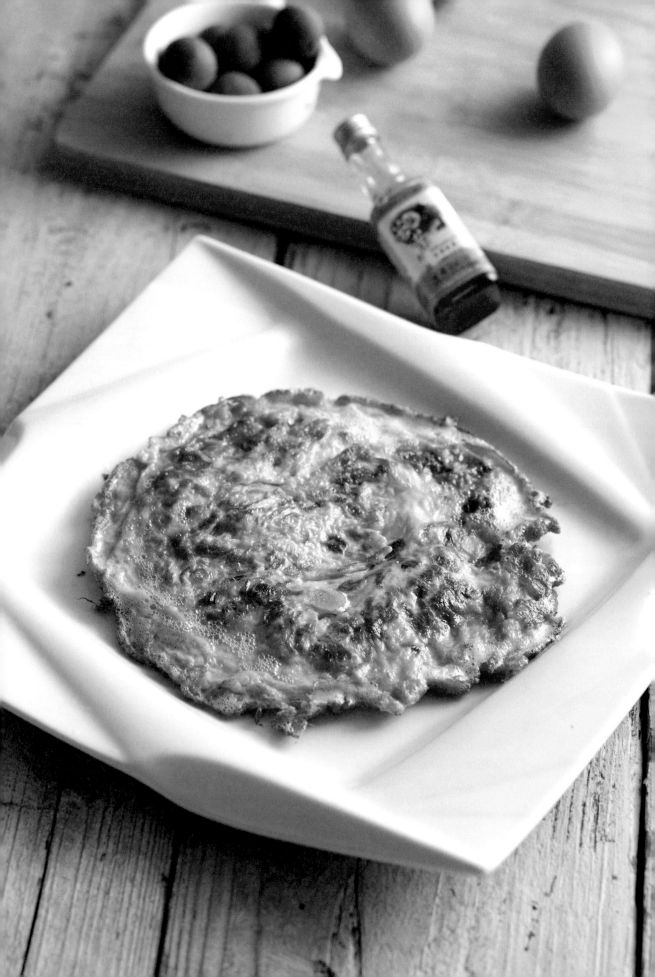

本道料理示範用油

茶葉綠菓

茶油薑桂圓蛋

老前人的智慧菜，冬季補身最強棒

茶油達人料理

Tips

・此道料理是非常特別的古早味，結合苦茶油、薑與桂圓，產生一個非常有趣的味道，沒吃過的人很難想像這道菜的滋味，吃過的人則難以忘懷這份美味，非常適合作為生理期或坐月子時的調理補品，作法十分簡單，又飄著濃濃桂圓香，大家都會搶著吃。寒冬裡，全家人一起享受又香又甜的滋味，感受滿滿溫情、幸福與滿足。

・桂圓具有補養心血、安神開智、增進腦力、減緩老人失智、促進血液循環的作用。女生在生理期間食用，可減少疼痛、促進新陳代謝；產婦食用，則可補氣、補血及調養體質。

・市售桂圓包裝緊實，所以必須先攤開，或略為沖洗或浸泡水後會比較好分離，但必須要瀝乾水分後再烹調。桂圓肉也可稍微略煎後，再倒入蛋液，桂圓的香氣會更濃喔！

材料
桂圓肉100g、土雞蛋5顆、老薑片6片、苦茶油2大匙

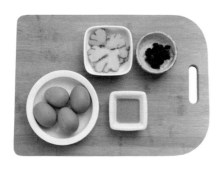

作法

1 取一個容器，分別將雞蛋打散，再加入桂圓肉攪拌均勻。

2 取一個平底鍋，倒入苦茶油加熱，放入薑片拌炒至有薑香味散出。

3 加入作法1的蛋液，煎至金黃色、有蛋香味，即可食用。

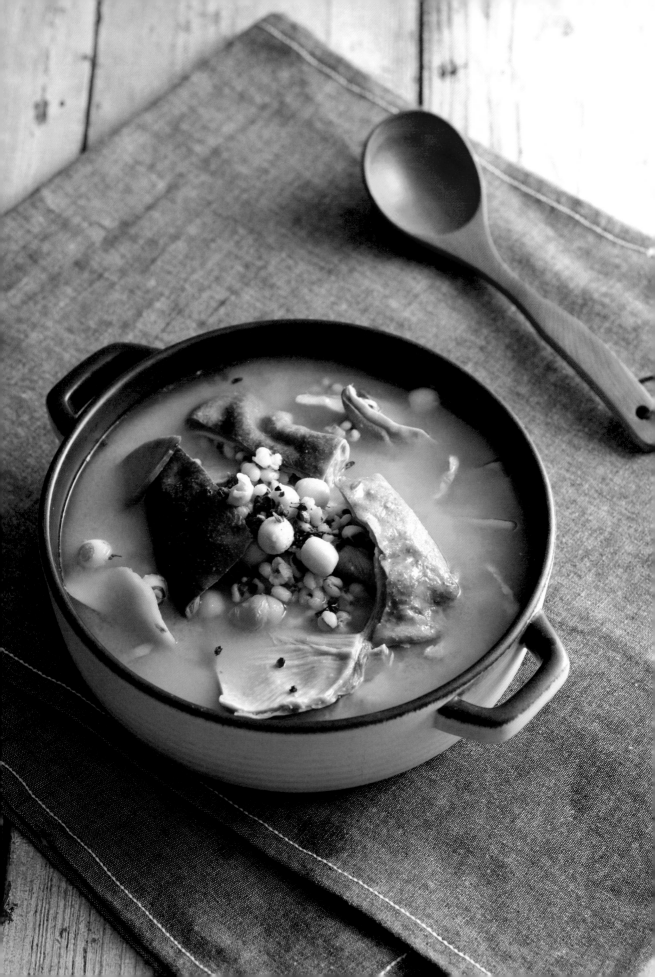

進階版
茶油經典
風味料理

本道料理示範用油
金花小菓

花椒廣肚四神湯

傳遞幸福的能量，滿滿的誘人香味、暖呼呼的元氣還魂湯

茶油達人料理 Tips

大多數的人都認為豬肚是麻煩處理的食材，其實只要掌握對的方法，一點都不困難，只要用麵粉搓洗（去除黏液），再放入加有蔥、薑、酒的熱水中煮約半小時（消除腥味、軟化肉質），就可以用來燉煮任何湯品。

此道料理使用大骨湯，可讓味道更香醇好喝，對於口味較淡者，可以改用熱水替代。

當歸酒的製作是使用當歸頭及米酒浸泡而成的，比例是1：4，大約浸泡15～20天就會入味，時間愈長，味道愈濃郁。

材料

豬肚1個、腰子肉100g、四神藥包1份、花椒粒1茶匙、大骨湯1000cc、苦茶油1大匙

煮豬肚料

薑3片、蔥段1支、米酒1大匙

調味料

海鹽少許、米酒1大匙、當歸酒1茶匙

作法

1　豬肚以麵粉搓揉並反覆清洗3～4次後，放入滾水中，加入薑片、蔥段和少許米酒，以中火煮約15分鐘後，撈出，待涼，切成片狀，備用。

2　四神藥材洗淨，瀝乾水分，裝入棉布袋；腰子肉洗淨，切小塊，備用。

3　取一個湯鍋，放入大骨湯、四神藥包袋、花椒粒、豬肚片、腰子肉和米酒，以大火煮沸，改轉小火煮約90分鐘。

4　加入海鹽調味，盛入容器中，淋上苦茶油、當歸酒即可食用。

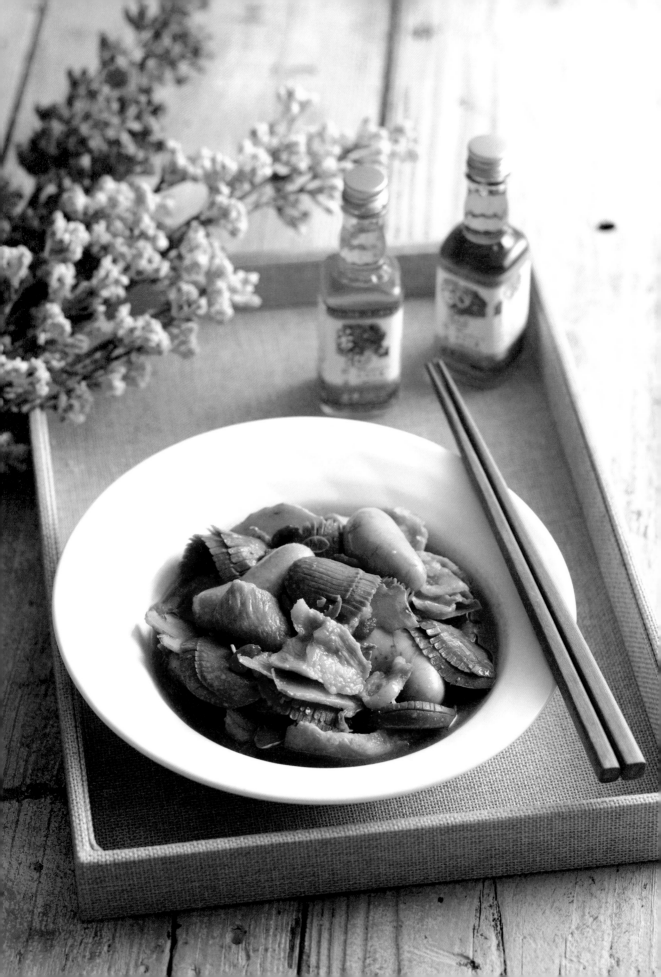

本道料理示範用油
紅花大菓
茶葉綠菓

補充能量，是全家老少的精力料理

茶油松阪雙腰

茶油達人料理

Tips

・松阪肉又稱「豬頸霜降肉」，肉質爽脆美，價格較高，可以用片刀斜切薄片，不宜切太厚，烹煮時間不能太久，以免肉質變硬，影響口感。

・此道料理也適合加入新鮮菇類，如秀珍菇、美白菇或鮑魚菇等食材變化口味，但菇類烹調時間不宜煮太久。

・食材吃完，剩下湯汁時，可以按照個人喜好，拿來拌麵線或拌飯，就是一道香氣十足、簡單方便的主食。

・用苦茶油烹煮雞肺仔，可以去除腥味；而孩童及老年人食用，可以補充膠質、骨質；女性食用，可以補充荷爾蒙、養顏美容，是適合全家人進補的簡易美食。

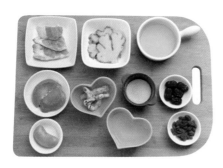

材料

松阪肉薄片150g、腰花150g、雞肺仔100g、枸杞1大匙、老薑片70g、苦茶油1/2大匙

調味料

米酒2大匙、當歸酒1茶匙、海鹽少許

作法

1　腰花切除白色的筋絡，沖洗乾淨；雞肺仔洗淨，備用。

2　取一個炒鍋，倒入苦茶油，轉中火加熱，放入老薑片慢慢煸炒至有薑香味散出。

3　接著放入松阪肉薄片拌炒，倒入米酒煮沸，再加入腰花、雞肺仔煮至熟，熄火。

4　放入枸杞、當歸酒及海鹽提味，即可食用。

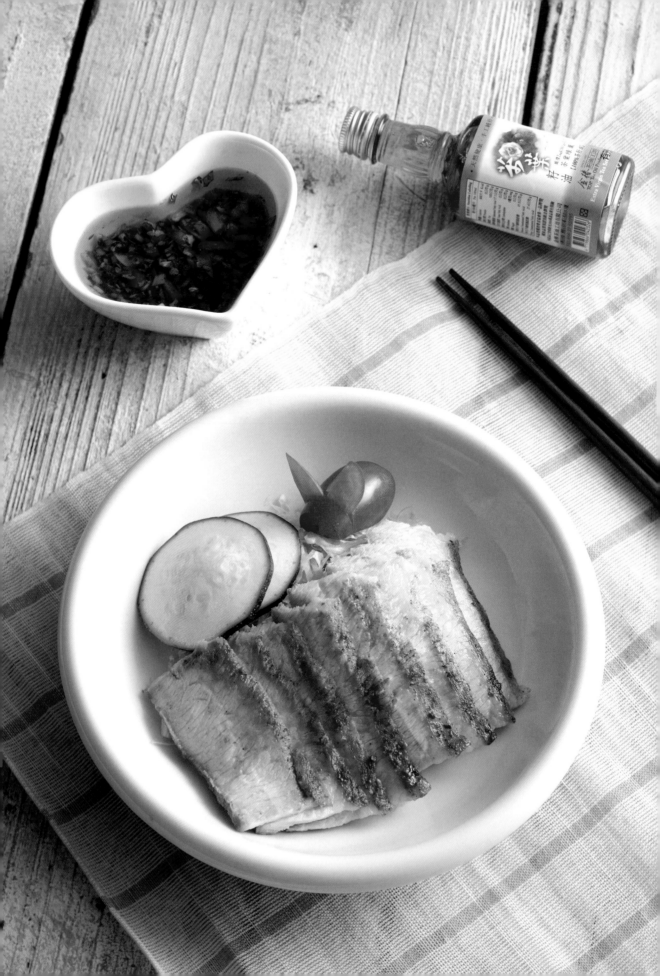

本道料理示範用油
紅花大菓
茶葉綠菓

意想不到的脆香彈牙質感

茶油味噌松阪肉

茶油達人料理

Tips

此道料理可搭配番茄、高麗菜絲、美生菜絲、小黃瓜片等做盤飾及食用，達到飲食均衡的作用。

若沒有烤箱，也可以中火乾煎松阪肉至兩面呈金黃色熟成後，切薄片，直接食用，或做成三明治，變化口味。

料理變化：將松阪肉與蔥段、薑片、少許米酒、鹽一起放入電鍋（外鍋放1杯水）蒸熟，取出切片。蒸出來的松阪肉軟硬度恰到好處，還可以吃到肉的甜味及蔥薑的香氣，是一道簡單、健康的無油料理。

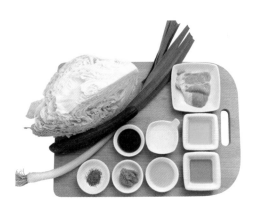

材料

松阪肉2大片、高麗菜1/4顆、小黃瓜1根、青蒜1支、苦茶油1大匙

醃料

味噌2大匙、醬油1/2大匙、味醂1茶匙、米酒少許、苦茶油適量

調味料

大漠孜然風味調味料少許

作法

1　松阪肉洗淨，用紙巾擦乾水分；高麗菜洗淨，切絲，浸泡冰水；小黃瓜洗淨，切片；青蒜洗淨，切斜片。

2　將松阪肉放入容器中，加入醃料塗抹均勻，移入冰箱冷藏醃漬8～10小時。

3　醃好的松阪肉放入烤箱，以上下火約180℃烤約15～20分鐘至熟，取出，切薄片。

4　取一個乾淨的平盤，將瀝乾水分的高麗菜絲鋪在盤子底層，依序放上青蒜片、味噌松阪肉片、小黃瓜片，撒上大漠孜然風味料，即可食用。

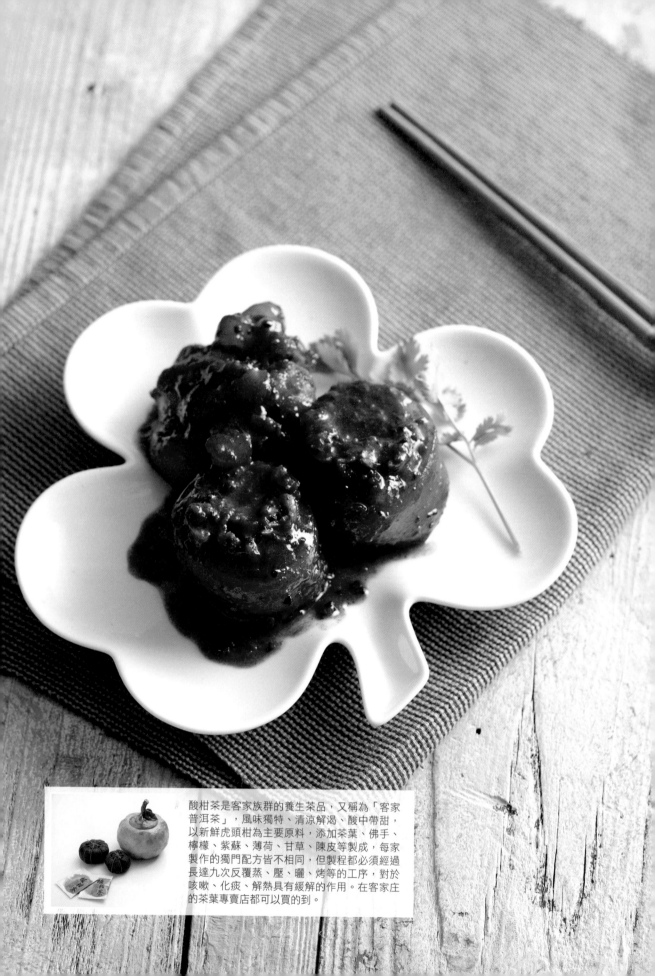

酸柑茶是客家族群的養生茶品，又稱為「客家普洱茶」，風味獨特、清涼解渴、酸中帶甜，以新鮮虎頭柑為主要原料，添加茶葉、佛手、檸檬、紫蘇、薄荷、甘草、陳皮等製成，每家製作的獨門配方皆不相同，但製程都必須經過長達九次反覆蒸、壓、曬、烤等的工序，對於咳嗽、化痰、解熱具有緩解的作用。在客家庄的茶葉專賣店都可以買的到。

本道料理示範用油
紅花大菓

客家酸柑酒糟豬腳

一口吃進微酸甘甜、Q彈有味的膠原蛋白

茶油達人料理

Tips

此道料理的特色是用酸柑茶汁取代清水，可以消除豬腳的油膩感，肉質也會比較結實。與新鮮鳳梨一起燜煮，會釋放天然酵素，快速軟化肉質，且皮脂Q彈，運用天然食材比較健康！

早期沒有冰箱可以保存食物，酒糟和鹽醃是客家人傳統保存雞肉、豬肉、鴨肉的方法。酒糟分為「白酒糟」和「紅酒糟」；「白酒糟」是在打粄（客家人稱做粄為「打粄」）、製作各種米食之餘，剩下的米就拿來做酒釀；而「紅酒糟」的紅麴在中藥材行就能買到。在客家庄的傳統市場裡也可以買到已經發酵好的現成酒糟，而酒糟用煮與用拌相比，後者可以保留更多香氣、色澤，食材口感，也能更層次分明。

材料

豬腳600g、客家酸柑茶包1包、新鮮鳳梨片60g、黃豆芽40g、蔥1支、老薑3片、苦茶油1大匙

調味料

冰糖1大匙、紅麴醬油3大匙、醬油膏2大匙、酒糟3大匙、米酒1/2杯

作法

1　豬腳用熱水沖洗，刮洗表面雜質，放入熱水汆燙，撈起，再清洗乾淨；黃豆芽洗淨；蔥洗淨，切段；客家酸柑茶包浸泡熱水500cc，備用。

2　取一個炒鍋，倒入苦茶油，放入蔥、老薑片煸香，續入豬腳，以中火拌炒至變色，加入冰糖拌炒均勻。

3　再倒入紅麴醬油煮沸，加入醬油膏、酸柑茶水、米酒及新鮮鳳梨片，以大火煮沸，轉小火蓋鍋燜煮40～50分鐘（煮的過程中要掀蓋翻攪，以免燒焦），至湯汁快收乾。

4　放入黃豆芽拌炒約1分鐘，最後加入酒糟拌勻，即可食用。

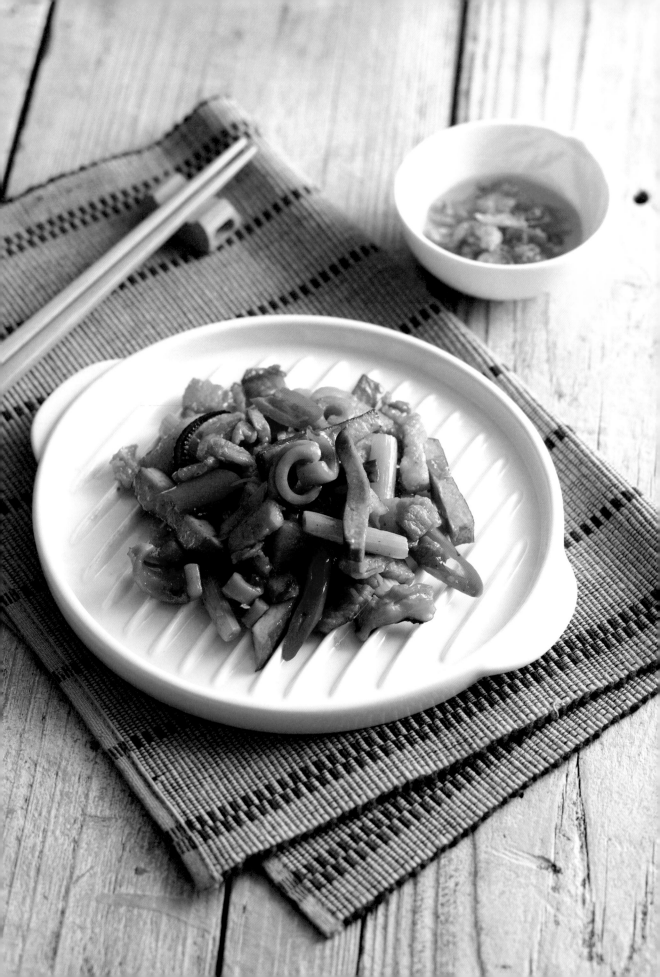

本道料理示範用油
紅花大菓

聚餐小酌、色香味兼具的客家佳餚

經典風味客家小炒

茶油達人料理 **Tips**

乾魷魚表面有一層白色粉末，此層白粉是不能擦掉的，因為有此成分，浸泡乾魷魚，肉質才容易變軟，香氣味道也能完整保留！還有一個料理技巧要學起來，就是魷魚加適量米酒浸泡，可以去除腥味！

五花肉、乾魷魚、五香豆乾是客家小炒的三大元素，搭配芹菜、青蔥、蒜苗、辣椒，可增加層次感，拌炒的重點在於要掌握食材熟度再拌勻，所以作法中提及撈起再食材的步驟，可千萬別省略了，以免煮過熟，會失去食材的美味哦！

材料
五花肉150g、乾魷魚1/4條、五香豆乾3塊、蝦米1大匙、芹菜3支、青蔥3支、蒜苗1支、紅蔥頭3粒、紅辣椒1根、苦茶油 2 大匙

調味料
醬油1大匙、醬油膏3大匙、米酒1大匙、糖少許、白胡椒粉適量、經典萬用蔥油1大匙
（詳見本書第102頁）

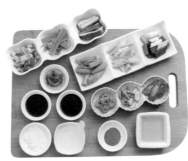

作法

1 五花肉洗淨，切絲；乾魷魚用清水浸泡1小時至泡發，取出，刮除外皮膜，逆紋切條狀；蝦米浸泡溫水至軟化。

2 五香豆乾洗淨，橫剖，切絲；芹菜及青蔥洗淨，切段；蒜苗洗淨，切片；紅蔥頭去外膜，切片；紅辣椒洗淨，切片。

3 取一個炒鍋預熱，倒入苦茶油（熱鍋冷油），放入五花肉絲，以中火拌炒至熟，撈起。

4 利用鍋中的餘油拌炒五香豆乾絲，再撈起；放入魷魚，以中火炒至有香味，倒入少許米酒拌勻，再撈起。

5 炒鍋再倒入苦茶油，放入紅蔥頭片，以中火拌炒至有香味，加入蝦米拌炒，放入五花肉、五香豆乾及魷魚、醬油、醬油膏、糖拌炒。

6 加入芹菜段、蔥段、蒜苗片、紅辣椒絲片炒至熟，撒入白胡椒粉、經典萬用蔥油拌勻，即可盛入盤中食用。

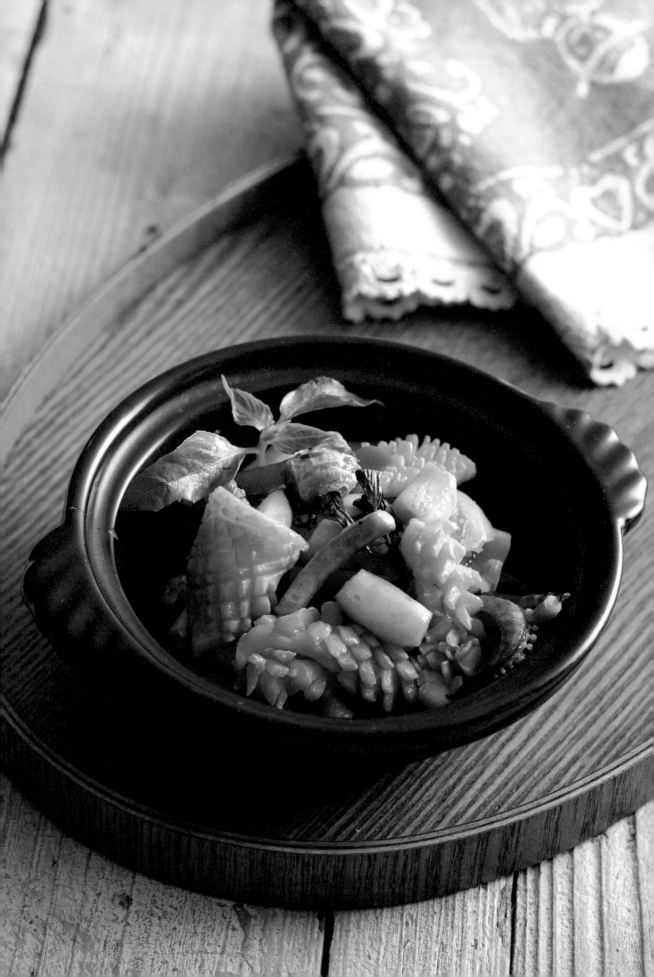

本道料理示範用油

茶葉綠菓

塔香三杯中卷

多汁鮮脆的三杯中卷、鹹香分明助下飯

特別分享──
茶油西餐達人料理
王元誠

Tips

以廚房紙巾擦拭中卷，利用凹凸不平的紙面產生摩擦力，即可輕鬆去除中卷的外皮薄膜；用醋水稍微浸泡可以去除中卷的腥味。

中卷為什麼不直接炒，而要先用熱開水浸泡？因為這麼做，可幫助中卷釋放多餘的水分，入鍋拌炒就不會再出水，影響三杯醬汁的濃度，同時可縮短收汁時間，讓中卷保有鮮嫩汁香的口感，這個料理技巧即是美味的關鍵。

此道料理屬於重口味，起鍋時，嗜吃辣的朋友，可加入花椒麻辣茶油（詳見本書第106頁）提升風味，搭配啤酒或茶油麵線，可是一大享受啊！

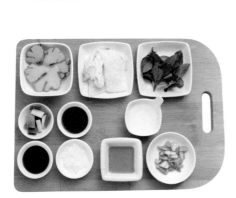

材料
中卷1隻、老薑片8片、紅蔥頭3瓣、青蔥2支、九層塔50g、苦茶油1又1/2大匙

調味料
醬油膏1大匙、醬油1大匙、冰糖1大匙、米酒2大匙、芝麻香油1大匙

作法

1 紅蔥頭洗淨，切片；蔥洗淨，切小段；九層塔洗淨，備用。

2 將中卷的龍珠（即章魚嘴）去掉，切成管狀，取熱開水浸泡（熟成取出）；取一砂鍋，以中小火預熱，備用。

3 另取一炒鍋，倒入苦茶油、少許芝麻香油，放入薑片，以中小火爆香至出現薑香味。

4 放入紅蔥頭片煸炒，加入青蔥段、冰糖，倒入米酒，將香氣引起來。

5 加入醬油膏、醬油，以中火煮至快收汁時，放入中卷，以中火拌炒至熟。

6 延著砂鍋鍋邊淋入少許芝麻香油，鍋底放入九層塔，倒入炒好的中卷，再鋪上一層九層塔，加蓋，取少許米酒淋鍋蓋嗆鍋，熄火，待1～2分鐘，即可端上桌食用。

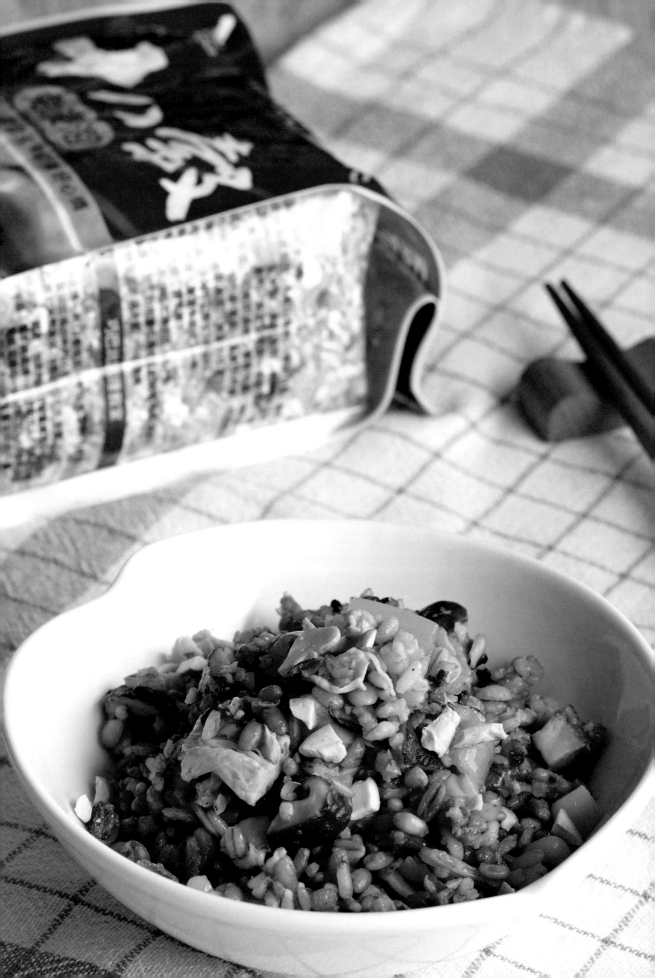

進階版
茶油經典
風味料理

本道料理示範用油
金花小菓

油香與蔬菜鮮甜交織，形成眷戀不忘的幸福味

茶薑油高纖菜飯

茶油達人料理

Tips

- 菜飯吃起來沒有炒飯的油膩，而且添加很多蔬菜及堅果，口感更是清爽；若搭配清淡的蛤蜊湯或蔬菜蛋花湯，就是一道完美的健康餐，老少咸宜。

- 茶油元氣薑油也可以改用紅蔥酥茶香油（詳見本書第105頁）或是東方美人蒜油（詳見本書第104頁），每一種油形成的口感皆不相同，而蔬菜的種類也可以搭配時令盛產的食材為主。

- 此道料理的烹調訣竅在於只要掌握好每種食材熟成度，就會展現出多層次的咀嚼感，讓大腦釋放出滿足的能量。

材料
煮熟的十八穀米1又1/2碗、新鮮香菇20g、荸薺20g、玉米粒20g、青江菜20g、蛋1顆、蒜末1大匙、綜合堅果2大匙、苦茶油1/2大匙

調味料
茶油元氣薑油1大匙（詳見本書第103頁）、海鹽適量、日式堅果香鬆適量

作法

1　香菇洗淨，切丁；荸薺洗淨，去皮，切丁；青江菜洗淨，切末，備用。

2　取一容器，打入蛋液打散；取一平底鍋加熱，塗上薄薄一層苦茶油後煎薄蛋皮，待涼，切絲，備用。

3　取一炒鍋，倒入茶油元氣薑油預熱，放入蒜末炒香，加入香菇丁、荸薺丁、玉米粒拌炒至熟，撈起，備用。

4　炒鍋再倒少許的苦茶油，放入已煮熟的十八穀米拌炒，加入作法3、青江菜末、蛋絲拌勻。

5　加入海鹽調味後，盛入容器中，撒上日式堅果香鬆、綜合堅果，即可食用。

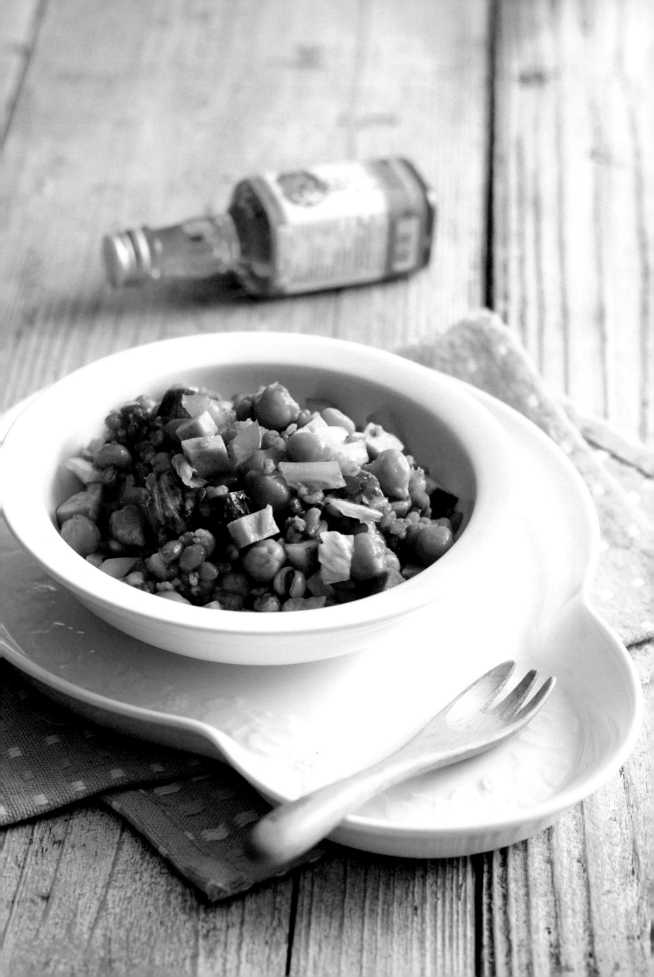

本道料理示範用油
金花小菓
茶葉綠菓

與繽紛多樣的粗食雜糧一起漫步

茶油蔬果薏仁雜糧飯

茶油達人料理

Tips

。苦茶油拌飯的二大主角就是苦茶油及醬油，米飯要拌得好吃，第一步驟就是先倒苦茶油攪拌均勻，讓米粒先吸收油脂之後，再倒入醬油拌勻，如此顏色及味道都會融合到恰到好處，唯一要注意的是不要使用太死鹹的醬油，以免影響整體口感，不妨選用醍醐味醬油或醬油膏，風味較佳！

。彩椒、小黃瓜、美生菜等食材不需要加熱或汆燙，但是要用冷開水或過濾水沖洗過後切成小丁再拌入米飯，這樣可以保留營養成分及增加口感層次的豐富性。

。雜糧飯含有很有豐富的穀物，如糙米、燕麥、黑糯米、小米、蕎麥、綠豆仁、紅扁豆、紫米、薏仁、雞豆、雪蓮子等，搭配蔬菜，可增加纖維質的攝取；而堅果含有優良的油脂。家庭主婦可應用多元的粗食雜糧變化每日主食，增加銀髮族的咀嚼能力，促進口腔運動，讓腸胃多蠕動，好消化。

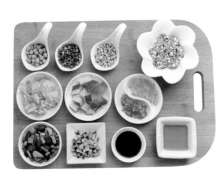

材料

煮熟的十八穀米飯2碗、紅薏仁1/4杯、白薏仁1/4杯、雪蓮子1/4杯、小黃瓜丁1/4根、黃甜椒丁1/4顆、紅甜椒丁1/4顆、美生菜丁適量、蘋果丁1/4顆、綜合堅果2大匙、苦茶油3大匙

調味料

紅麴醬油膏3大匙

作法

1 紅薏仁、白薏仁、雪蓮子洗淨，浸泡清水約10小時，再瀝乾水分，加入水2又1/2杯，倒入苦茶油1大匙，移入電鍋煮熟，取出，備用。

2 將煮好的紅薏仁、白薏仁、雪蓮子加入剛煮熟的十八穀米飯，用飯匙拌開透氣，趁熱，倒入紅麴醬油再拌勻。

3 接著，放入小黃瓜丁、黃甜椒丁、紅甜椒丁、美生菜丁、蘋果丁與綜合堅果，攪拌均勻。

4 最後淋入苦茶油及紅麴醬油膏再拌勻，即可食用。

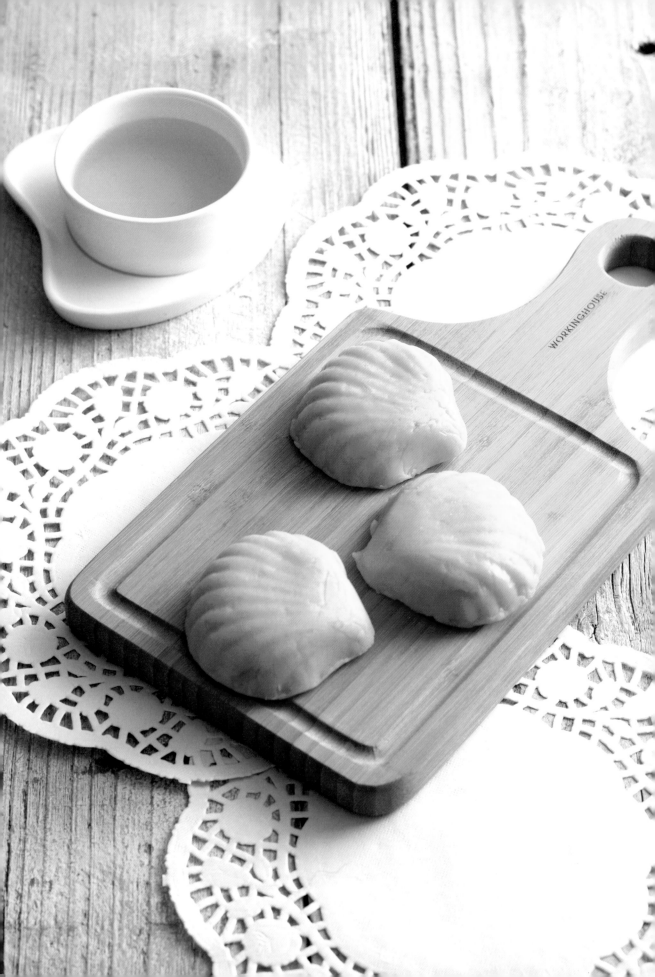

本道料理示範用油
金花小菓

茶油松子綠豆糕

濃郁的豆香味、口感綿密細緻、清爽不油膩

茶油達人料理

Tips

・此道料理使用已脫殼的綠豆仁,在大型超市、雜糧店及專賣南北貨的商店都能買到。若使用帶殼的綠豆,必須先泡水3小時,待綠豆膨脹後才能剝除外殼,製作較費工。

・傳統綠豆糕是令人懷念的童年滋味,以前大多是使用豬油、酥油、精製油製作而成,非常不健康,改用苦茶油+綠豆仁,比傳統的作法更健康、美味、營養又養生。

・我們也可以利用紅豆餡、棗泥餡、滷肉餡等變化口味,也可以嘗試添加餅皮,做成傳統的綠豆椪。

・如果綠豆仁的含水量稍多的話,可以放入炒鍋,以小火烘炒,直到水分炒乾,再壓模成型即可。此道料理的賞味期為冰箱冷藏保存約5天內。

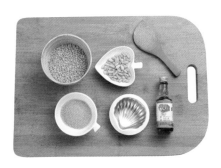

材料

綠豆仁300g、松子80g、苦茶油150cc

調味料

二號砂糖4大匙

作法

1　綠豆仁浸泡清水約3小時,洗淨,瀝乾水分,加入清水1/2杯,滴入少許苦茶油後,移入電鍋中(外鍋1杯水)蒸熟,取出,趁熱,拌入二號砂糖攪拌均勻,即成「綠豆泥」。

2　松子送進烤箱,稍微烤熱或以炒鍋翻炒至熱。

3　綠豆泥淋入苦茶油攪拌均勻,再加入松子攪拌均勻,用模型壓模,取出,裝入盤中,即可食用。

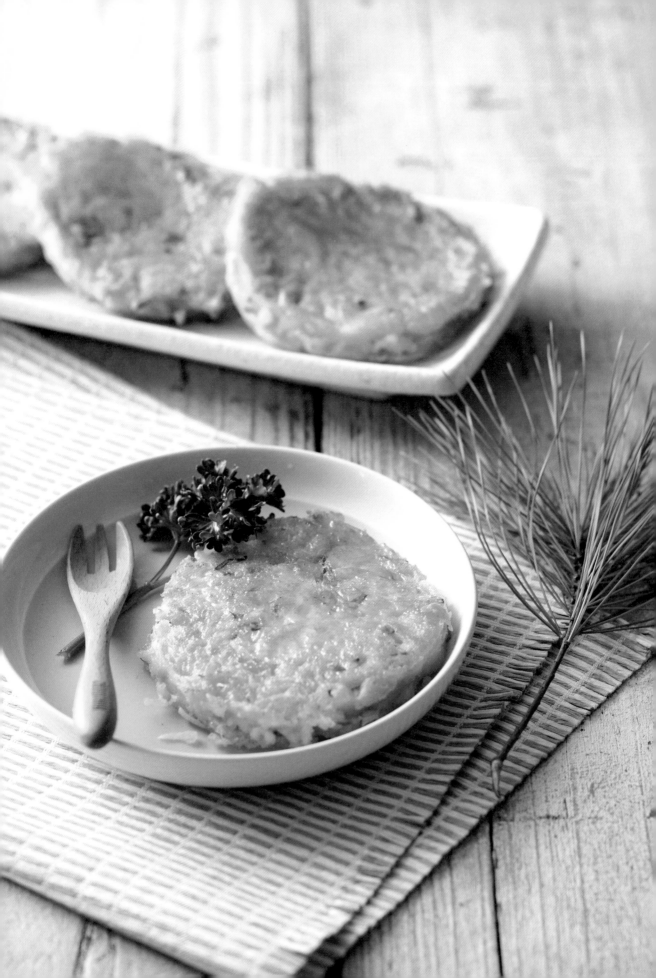

本道料理示範用油
紅花大菓
茶葉綠菓

香酸有勁、魂牽夢縈的滋味

韓式茶香鮮蔬煎餅

茶油達人料理 Tips

・韓式煎餅粉是韓國進口的預拌粉，傳統的韓式煎餅是用牛奶、水調勻，添加泡菜絲及蔥段，和成麵糊。所以料理時，將水2杯改成牛奶1杯、水1杯，味道會更濃厚；重口味者則可添加少許的泡菜汁。

・韓式煎餅不見得都要煎成大大的一片，也可以依食用人數，取小量蔬菜麵糊，煎成如美式鬆餅一般大小，會更容易入口喔！

・此道料理也可以添加海鮮配料，但是海鮮食材最好先放入加有薑片、青蔥的熱水略為汆燙以去除腥味，再放入麵糊中混合拌勻，口感會更美味。

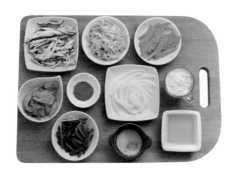

材料

韓式泡菜100g、紅蘿蔔30g、新鮮香菇20g、洋蔥30g、韭菜20g、高麗菜60g、韓式煎餅粉2杯、水2杯、苦茶油2大匙

調味料

海鹽適量、白胡椒粉少許

作法

1　韓式泡菜切細絲；韭菜洗淨；高麗菜、紅蘿蔔、香菇洗淨，切絲；洋蔥洗淨，去除外膜，切絲，備用。

2　韓式煎餅粉倒入容器中，加入水攪拌均勻，放入海鹽、白胡椒粉拌勻，再加入韓式泡菜、韭菜、高麗菜絲拌勻，即成「蔬菜麵糊」。

3　取一平底鍋，倒入苦茶油加熱，放入紅蘿蔔絲略拌炒，續入洋蔥絲、香菇絲炒至半熟。

4　倒入蔬菜麵糊，以鍋鏟輕輕撥平（幫助受熱均勻），等到蔬菜糊完全凝固、變色後，翻面續煎至兩面呈金黃色，即可盛盤上桌食用。

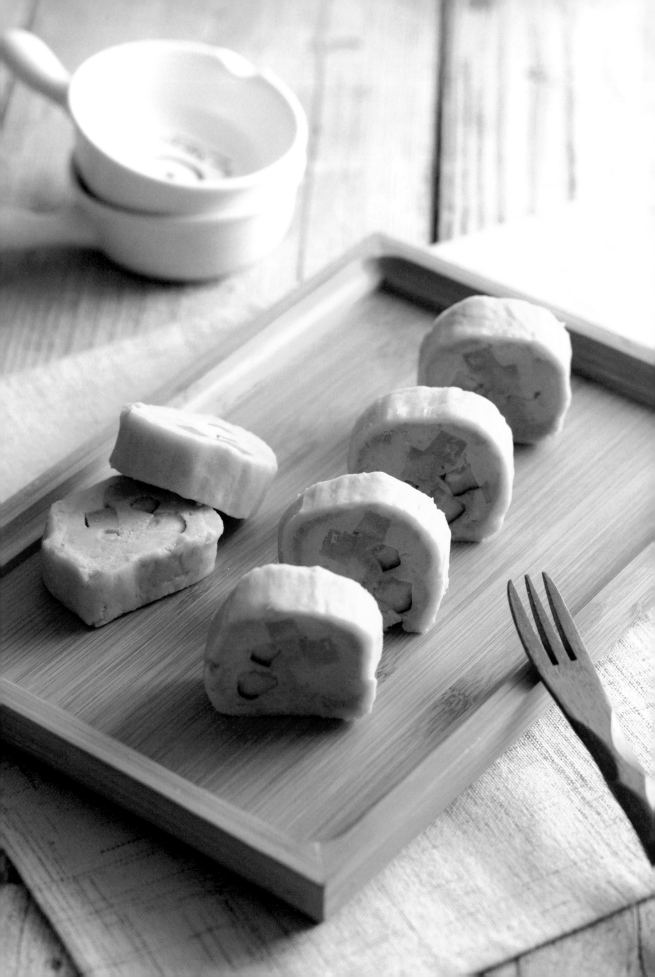

本道料理示範用油

金花小菓

茶油綠豆芋頭花捲

在口中層層化開的綿蜜鮮脆

茶油達人料理

Tips

○ 芋頭要選外表完整、乾燥不潮濕、沒有坑蛀洞、切口呈現粉質的才會香甜、鬆軟，切口如果會沁水珠，代表質地比較密實、不鬆軟，甜度和香味也比較差。

○ 也可以用蘋果、水梨、芭樂等取代小黃瓜、紅蘿蔔增加食材變化。捲壽司時要一邊捲、一邊壓實拉緊，來來回回、排除空隙，讓壽司緊緻結實才會捲得好看。

○ 芋頭、牛蒡削皮時，雙手常常會發癢，可以先準備一盆醋水，削皮之前先泡一下手，削皮時就不會手癢了；或戴著手套削皮，也可以避免雙手發癢。

材料
綠豆仁100g、芋頭1/2顆、椰子粉1大匙、小黃瓜1根、紅蘿蔔1根、苦茶油適量

調味料
二號砂糖1大匙、茶油萊姆美乃滋2大匙（詳見本書第113頁）

作法

1　小黃瓜、紅蘿蔔洗淨，切成長條；芋頭洗淨，去皮。

2　綠豆仁浸泡清水約3小時，洗淨，瀝乾水分，加入清水1/2杯，滴入少許苦茶油後，移入電鍋中（外鍋1杯水）蒸熟，取出，趁熱，加入茶油萊姆美乃滋拌匀，即成「綠豆仁餡」。

3　芋頭放入容器，移入電鍋中（外鍋1杯水）蒸熟，趁熱加入砂糖、椰子粉、茶油萊姆美乃滋拌匀，即成「芋頭餡」。

4　在壽司竹簾上鋪上一層保鮮膜，取適量的綠豆仁餡抹平，放入小黃瓜條、紅蘿蔔條，再將芋頭泥放置在上層抹平，捲起壽司型狀。

5　取一隻刀子表面沾少許冷開水，將壽司條切成圓片，擺入盤中，即可食用。

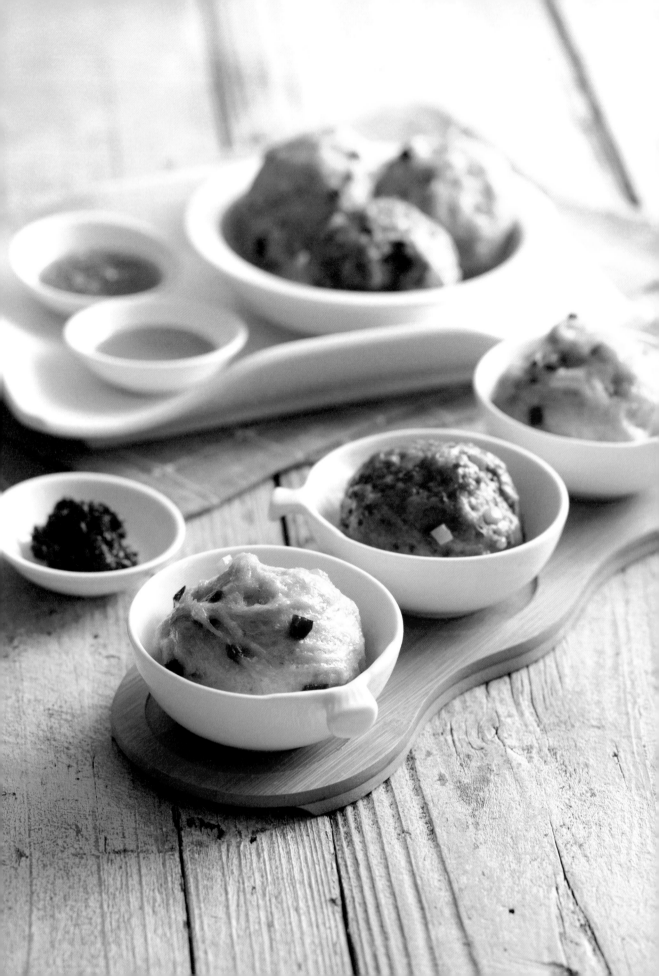

本道料理示範用油

紅花大菓

鬆軟香Q的口感、鄉村田園好氣味！

茶油雙味地瓜饅頭

茶油達人料理

Tips

使用天然的山藥、南瓜、地瓜、芋頭等鬆綿口感及天然豐富色澤食材來做饅頭，可以令人食指大動，若是將這些食材蒸熟、搗泥，再添加到麵糰混合，口感及香氣會略減。

這些食材的含水量不同，必須注意作法及比例的調配。山藥及南瓜含水分約82%，不宜切塊、切丁，和在麵團裡（水分過多，會讓蒸好的饅頭外型較不好看，口感也較差）；地瓜和芋頭含水量約65%（與麵糰質地較接近），可以切塊、攪碎，與麵糰揉合，可呈現多層次的口感。

竹蒸籠每次用完後都要清洗乾淨，放在室溫下自然風乾約1～2天，乾燥後再收藏起來。不建議將竹蒸籠放在太陽下曝曬，因為在蒸的過程中會吸收很多水分，如果放在太陽下曝曬，容易因急速脫水，而造成竹片收縮、彎曲變形，縮短竹籠的使用時限。

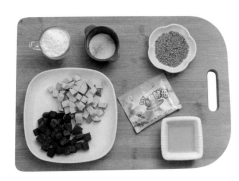

材料
中筋麵粉600g、紫地瓜塊100g、紫地瓜丁30g、黃地瓜塊100g、黃地瓜丁30g、亞麻籽仁粉30g、酵母粉10g、苦茶油20cc

調味料
海鹽1小匙、砂糖60g

作法

1　將黃地瓜塊放入容器中，用攪拌器攪碎，加入中筋麵粉300g、亞麻籽仁粉15g、海鹽1/2小匙、砂糖30g、酵母粉5g、苦茶油10cc，用手揉至均勻，塑成圓形狀麵糰。

2　將紫地瓜塊放入容器中，用攪拌器攪碎，倒入中筋麵粉300g、亞麻籽仁粉15g、海鹽1/2小匙、砂糖30g、酵母粉5g、苦茶油10cc，用手揉至均勻，塑成圓形狀麵糰。

3　將作法1、作法2的麵糰分別放入鋼盆中，上面覆蓋濕布，靜置約1小時（等待發酵完成），再加入紫地瓜丁、黃地瓜丁，用手搓揉均勻，取適量大小，逐一揉成饅頭的形狀，依序全部完成。

4　準備一鍋沸水，放上蒸籠（蒸籠內底層墊一層蒸籠紙），再一一擺入饅頭，以中火蒸約20分鐘至熟，即可取出食用。

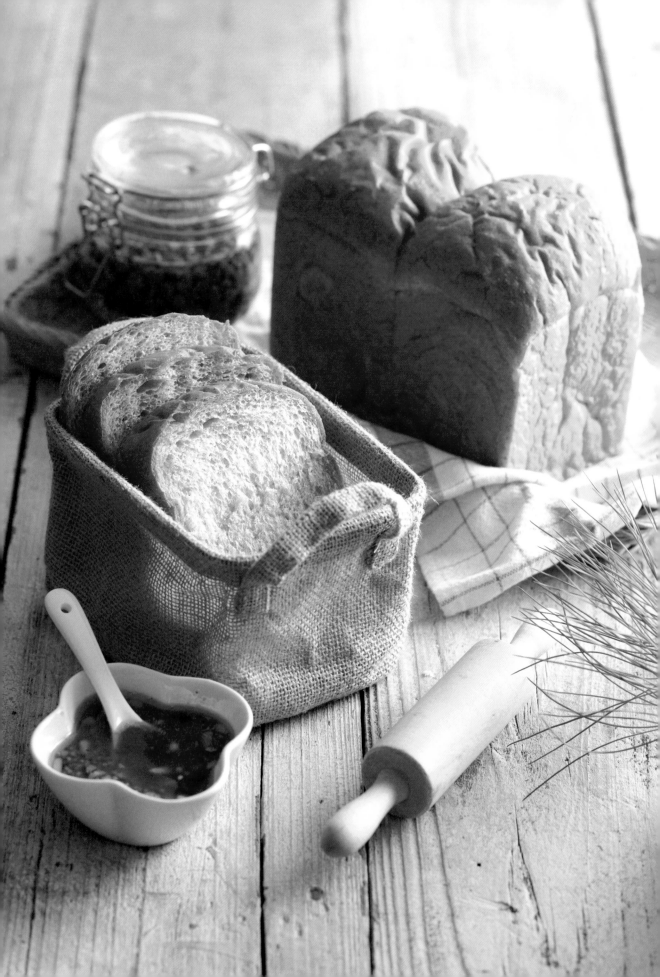

吐司可說是現今生活必備的主食之一，隨著健康概念的徹悟，特別香的、特別好吃的，原來不一定是健康的，往往還會造成身體的負擔，請試試這個配方吧！富含高纖維且充滿淡淡的麥香，煎個蛋、來片火腿，再烤片茶油麥香土司，美好的一天就從早餐開始。

本道料理示範用油

紅花大菓

讓豐盛的早餐拉開一日的幸福

茶油麥香吐司

Tips

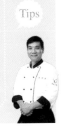

特別分享——
冠軍麵包達人料理
黃登科

○ 若要烤成傳統長方形的吐司，可加上蓋，然後發酵約至8分滿，即可移入已預熱好的烤箱裡。

○ 若無吐司烤模，亦可捲成長條形，如法國麵包般，依烤箱大小斟酌的長度。待烤好後，切成片狀，可沾果醬或任何口味的麵包醬。

○ 若想變化成巧克力吐司或是抹茶口味吐司，一開始就可加入材料與麵粉一起操作，附加的材料用量約5～8克即可。

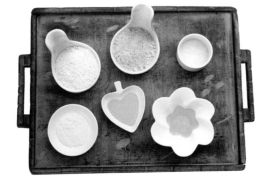

材料

高筋麵粉210g、全麥麵粉90g、砂糖24g、苦茶油24cc、鹽6g、奶粉6g、酵母粉6g、溫水195cc

準備

● 基本發酵：40～50分鐘
● 烤箱溫度：200℃
● 烘烤時間：30～35分鐘
● 使用器具：鋼盆、擀麵棍、大小量杯、切刀、濕布、吐司模具
● 完成數量：1條

1　將高筋麵粉、全麥麵粉、砂糖、鹽、奶粉倒入乾淨的鋼盆中。

2　酵母粉放入容器中，倒入溫水30cc，攪拌均勻，再倒入作法1。

3　倒入苦茶油24g、溫水165cc，開始用雙手搓揉約10分鐘，混合拌成麵糰。

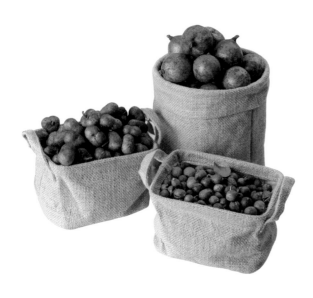

4　取一乾淨容器，鍋內層塗抹少許的苦茶油，放入揉好的麵糰，再蓋上濕布，靜置約40～50分鐘（待麵糰發脹至一倍大左右）。

5　將脹大的麵糰取出後，分割成2等份。

6　用擀麵棍將麵糰擀成長方形（約10╳15～20公分），然後用手將麵糰的右邊拉起往左折至中間，再將麵糰左邊拉起，往右折至中間（三折法），再次擀成長方形。

7　由上方開始往下捲起，將收口處捏緊。

8　將捲好的麵糰放入烤模中（一個靠左、一個靠右，貼近模壁），再蓋上濕布，等待最後發酵30～40分鐘（約發酵至烤模九分滿）。

9　移入已預熱好的烤箱中，以200℃烘烤約35分鐘，取出，輕敲烤模，即可倒出完成的麥香吐司。

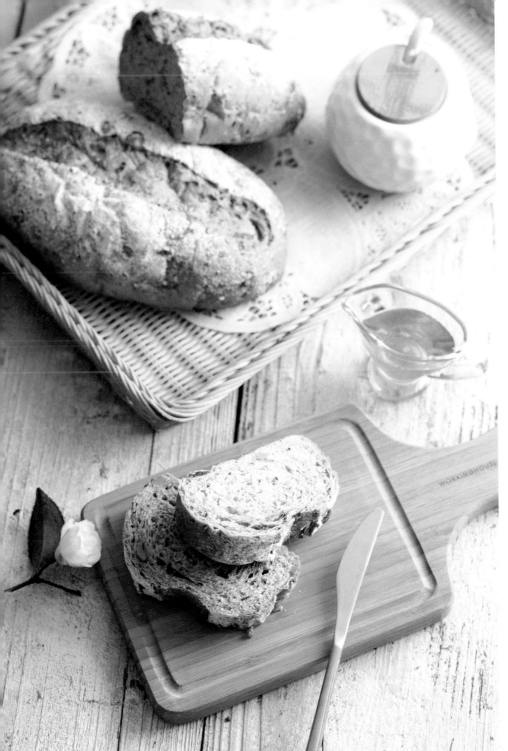

金花小菓

質樸無華的滋味，愈嚼愈香

茶油綜合堅果麵包

這道麵包是以老麵作為發酵種，加入新的全麥麵粉製作，可縮短發酵時間，成品的麵包口感也帶有獨特的香氣與迷人的嚼勁，唯一最特別的是材料上使用了苦茶油、綜合堅果，讓口齒留香、健康加倍，烘焙完成後，光看外表就是超質樸、超健康的美食，很難不愛上它！

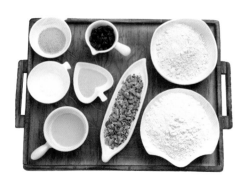

老麵糰材料
高筋麵粉200g、酵母粉3g、溫水120cc

材料
高筋麵粉210g、全麥麵粉90g、二號砂糖15g、鹽6g、老麵糰60g、酵母粉3g、溫水210cc、綜合堅果40g、苦茶油15cc、葡萄乾40g

準備

- 基本發酵：40～50分鐘
- 烤箱溫度：200～220℃
- 烘烤時間：15～20分鐘
- 使用器具：鋼盆、擀麵棍、木匙、大小量杯、保鮮膜、切刀、濕布、噴水器、小濾網、鋸齒刀
- 完成數量：2個

特別分享——
冠軍麵包達人料理
黃登科

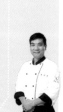

Tips

此款麵包使用的綜合堅果可以依自己喜歡的風味搭配，如黑白芝麻、杏仁角、南瓜子、葵花子、核桃等，吃得更開心，加入堅果及葡萄乾時，請勿過度搓揉，拌勻即可。

老麵糰若無法一次使用完畢，可先放置於冷凍庫保存，約可保存3～5天；使用時，只要在操作前取出，稍待回溫後即可使用。

用雙手搓至麵糰表面光滑，也就是麵糰要摸起來Q軟、Q軟的，不會太乾且不會沾手，大約需要搓揉10分鐘以上，才能將麵糰的筋性揉出來。

第 **1** 階段

基礎「老麵糰」製作

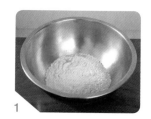

1
準備一個乾淨的鋼盆，倒入高筋麵粉200g。

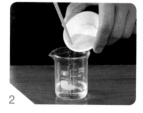

2
將酵母粉放入容器中，倒入溫水30cc，攪拌均勻。

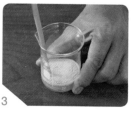

3
用筷子慢慢攪拌均勻，變成「酵母水」。

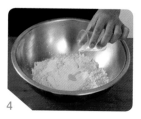

4
將「酵母水」倒入高筋麵粉中，再加入溫水80cc。

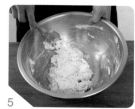

5
用木匙，以順時鐘方向攪拌均勻。

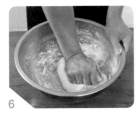

6
用雙手揉搓約7～10分
鐘（不沾手即可）。

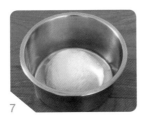

7
放入鋼盆內。

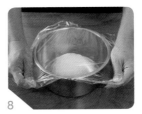

8
覆蓋保鮮膜，置於室
溫下發酵約1小時，移
入冰箱冷藏至隔夜，
即成「老麵糰」。

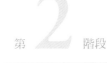

第 2 階段

混合基本麵糰

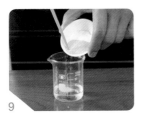

9
準備溫水（約35～
40℃），倒入酵母粉
拌勻。

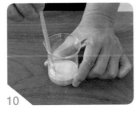

10
用筷子慢慢攪拌均
勻，變成「酵母
水」。

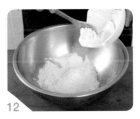

11
將高筋麵粉放入鋼
盆。

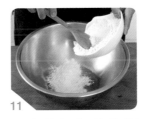

12
再倒入全麥麵粉。

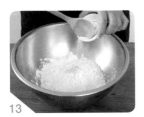

13
加入二號砂糖、鹽。

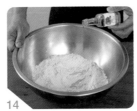

14
倒入苦茶油15g。

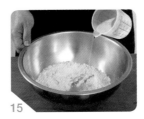

15
繼續加入溫水180cc。

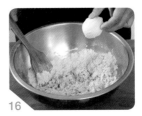

16
放入老麵糰60g。

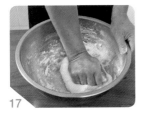

17
用單手揉搓麵糰，攪
拌均勻。

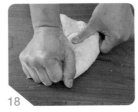

18
用雙手揉至麵糰表面
光滑。

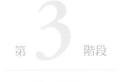

第 3 階段

添加堅果＋
麵糰完美整合法

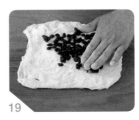

19
將麵糰整平，鋪上葡
萄乾，揉均勻。

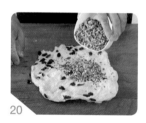
20 再將麵糰攤平，鋪上綜合堅果。

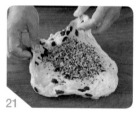
21 麵糰左右兩側，用雙手往上提起來。

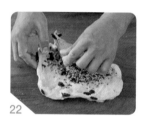
22 先將左側麵糰往中間拉。

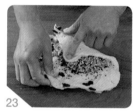
23 接著將右側麵糰，疊在左側麵糰。

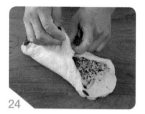
24 將麵糰兩側疊好。

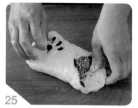
25 接著將麵糰上方及下方，往中間拉起包住。

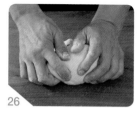
26 再將麵糰、堅果、葡萄乾揉搓均勻成糰即可。

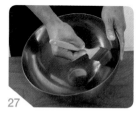
27 取一個鋼盆，鍋內層塗上薄薄一層苦茶油（預防沾黏）。

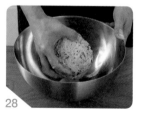
28 放入揉成圓形的麵糰。

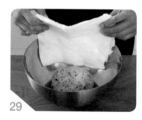
29 覆蓋一層濕巾。

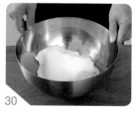
30 靜置於常溫下約1小時（進行基本發酵）。

第 4 階段

測試發酵成熟度

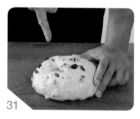
31 取出麵糰，用手指插入麵糰中，測示發酵度（手指拔出後，麵糰口不再收縮彈回即可）。

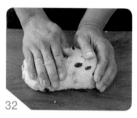
32 用單手輕拍麵糰，排出多餘的空氣。

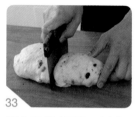
33 用切刀將麵糰分割成2塊。

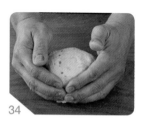
34 用雙手將麵糰塑成圓形。

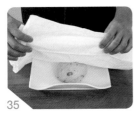

35
覆蓋上濕棉布，靜置約20～30分鐘發酵鬆弛。

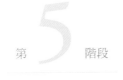

第 **5** 階段

麵糰塑型

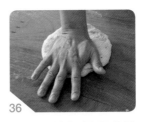

36
用單手將麵糰壓成橄欖型狀。

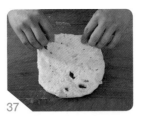

37
用雙手取麵糰下方約1/4寬度，拉起往上拉至中間。

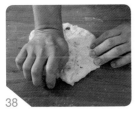

38
將拉起重疊的麵糰，用單手壓緊。

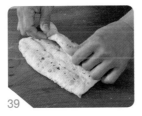

39
用雙手再取另一邊的麵糰約1/4寬度，拉起往中間折疊。

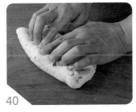

40
將兩側覆蓋的麵糰接口處，用手將中間接口處壓緊。

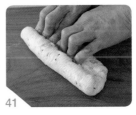

41
接著用雙手結合兩側麵糰收口處。

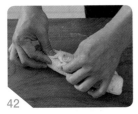

42
同樣用雙手，將中間接口處壓緊。

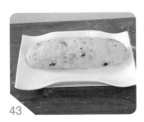

43
麵糰裝入容器中。

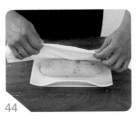

44
覆蓋濕布靜置約50～60分鐘，待麵包發酵完成（體積澎脹約快一倍）。

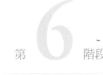

第 **6** 階段

烘烤程序

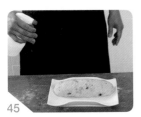

45
.在麵糰表面噴水。

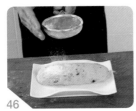

46
取過濾網，裝少許的高筋麵粉輕拍邊緣撒粉。

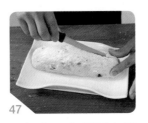

47
用鋸齒刀在麵糰上畫長直線。

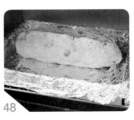

48
移入已預熱的烤箱（上下火200～220℃），烤約15～20分鐘。

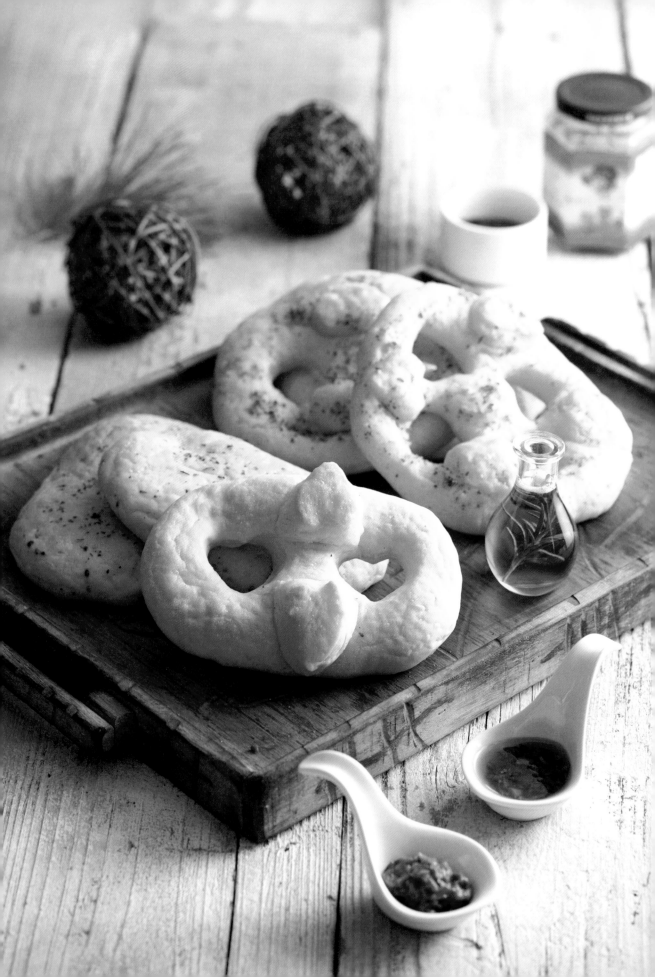

進階版
獨特點心&
甜點料理

拖鞋麵包是義大利最普遍的國民麵包，形狀像拖鞋，味道樸實、咬勁香醇，口感類似台灣的燒餅。義大利製作拖鞋麵包是用橄欖油，台灣燒餅則是用豬油，這款麵包改用鮮榨的苦茶油來製作，更是健康。將拖鞋麵包從中間對剖開之後，可以依個人喜好任意搭配食材。

您可以試試看這款改良的健康麵包，搭配自己喜歡的內餡，讓全家人感受滿滿的愛與幸福。

本道料理示範用油

金花小菓

吃飽又吃巧的國民美食

鄉村拖鞋麵包

特別分享——
冠軍麵包達人料理
黃登科
Tips

此款麵包的口味可以變化成西式或中式，例如：搭配義大利綜合香草、法式香草調味粉就是西式口味；若搭配大蒜綜合調味粉、香蒜黑胡椒等就會變成中式的口味。

製作麵糰的發酵時間會隨著當天氣溫變化而有所差異，因此您可以製作簡易的發酵空間，例如：在烤箱或微波爐內放入一杯熱水，增加溫度及濕度，即可讓原麵糰在設計好的發酵空間，自然發脹至一倍大左右。

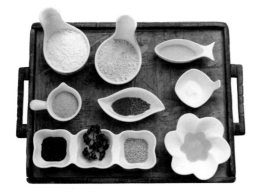

材料

高筋麵粉150g、低筋麵粉150g、砂糖6g、酵母粉3g、水175g、苦茶油15cc、熟黑芝麻適量、熟白芝麻適量

準備

- 基本發酵：40～50分鐘
- 烤箱溫度：200℃
- 烘烤時間：7分鐘
- 使用器具：鋼盆、擀麵棍、大小量杯、塗油刷、切刀、濕布、噴水器、模型
- 完成數量：4個

 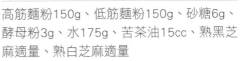

第 1 階段

混合基本麵糰

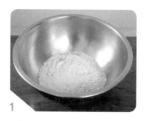

1
將低筋麵粉、高筋麵粉、砂糖倒入乾淨的鋼盆。

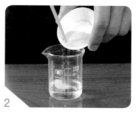

2
酵母粉放入容器中，倒入溫水30cc，攪拌均勻。

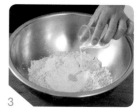

3
將「酵母水」倒入混合好的麵粉裡。

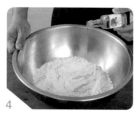

4
再倒入苦茶油15cc。

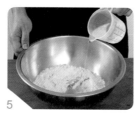

5
再倒入溫水165cc。

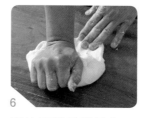

6
開始用雙手搓揉約10分鐘。

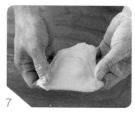

7
待麵糰的中心點，可拉出如吹泡泡般的透明膜。

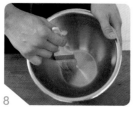

8
取一乾淨容器，塗抹少許的苦茶油。

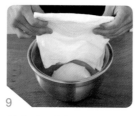

9
將揉好的麵糰放入，蓋濕布，靜置約40～50分鐘（待麵糰發脹至一倍大左右）。

第 2 階段

麵糰分割
及中間發酵

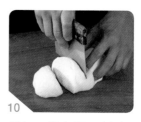

10
用切刀將麵糰分割成4等份。

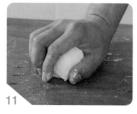

11
用手將每個麵糰搓成圓型狀。

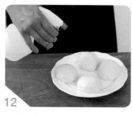

12
在麵糰表面上噴少許的水。

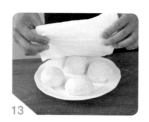

13
再蓋上濕布靜置約20分鐘。

第 3 階段

麵糰塑型

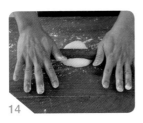

14
用擀麵棍將每個麵糰擀成橢圓形狀。

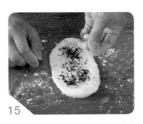

15
取一個麵糰加入熟黑、白芝麻（增加香氣）。

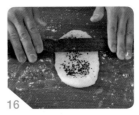

16
用擀麵棍將熟黑、白芝麻碾入麵糰中。

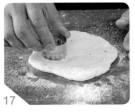

17
再取一個麵糰擀成圓型，用模型壓取造型（也可依個人喜好更換模具）。

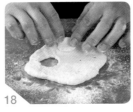

18
將壓取的造型，放在麵糰上方。

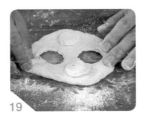

19
接著續用模型壓入，再將壓取造型，放在麵糰上方（依序將麵糰全部塑型完成）。

第 4 階段

烘烤程序

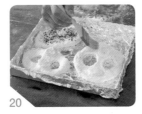

20
移入烤盤中，在每個麵糰表面上塗一層苦茶油。

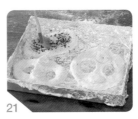

21
同樣在黑、白芝麻麵糰上塗一層苦茶油。

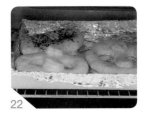

22
移入烤箱，以上下火200℃烘烤約7分鐘（烤至麵包表面呈微金黃色），取出。

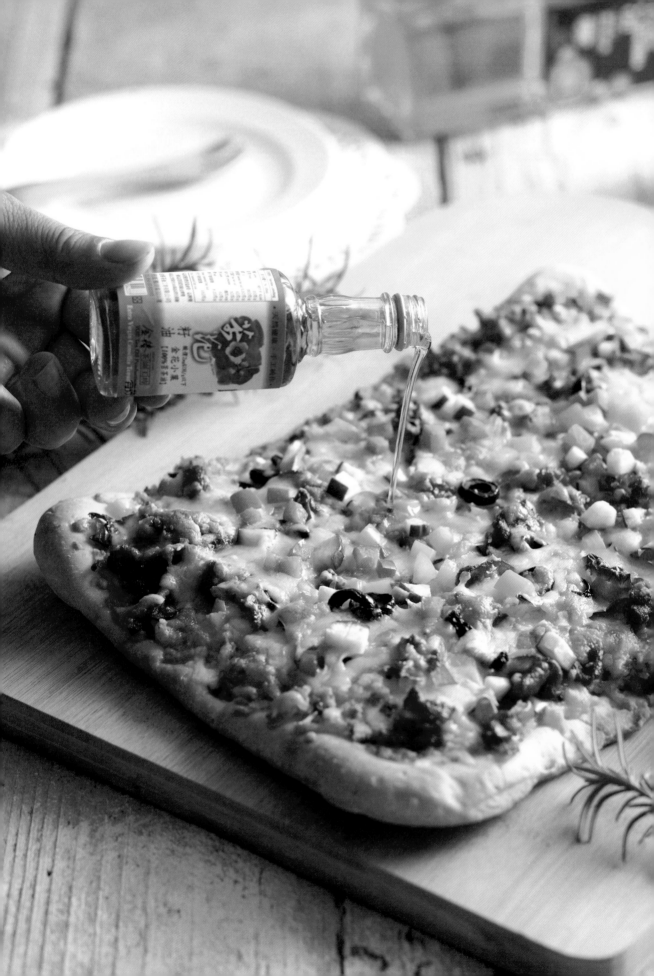

披薩是最受歡迎的無國界速食餐點，因為口味層次多變化，所以不分男女老少都喜歡吃，尤其是小朋友很少能夠抗拒披薩的吸引力，但此款米披薩的特色是以國人習慣的米主食特別調製的西方美食，把米食混搭100％茶油風味醬作為基底餡料，搭配各種時蔬與香煎肉片，讓品嚐的人每一口都可以同時享受兩種主食。此道料理亦可當成下午茶點心，保證老少咸宜，食指大動，回味無窮，健康營養更是百分百。

本道料理示範用油
**紅花大菓
茶葉綠菓**

引爆唾液氾濫的紮實好美味

瑪格麗特香烤米披薩

特別分享──
冠軍麵包達人料理
黃登科

Tips

此道披薩使用的香煎肉片，作法是取豬肉片加入少許醬油、胡椒粉、太白粉醃漬約15分鐘入味，用平底鍋加少許油煎熟即成。

烤完多餘的餅皮，可以使用塑膠袋包好，放進冷凍庫約可放置1個月，待下次使用再取出。

披薩上面的材料，可依自己的喜好挑選蔬食或海鮮、肉類等食材，但若是要將海鮮，如蝦仁、蟹肉、花枝等，記得必須先處理好，再放入熱水氽燙過，撈起，瀝乾水分。

熱白飯除了可用義式番茄拿坡里醬混合外，也能搭配其他的茶油醬料，如客家猴頭菇梅干醬、香菇香椿醬或是義式松子堅果醬等，變換不同的中西風格。

餅皮材料

低筋麵粉400g、高筋麵粉600g、砂糖20g、鹽16g、酵母粉10g、苦茶油30cc、溫水650cc

餡料

熱白飯約1碗、茶油義式番茄拿坡里抹醬適量、紅黃甜椒丁適量、小黃瓜丁適量、高麗菜片適量、黑橄欖片5個、乳酪絲100g

準備

- 基本發酵：40～50分鐘
- 烤箱溫度：180℃
- 烘烤時間：餅皮烤5～6分鐘、披薩成品烤15～20分鐘
- 使用器具：鋼盆、大小量杯、塗油刷、擀麵棍、叉子、濕布、湯匙、碗、鋁箔紙
- 完成數量：餅皮4個、披薩1個

第 1 階段

混合基本麵糰

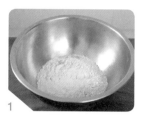

1 將低筋麵粉、高筋麵粉、砂糖、鹽倒入乾淨的鋼盆。

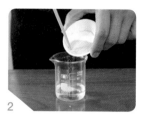

2 酵母粉放入容器中，倒入溫水100cc，攪拌均勻。

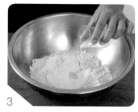

3 將「酵母水」倒入麵粉中。

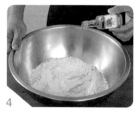

4 再倒入苦茶油30cc。

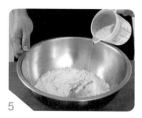

5 再倒入溫水550cc。

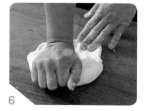

6 開始用雙手搓揉約10分鐘。

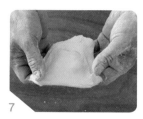

7 待麵糰的中心點，可拉出如吹泡泡般的透明膜。

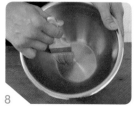

8 取一乾淨容器，塗抹少許的苦茶油。

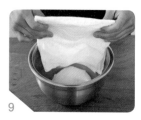

9 將揉好的麵糰放入鋼盆，蓋上濕布，靜置約40～50分鐘（待麵糰發脹至一倍大左右）。

第 2 階段

餅皮製作

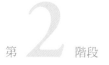

10 將麵糰分割4等份後，用擀麵棍擀成烤盤的大小。

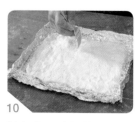

11 取叉子在餅皮上戳洞，一排接一排（烘烤時才不至於膨脹）。

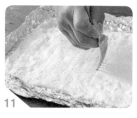

12 放入烤箱，以180℃的溫度，約烤6～8分鐘。

這款麵包是結合新竹縣峨眉鄉當地農特產品所研發出來的,曾榮獲「新竹縣農會」比賽的冠軍麵包,使用的材料有純蜂蜜、東方美人茶、桶柑、苦茶油與堅果,全台獨一無二,香氣口感更是別有一番風味。

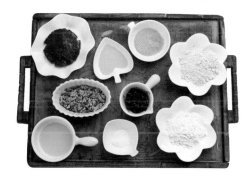

材料

高筋麵粉210g、全麥麵粉90g、純蜂蜜20g、鹽5g、酵母粉3g、溫水210cc、苦茶油15cc、老麵麵糰60g、綜合堅果40g、蜜漬桶柑丁40g、東方美人茶葉粉末1g左右

準備

- 基本發酵:40~50分鐘
- 烤箱溫度:200~220℃
- 烘烤時間:15~20分鐘
- 使用器具:鋼盆、擀麵棍、大小量杯、木匙、保鮮膜、筷子、塗油刷、切刀、濕布、噴水器、濾網、鋸齒刀、鋁箔紙
- 完成數量:2個

作法

1 將高筋麵粉、全麥麵粉、純蜂蜜、鹽,倒入乾淨的鋼盆中。

2 酵母粉放入容器中,倒入溫水30cc攪拌均勻,再倒入作法1。

3 倒入苦茶油、溫水180cc,放入老麵麵糰60g(製作方法詳見本書第200~201頁),開始用雙手搓揉至有筋度、表面光滑。

4 加入綜合堅果、蜜漬桶柑丁及東方美人茶粉末攪拌均勻,再搓揉成圓形狀。

5 取一個鋼盆,鍋內層塗一層苦茶油,再放入揉好的麵糰,蓋上保鮮膜,靜置於常溫下1小時,進行基本發酵。

6 去除覆蓋的保鮮膜,可用食指(沾少許麵粉)插入麵糰中,如果麵糰不會回彈,即是代表發酵完成。

7 將麵糰用切刀分割2個,搓揉滾成圓型,靜置約25分鐘。

8 取出麵糰,塑成橢圓形,續蓋上醒濕布,再覆蓋上濕棉布,靜置約40~50分鐘。

9 待麵包發酵完成後,用濾網上放上高筋麵粉,做最後麵糰表面的撒粉。

10 再用鋸齒刀在麵糰表面畫葉子線條,即可移入烤箱,放入已預熱好的烤箱(上下火200~220℃),再將麵糰放入烤15~20分鐘。

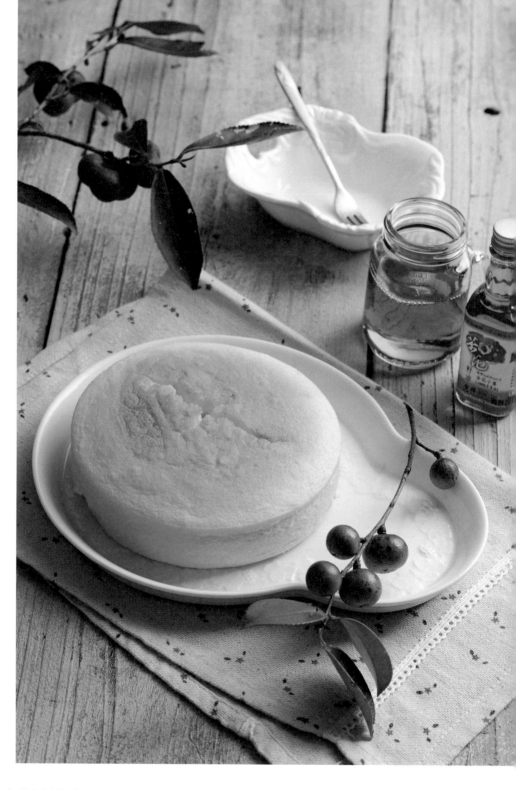

金花小菓

化過味蕾的濃郁柔滑

茶油香蒜輕乳酪蛋糕

當您雙眼凝視著金黃色澤的乳酪蛋糕，可以感覺到濕滑的唾液不斷地在嘴裡滾動著，從蛋糕傳遞過來的溫暖柔和氛圍，瞬間就可以瓦解您腦袋裡混亂的思維。不需要任何華麗的裝飾，不論是在夢幻的午夜或是斜陽的下午時刻，任誰也無法拒絕「茶油香蒜乳酪蛋糕」的魅力。

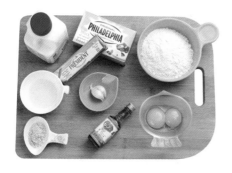

材料

蒜頭1小瓣、鮮奶86g、奶油28g、凝脂乳酪100g、低筋麵粉28.5g、蛋黃21g、蛋白66g、苦茶油7cc

調味料

海鹽適量、砂糖36g

作法

1. 蒜頭，切碎；低筋麵粉用過濾網過篩。烤箱預熱至150～200℃；烤盤盛水（約1公分高度），放入烤箱的下層一起預熱。

2. 苦茶油倒入鍋中加熱（約150℃），離火加入蒜頭拌炒（至蒜香味釋出即可，不可過焦），待冷，備用。

3. 取一小鍋，倒入鮮奶、奶油，以中小火煮沸，倒入凝脂乳酪，攪拌至沒有顆粒（溫度過低時，可再隔水加熱）。

4. 趁熱倒入低筋麵粉斷筋糊化，拌勻，加入作法2的蒜頭茶油、海鹽拌勻，再放入蛋黃攪拌均勻，即成「乳酪糊」。

5. 將蛋白加入砂糖攪打至濕性發泡（尖峰會稍微下垂），即成「蛋白霜」。

6. 乳酪糊加入1/3蛋白霜攪拌均勻，再倒入剩餘蛋白霜輕拌均勻。

7. 烤模內層塗上奶油，模型底墊烤盤紙，倒入作法7，移入烤箱（以隔熱水烤）。

8. 以上下火約150～200℃，先烤約15分鐘，再調上下火110～150℃烤約45分鐘（烘烤時，要隨時查看，如果覺得蛋糕表面色澤太淺，可提高上火再烤幾分鐘，直到漂亮上色即可）。

茶油達人料理

Tips

如何判定茶油香蒜起司蛋糕已烤熟？您可以用手輕按表面有彈性，蛋糕內層沒有浮動感，同時蛋糕周圍已乾燥凝結脫離烤模即表示烤熟，可以品嚐。

濕性發泡是指一直攪打蛋白，細小的泡沫會愈來愈多，直到整體如鮮奶油般的雪白泡沫（可將打蛋器向上舉起，蛋白泡沫不會滴下的程度）。

可以滿足健康需求的甜點

雜糧戚風健康蛋糕

戚風蛋糕的口感綿密細緻，是男女老少咸宜的超人氣蛋糕，但是利用苦茶油入味就比較少見了，看看蛋糕的配方，不難發現還是為了您的健康，等您來做看看喔！

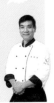

特別分享——
冠軍麵包達人料理
黃登科

Tips

所謂的「分蛋打法」就是蛋黃及蛋白分開打發。當您敲開雞蛋時，可使用市售分蛋器快速有效地將蛋白與蛋黃分離，也不用擔心會混合在一起。

泡打粉主要是作為烘焙膨鬆劑，如海綿蛋糕、甜甜圈、餅乾等都需要，可分二種：含鋁泡打粉及無鋁泡打粉。此道蛋糕是以較符合健康的無鋁泡打粉及雜糧粉作為烘焙的原料，讓食用者吃得安心又健康。

蛋白鍋及蛋黃鍋在拌合的過程中，使用的力道不宜過重，以免消泡。

前置
準備工作

● 將雜糧粉以熱水（60〜80℃）60cc浸泡，口感更佳。

● 以清水沖洗葡萄乾後，再以適量的萊姆酒浸泡10分鐘。

● 將烤箱以上下火170℃預熱。

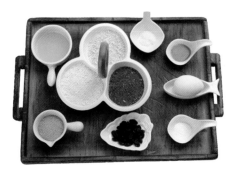

材料

蛋黃3顆、砂糖20g、蜂蜜10g、熱水60cc、全麥麵粉40g、雜糧粉40g、苦茶油40cc、無鋁泡打粉1.5g、蛋白120g、砂糖50g、葡萄乾100g、萊姆酒適量

準備

● 烤箱溫度：180℃
● 烘烤時間：25分鐘
● 使用器具：鋼盆、飯碗、大小量杯、打蛋器、戚風蛋糕專用瓦楞紙模
● 完成數量：1個

作法

1　蛋黃放入鋼盆中，以順時方向打散，再加入砂糖攪拌至呈淡黃色後，加入蜂蜜繼續攪拌均勻。

2　倒入已浸泡好熱水的雜糧粉、全麥粉、苦茶油拌勻。

3　另取一個鋼盆，將蛋白打至起泡後，分3次加入砂糖持續打發至攪拌器能豎起，有立角般的硬度為止。

4　取1/3打發的蛋白霜，加入作法2的蛋黃拌勻後，加入1/3打發的蛋白霜拌勻後，再倒回剩下的1/3蛋白霜繼續攪拌均勻，即成「麵糊」。

5　將拌好的麵糊倒入模型內，用橡皮刮刀整平表面，再輕敲模型，消除麵糊間空隙及存在麵糊中的氣泡。

6　加入酒漬葡萄乾，用筷子順時針輕輕攪拌，使其慢慢沉入麵糊中。

7　放入烤箱，用180℃的溫度烤約25分鐘，烤到用竹籤刺蛋糕不會沾黏為止。

8　烤完後，立刻取出蛋糕並倒扣於酒瓶或醬油瓶上待冷卻（避免塌陷），即成。

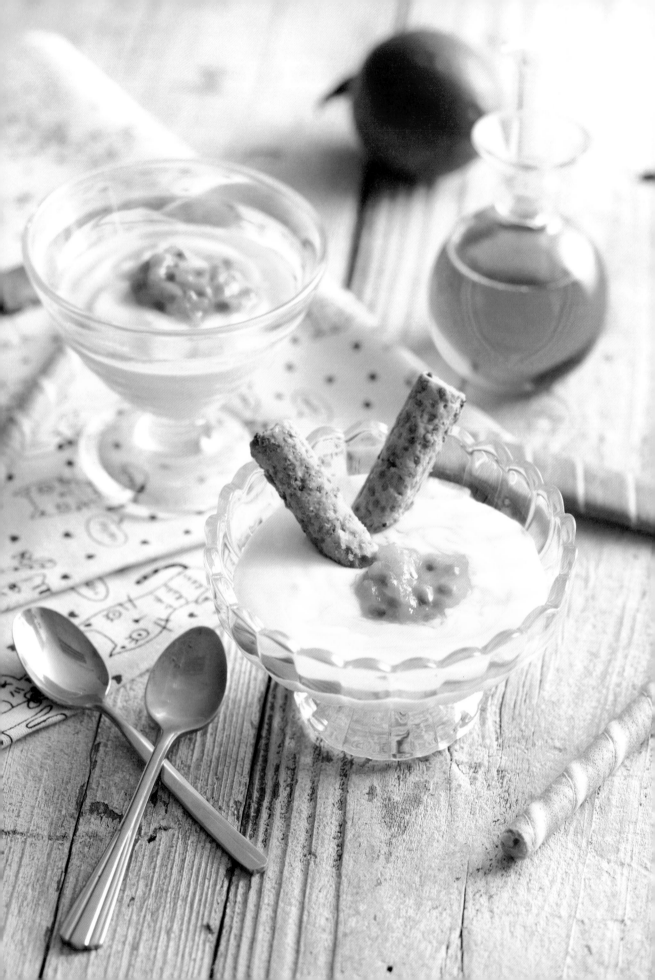

本道料理示範用油

金花小菓

茶油香脆百香優格

優質蛋白質與油脂，可補鈣、助消化、提升細胞能量，健康滿分

茶油達人料理

Tips

優格的來源是牛奶，所以吃優格同時也攝取了動物性蛋白質。由於菌種在牛奶裡分解蛋白質的不同程度會產生不同的形態，固態的稱為「優格（Yogurt）」，液態的稱為「優酪乳」。多吃優格可以抑制腸道中的壞菌、重整腸道消化功能、促進腸胃蠕動、改善便秘、加速新陳代謝，還可以增加飽足感！

此道料理也可以再添加亞麻仁籽油食用，同時達到ω-3・6・9脂肪與蛋白質均衡攝取，健康滿分！

健康美味的優格也可以自己做，只要準備鮮奶、益菌粉，放入電鍋插電靜置6小時或優格機，就能輕鬆凝狀完成哦！

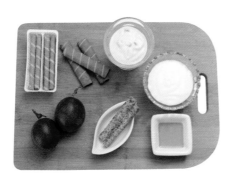

材料

市售原味優格1個、市售優酪乳1瓶、新鮮百香果2顆、各式捲心餅適量、苦茶油適量

作法

1　新鮮百香果洗淨，用紙巾擦乾水分，對切，用湯匙挖取果肉，備用。

2　將優格、優酪乳分別放在不同的容器中，再放入百香果肉、插入捲心餅。

3　食用時，淋入適量的苦茶油拌勻，即可享用。

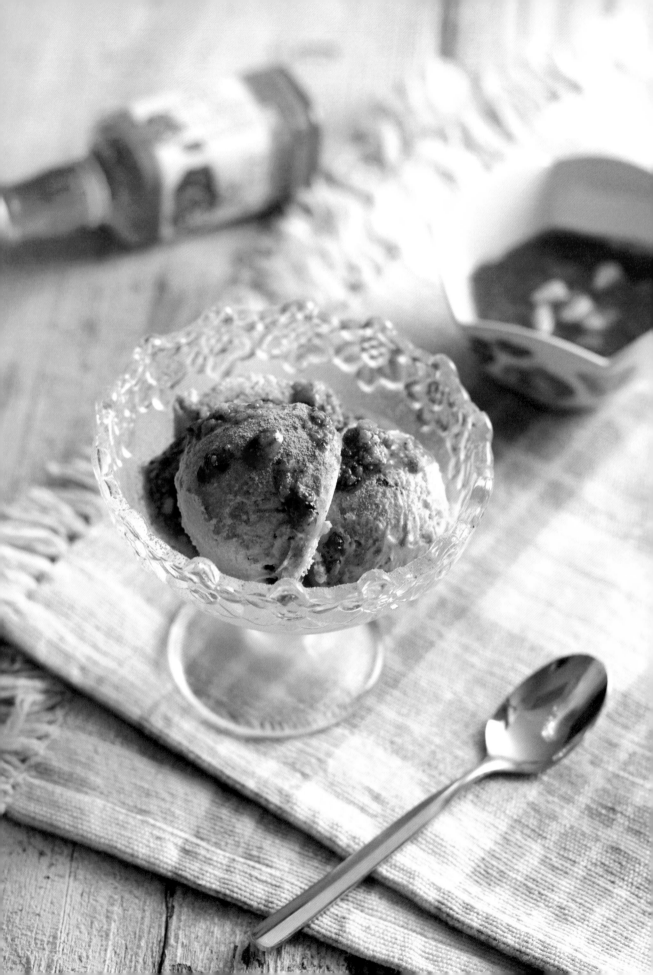

客家手作擂茶冰淇淋

難以想像的絕配、超乎驚奇的好滋味

茶油達人料理

Tips

當冰淇淋遇上了苦茶油，會擦出什麼樣的火花呢？對於好奇、喜歡體驗新口味的人，可能要親自品看看，才能經歷這種美妙的迷人滋味！在歐洲國家都是直接生飲好油，然而做沙拉、吃冰淇淋也會淋上好油，苦茶油＋冰淇淋的組合不僅不油膩反而帶有清新的果香味，小孩及老人都會喜愛這種吃法。

淋上苦茶油，會讓冰淇淋比單吃的口感更加提升，且層次分明，多了一層初榨苦茶油的香醇，清爽的香氣並沒有搶走冰淇淋的風采，而是巧妙的在口中合併融合出無法言喻的好滋味，如果再添加松子堅果醬，更可增加豐富的咀嚼口感，甚至也可以加入帕撒米果醋（濃稠的葡萄酒醋），更添風味喔！

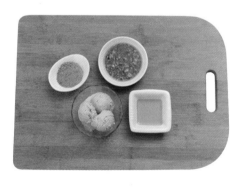

材料
香草冰淇淋250g、客家擂茶粉1大匙、苦茶油適量

調味料
茶油松子堅果醬1大匙（詳見本書第112頁）

作法

1 將香草冰淇淋放入容器中，撒上客家擂茶粉。

2 再放入茶油松子堅果醬，待食用時，淋入適量的苦茶油拌勻，即可。

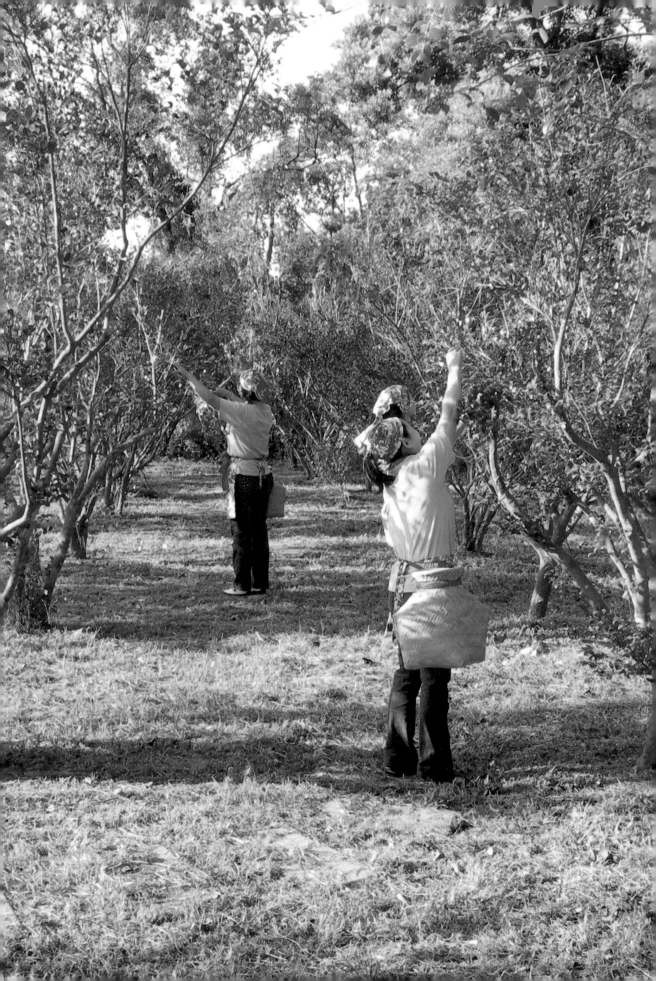

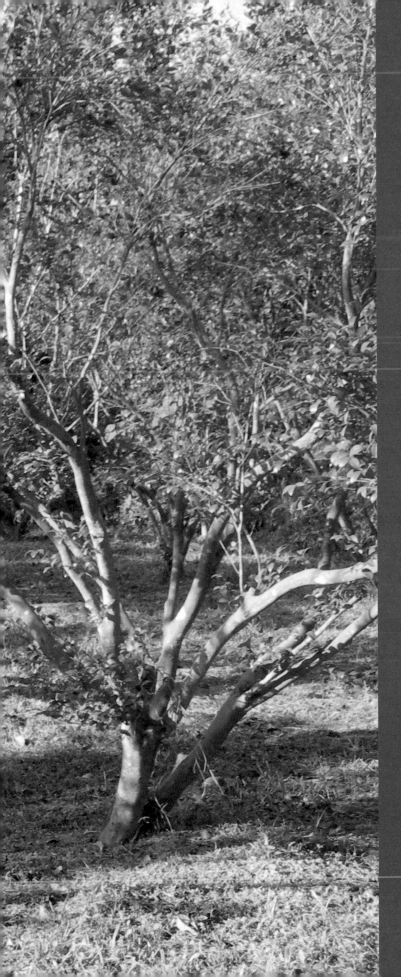

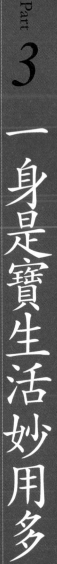

Part

3

一身是寶生活妙用多

美容保養環保DIY

苦茶油若只是拿來吃，可就大大虧欠了這個東方養生國寶。苦茶油的作用絕對超乎您的想像，「吃」只是基本而已，純正優質的苦茶油還可以拿來保養頭髮、肌膚或生飲、油漱，絕對讓您從裡到外，容光煥發，健康有勁！

茶籽應用。

廢棄「茶殼」再利用 ——
天然保健、環保除草劑
原物料

茶籽在經過乾燥與脫殼等加工過程後,會產生果殼(外殼)及種殼(內殼)兩種廢棄物料,在過去的農業時代裡,農民會直接將脫下來的茶籽殼鋪灑於農田間,以防止野草生長,尤其腐爛後的茶籽殼還可以增加土壤的肥沃度。

果殼中含有豐富的纖維素、木質素及醣、黃酮、皂素等,與少量的油脂、粗蛋白、灰分等,可以用來提煉糠醛(是工業上製作橡膠、樹脂等的原料,也應用於熱加工食品中)、木糖醇(是一種代糖)或培養菇類菌土(如栽植菇菌的太空包)等。另外,果殼中還含有多量的總酚及總黃酮量,抗氧化力佳,研究顯示,果殼抽出物清除自由基的效率與兒茶素、維生素C兩種標準抗氧化劑相近,深具

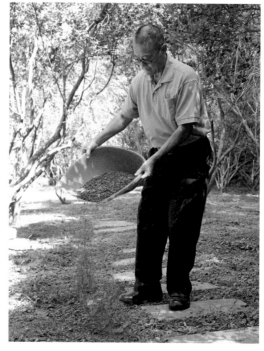

以茶殼覆蓋茶樹週邊,可抑制雜草生長。

發展保健食品的潛力。

透過現代化的技術,經碳化處理後,堅硬的**種殼**可製成「土壤改良劑」及「有機肥料添加劑」等,直接拿來覆蓋果園、茶樹、花卉、菜園等周邊環境,可以抑制雜草生長,降低除草劑的使用。若利用活化技術將之製成活性碳,則可供工業用途;若碳化溫度達700℃以上,更可以製作為除濕、除臭包及枕頭

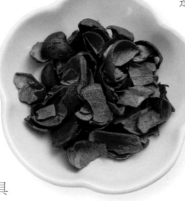

第一道去除的果殼。

內容物之用；磨成粉後，也可供高級肥皂、洗面乳之用；此外，透過液化程序，種殼可再生利用製作為生質柴油或鍋爐使用的重油。無論是果殼或種殼，只要能善加利用，就可以讓環保的天然資材有效循環、再利用。

茶籽粕仁片狀。

廢棄「茶粕」再利用 —— 無毒清潔、池塘、菜園防蟲害原物料

茶籽榨完油後剩下來的茶渣（又稱茶粕或茶籽粕）通常還含有未完全榨乾的油脂，以及醣類、粗纖維、粗蛋白、皂素、黃酮、灰分等多種物質，具有多種活性，呈現片狀或餅狀。若將茶粕溶於水中並醱酵後，就是最天然、最好的土壤改良劑。

茶粕含有8～14％珍貴天然茶皂素（Tea Saponin），具有良好的起泡性，是相當優良的非離子型表面活性劑，可作為水劑或可溶性粉劑農藥的優良助劑，能有效改善農藥的物理性能，提高藥液在生物或植物

茶箍餅狀。

體表的附著力，對於農藥具有增效作用。難能可貴的是，天然的茶皂素能自動降解，對環境並無毒害，在分離的過程中，也不會對農藥的化學性能產生影響，反而有利於農藥的貯存。

許多農民會利用茶粕遇水會溶出茶皂素（皂鹼）的天然特性來消滅福壽螺、蝸牛、釘螺等，因為融入水中的茶皂素會對福壽螺、蝸牛等軟體動物造成刺激，致使它們大量分泌黏液，最終因為體液過度流失而死亡。此外，茶粕也可作為殺蟲劑，用以防治地老虎、線蟲等害蟲；或作為鰻、蝦、蟹等特種水產養殖的清塘殺菌劑。

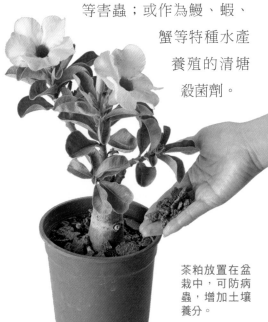

茶粕放置在盆栽中，可防病蟲，增加土壤養分。

Use tips　**小小茶粕的大作用**

．．．．．．．．．．．．．．．．．．．．．．．．．．．

清塘殺菌

　　茶粕含有具溶血作用的皂角苷素，對水生生物具有殺滅作用，可以殺滅池塘裡的各種野雜魚蝦、蛙卵、蝌蚪、螺蚌及螞蝗等，但一旦遇水就會迅速去除毒性，而不會對人體造成傷害，且成本低廉，因此水產養殖業者經常用來作為清塘殺菌劑。

營養餌料

　　茶粕含有粗蛋白質11～12％、脂肪5～7％、無氮浸出物40～50％、磷酸0.37％，每1000克含有消化能8.37～10.05％兆焦，其蛋白質中含有魚類所需的十幾種胺基酸，是養魚的好飼料。但茶籽粕不能直接餵魚，必須經過發酵，淬出皂素後，才能進行餵食。

增加地力

　　除了殺菌效果外，茶粕含有豐富的粗蛋白及多種胺基酸等營養物質，浸水後，有利於浮游生物大量繁殖，既可作為水產養殖的基礎餌料，同時也是良好的有機肥料，能供土地養分，改善種植環境。

福壽螺剋星

　　福壽螺的繁殖力及生命力強盛，農田裡只要有福壽螺，往往只要剛插下禾苗，馬上會被啃光，是農民最頭痛的頭號公敵。茶粕中的茶皂素溶於水中即會破壞、刺激軟體動物的黏膜組織，因此將茶粕施放於田間，可以有效防治及殺滅福壽螺，降低農民的損失。

取代化學農藥

　　茶粕除了可以消除水塘中的害蟲外，也可消除地底下的害蟲，如金寶螺、血吸蟲、菜蟲、木材腐朽菌、植物病原菌等（但也可能會傷及益蟲，如蚯蚓等）。把茶粕拌入土壤裡，再種植作物，如地瓜、竹筍、薑、蔥、蒜、洋蔥等，農作物比較不會受到蟲害的侵蝕，也會長得較肥碩。此外，農民若是皮膚有傷口，使用茶粕，也可以避免化學農藥對農民產生的健康威脅。

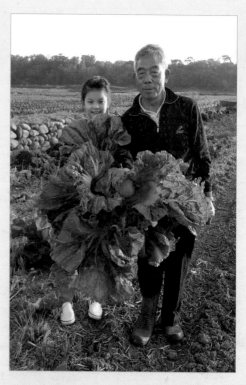

在茶園裡使用茶粕來種植蔬菜長得大又肥。

環保「茶籽粉」妙用多
——餐具、廚具及蔬果天然清潔原物料

除了農業及水產養殖業外，茶粕也是一般家庭的清潔良伴。透過現代化的技術，餅狀、片狀的茶粕破碎、研磨後可以製成綿密細緻的「茶籽粉」（又稱苦茶粉），保留天然的植物皂素，與水充分溶解後，能產生細緻的泡沫，具有殺菌、去污、除臭、易沖洗、不殘留等優點，用來清潔蔬果碗盤、居家打掃，既安心，又不會殘留任何不好的物質。

茶籽粉是老一輩的生活智慧，雖然一度因為化學清潔劑普遍而沒落過，不過，近年來環保意識抬頭，所以有愈來愈多的家庭主婦或環保餐廳，甚至是食品加工廠的機具清潔、學校營養午餐的餐具清洗，以及輪胎業、修車業的師傅都普遍使用，甚至取代一般常見的化學清潔用品。相信大家都希望以天然、安全、無毒的天然植物原料，降低日常生活中使用化學清潔劑的頻率，以免對健康造成傷害。

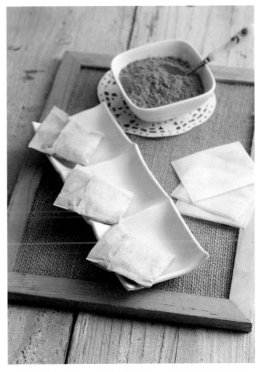

將茶籽粉放入茶包袋使用，好沖、好洗不阻塞水管。

然而，也有消費者擔心使用茶籽粉會造成水管堵塞，或放久了會結塊發黴，產生油耗味……而拒用，其實現代的茶籽粉與麵粉一樣，粉末相當細緻，並不像傳統茶籽粉的粒子較粗大而容易結塊，只要加入清水混合之後，充分攪拌至溶解，即可以避免茶籽粉結塊，或流入水管

茶籽粉。

後，長時間與油漬、食物殘渣凝結而造成阻塞。不過，由於茶籽粉是含有豐富蛋白質的天然物質，放久也是會壞掉，所以應避免浸泡一大鍋，並使用超過三天以上，最好是當天泡水使用完畢。尤其是炎炎夏日，環境溫度較高，容易導致水質發酸或產生異味，應避免過夜。

茶籽粉清潔液DIY

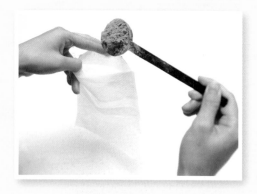

動作 *1* 用湯匙取適量茶籽粉，裝入過濾袋（約七分滿）。

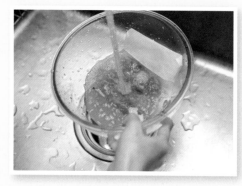

動作 *2* 將裝好的過濾袋放入容器中，加入適量的清水。

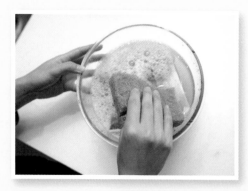

動作 *3* 充分攪拌混合均勻，即成「茶籽粉清潔液」。

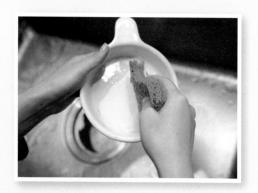

動作 *4* 用菜瓜布沾「茶籽粉清潔液」，清洗任何的餐具。

茶籽粉的4種使用方法

方法 1	方法 2	方法 3	方法 4
裝入濾茶包袋	裝入調味瓶	裝入有噴頭的瓶罐	濾茶包袋殘留的茶籽粉
° 清洗餐具。 ° 清洗蔬果。	修車師傅清潔黑手。 (注意瓶口保持乾燥,預防受潮,以免結塊、發黴)	清洗廚房流理台、廚房排油煙機或油膩膩的牆壁。	可放置於盆栽,當植物的有機肥料。

Use tips **茶籽粉使用的小技巧**

　　天然的茶籽粉多少都會殘留一些茶籽殼的成分,溶解後,底部的沉澱會有細細的顆粒,為了預防阻塞水管或清洗時有不舒服的感覺,可以將苦茶粉裝入濾茶包袋後再泡水使用,這樣做,使用起來更便利、更省水;但一次不要裝太滿,以免茶籽粉滲出。

　　使用完的濾茶包袋裡若還殘留有茶籽粉,可以放置於盆栽,作為植物的有機肥料,但要注意,短時間內不能使用過度,以免養分過量,反而讓植物不堪負荷。

　　另外,也可以將殘留的茶籽粉裝入有噴頭的瓶子,加入適量溫水,充分搖勻後,直接噴在流理台、排油煙機或油膩膩的牆壁上,再加以清洗,具有加強去除油污的效果。

茶油保養。

養生進階必學技 ——
每日一回，長保健康

清晨生飲苦茶油，滿足身體對維生素的需求

台灣民間素喜用苦茶油作為治療胃疾的偏方，尤其是有胃潰瘍問題和腸胃不好的人，早起空腹飲用苦茶油，連續飲用一段時間，應可以明顯感覺到症狀有所改善。

生飲苦茶油的方法

▼

早起時

▼

空腹飲用1小湯匙
（約5～10c.c.）的苦茶油

▼

一天不超過30cc為宜
（喝苦茶油時，需間隔30分鐘再喝水，
以免影響吸收度）

口腔排毒法～油漱口

據說，「油漱口」（Oil Pulling）是來自印度有千年歷史的口腔清潔法，是很值得推薦的一個重要的自然健康法。

任何時間都可以做油漱口，但對於剛開始做油漱口的人，建議要空腹，而且最好是在早餐前進行。如果吃飽飯之後才要進行，請等待3～4小時之後再進行，千萬不要在剛吃飽時就馬上做油漱口，如此可能會造成噁心，甚至是嘔吐的現象。

但對於已經實行油漱口一段時間的人來說，會愈來愈習慣，而且不容易受到外在因素或時間的影響，因此隨時都可以進行，沒有限制。

之所以會建議在晨起空腹時進行油漱口的一個重要原因，是因為此時口腔裡的細菌是最多的，等到吃完飯後細菌會被吞下去，再做油漱口的效果就沒那麼好了。

• 剛開始，每天做2～3次，分別是早、中、晚（睡覺前），對於牙周更健康，也比較不容易感冒。

- 可以使用橄欖油、苦茶油、椰子油、麻油等，但以鮮榨苦茶油最理想。
- 較忙錄的人，可以利用每天起床、刷牙前，做油漱口的動作，每天至少進行1次，幫助口腔排毒，有助於身體健康。

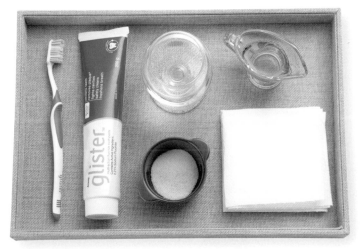
油漱法的物品及用具。

● **適合油漱口的時間：**

- 清晨剛起床（刷牙前）。
- 外出回來或任何時間。
- 感覺到口腔比較不乾淨。

● **油漱口前的準備動作：**

油漱口前建議先喝點水，特別是嘴巴太乾的時候或覺得口渴時，即表示身體需要充足的水分來分泌口水。口水在油漱口的過程中是必須的，可以幫助移除細菌及與細菌作戰，並維持口中的酸鹼平衡。

● **油漱口須準備的物品：**

- 苦茶油1～2茶匙
- 溫水1杯
- 鹽少許
- 牙膏、牙刷
- 餐巾紙

● **油漱口進行：**

- 油漱口的時候，口腔會分泌口水，口

水會混合並乳化油，油會變成乳白色，如果油沒有變成乳白色，就表示油脂在口腔裡沒有充分攪動。一般來說，只需要用力漱油幾分鐘就會讓油變成乳白色。

- 有時，在做油漱口的時候，會覺得喉嚨後方產生黏液，或感覺噎住了，此時只要把油吐掉，並將喉痰清掉，重新倒油再繼續漱口即可，這時也不需要重新計算時間，只需要全部的時間加起來20分鐘即可。

● **油漱口完成：**

- 吐掉油脂時，請吐到餐巾紙上並加以包覆後，丟入垃圾桶裡，不要直接吐在水槽或是馬桶裡，以免時間久了，油脂可能會造成水管阻塞。
- 吐掉油之後，請喝溫鹽水，清潔口

腔,把殘餘的油脂清除乾淨。如果口腔和喉嚨仍覺得有點乾,可以再喝點溫鹽水滋潤。

● 油漱重點:

· 不要仰著頭漱口,以免吞下油脂,或讓咽喉受到刺激而導致嘔吐。

· 不要把油吞下去,因為油裡面充滿著細菌與毒素。但如果不小心,把油吞下去,也不用過於擔心,只是要盡量避免比較好。

油漱口健康 4 步驟

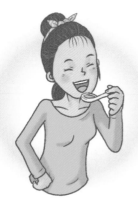

步驟 1 早起空腹時,倒5～10cc的油在嘴巴裡。

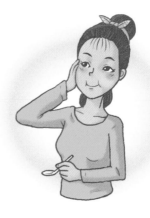

步驟 2 在嘴巴裡漱口(讓油與口水混合變成乳白色)持續漱油約15～20分鐘。

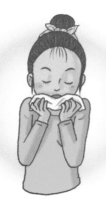

步驟 3 將油吐在餐巾紙上,包覆後,再丟入垃圾桶。

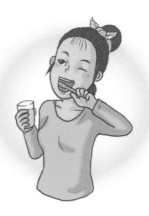

步驟 4 用溫鹽水漱口,清潔口腔後,再進行日常刷牙動作。

苦茶油的美麗保養法 —— 護理、頭髮、皮膚、按摩

在古早的年代裡，沒有號稱現代科技的化學產品，沒有琳瑯滿目的美容、美髮、保養品，古人只能善用天然資源，譬如將苦茶油與自然飲食及食療養生相結合，腸胃舒暢了，身體自然就會健康，皮膚也會變得光澤有彈性，例如：慈禧太后、蔣宋美齡等名人，都是利用苦茶油作為養生駐顏的秘方。

苦茶油富含不飽和脂肪酸，在美容界素有「美容酸」之稱，只要不飽和脂肪酸供應充足，人的皮膚就能保持細嫩潤澤，而苦茶油所含的維生素E（生育酚）及抗氧化成分非常豐富，對於皮膚損傷、衰老及更年期不適都能有效防止。

《中國中醫藥大辭典》中有記載：「茶油不僅營養豐富，且具有重要的藥用價值，包括增強血管彈性和潤性，延緩動脈粥樣硬化，增加腸胃的吸收功能，防止神經功能下降，提升人體的免疫力。外用能潤澤皮膚、治躁裂、慢性濕疹」。

苦茶油具有可迅速被皮膚吸收的親膚性，一直以來都是美容的保養聖品，既可用於護髮，幫助髮絲滑順、預防乾裂分岔，亦可養顏，塗抹於臉部，可幫助減少細紋、預防曬斑、消除黑眼圈與眼袋、滋潤唇部等等。此外，還有活血化瘀、防護傷口、淡化疤痕等多項功能。

現在有愈來愈多的人知道要使用苦茶油卸妝，或用苦茶油加點蜂蜜敷臉，或用苦茶油幫小Baby塗抹身體、按摩全身；也可在護髮素加入苦茶油攪拌均勻，均勻塗抹在頭髮上，再以蒸汽護理，可讓髮絲柔順、細緻；也有講究的男士，以苦茶油取代刮鬍膏，刮完鬍子，臉部不僅不緊繃，反而更細緻。

回想老祖母的年代，老祖母們總是解開髮髻，用木梳沾點苦茶油將長長的頭髮逐一梳開來，苦茶油不僅能保持髮色烏黑亮麗，還有殺菌、止癢、去污、潤髮的效果，能在頭髮上形成保護膜，防止髮絲毛躁分岔與掉髮。

相對於現代人使用的護髮乳、養髮素等，都是非天然的化工物品，使用過量，還會傷及皮膚或是頭皮，導致過敏，反而不如天然的苦茶油來的健康、安全、安心。若能結合家中隨手可得素材，自製天然、安全的苦茶油貼身保養品更是理想。

滋養噴霧髮妝水

秀髮健康柔順、恢復髮絲活力及光澤

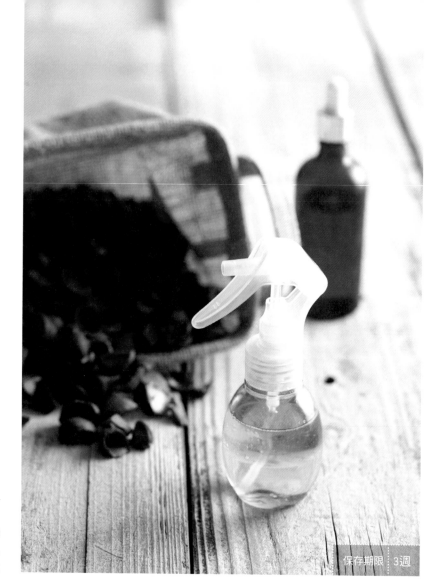

保存期限｜3週

材料

苦茶油30cc
純水或蒸餾水80cc
複方精油（薰衣草、薄荷、天竺葵等）20滴
150ml噴瓶1個

作法

1 噴瓶洗淨，自然曬乾。

2 將所有的材料裝入噴瓶中，混合均勻。

3 使用前，先搖勻融合，即可使用。

茶油美容達人

Tips

建議一次不要泡太大瓶，以2～3週的使用量為宜。此外，因為油不溶於水，因此油會浮在水面上為正常現象。

精油除了可以綜合苦茶油的味道以外，還能讓頭髮有精油的香氣及兼具調理頭皮的功效。

精油可因個人喜好調整、搭配種類及分量，如薰衣草及雪松可改善油性髮質；檸檬具有潔淨、平衡油脂淨化作用；洋甘菊可幫助頭髮有光澤、柔順；迷迭香能促進頭髮生長；馬鞭草對髮質有軟化及烏黑亮麗等作用。

滾珠潤澤護唇膏

回復雙唇豐盈水感、水嫩嘟嘟唇！

天然茶香 護唇護膚 DIY

茶油美容達人 Tips

● 苦茶油倒入唇油滾珠瓶時，請裝八分滿就好，避免溢出。

● 若重複使用唇油滾珠瓶2次以上，務必清洗乾淨，加以烘乾後再使用，避免瓶中有使用過的苦茶油殘留，與新加入的苦茶油混合。

● 使用唇油滾珠瓶抹嘴唇之後，記得要栓緊瓶蓋，避免與空氣接觸，造成氧化現象。

材料

苦茶油8cc
10ml深色唇油滾珠瓶1個

作法

1　將唇油滾珠瓶洗淨，自然曬乾。

2　將苦茶油倒入唇油滾珠瓶，即可使用。

保存期限：2～3月

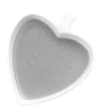

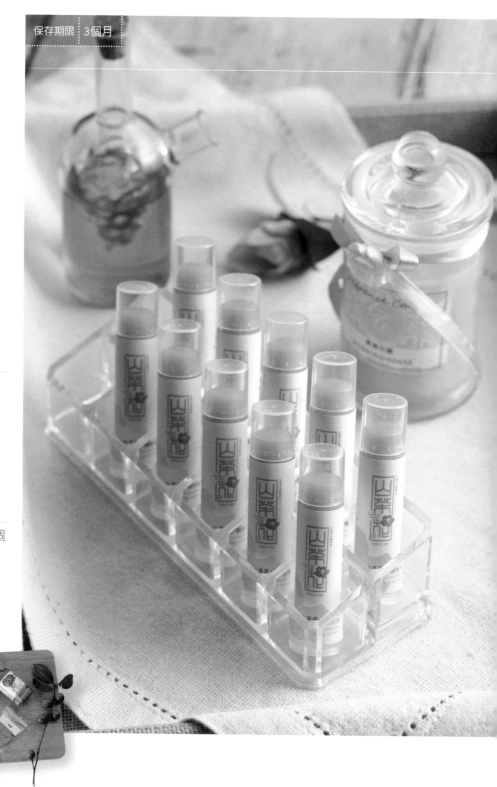

輕盈滋潤護唇膏

預防嘴唇乾裂、雙唇滋潤有光澤

材料
苦茶油25cc
蜂蠟5g
茶樹精油2滴
檸檬精油2滴
抗菌劑0.5g
5g唇膏管6支

工具
100ml玻璃燒杯1個
攪拌棒1支
餐盤1個
磅秤1個
隔熱墊1個
電磁爐1台

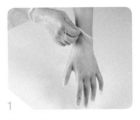

1 雙手戴上乾淨的手套。

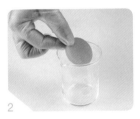

2 將蜂蠟放入燒杯中，移到磅秤上，測量重量。

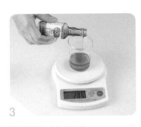

3 再倒入苦茶油25cc。

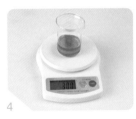

4 精準檢視燒杯的總重量。

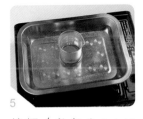

5 燒杯（餐盤注入1/3滿的水）以文火隔水加熱，煮至蜂蠟快溶解。

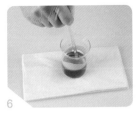

6 取出燒杯，放置於隔熱墊上，用攪拌棒拌至蜜蠟完全溶解。

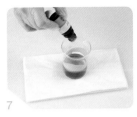

7 待溫度稍降，加入茶樹、檸檬精油再攪拌均勻，再倒入抗菌劑混合，即成「唇膏液」。

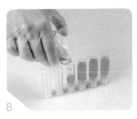

8 將唇膏管排列整齊，再由左至右倒入「唇膏液」。

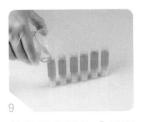

9 檢視唇膏管的「唇膏液」容量均衡。

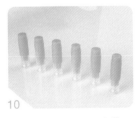

10 開始靜置，等到「唇膏液」的溫度降至常溫（呈凝固狀）。

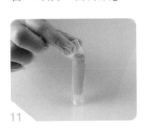

11 取瓶蓋蓋上。

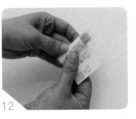

12 貼上標籤識別，即完成專屬自己的天然、手作苦茶油「輕盈滋潤護唇膏」。

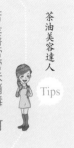

茶油美容達人 Tips

若是唇膏管未消毒，可取用75％藥用酒精擦拭再使用。

這一款護唇膏的成分是基本款，也可再添加少許蜂蜜或乳木果油，增加潤澤保濕度，並可依個人喜好酌量添加不同種類的精油。

做好後，請放置於冰箱中，加速凝結時間，或靜置3小時以上，以增加硬度，方可使用。

唇膏因質地較為柔軟，每次使用只要稍微往上旋轉一點即成，不要轉上又轉下，以免斷裂。

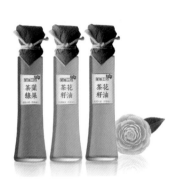

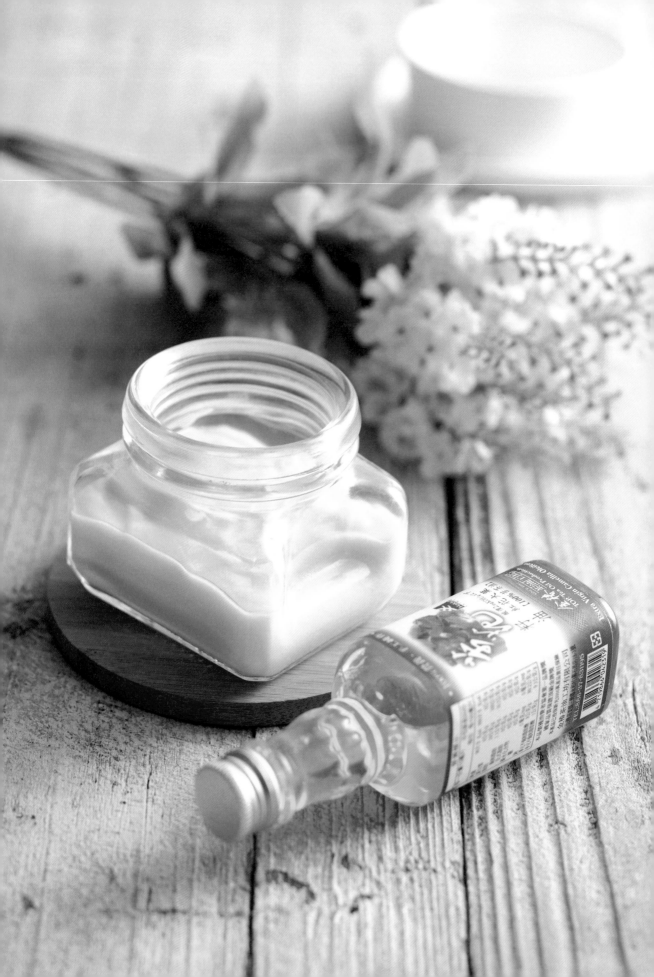

益母草可以活血，有助於面容青春永駐；桃仁化瘀可使面容紅潤、氣色變好；白芷具有潤白、淡斑、淡疤的作用；小茴香精油可降低黑色素沉著，達到美白、淡斑的作用。這款漢方乳液可促進面容循環代謝，淡化黑色素沉著，達到美白、讓皮膚潤澤的作用。

美白保濕乳液

潤澤、白淨，讓肌膚透亮有光彩，貌似童顏

材料　益母草2錢、桃仁1.5錢、白芷2錢、小茴香精油5滴、苦茶油（紅花大菜）20cc、抗菌劑0.5cc、乳化劑8cc

作法

1 準備一個乾淨的中藥袋，放入益母草、桃仁、白芷後，用清水沖淨，放入容器中。

2 放入熱水200cc浸泡約5分鐘，撈除中藥袋，濾掉中藥汁。

3 將中藥袋放入湯鍋中，加入清水150cc，以中火煮至剩約90cc，放涼，再濾出，倒入容器裡。

4 加入小茴香精油、苦茶油、抗菌劑及乳化劑快速攪拌均勻，即成「美白保濕乳液」。

保存期限
3個月

美容中醫
陳玫妃（靖妃中醫診所院長）
手作天然保養品

Tips

。**製作小叮嚀：**
在過濾藥汁時，建議使用兩層濾茶包袋，可以完整去除藥物的雜質，有助於成品的質地更加細緻、均勻。

。**使用方法：**
此款漢方美白保濕乳液全身均可使用。使用於身體時，可用手以輕拍方式幫助皮膚吸收。

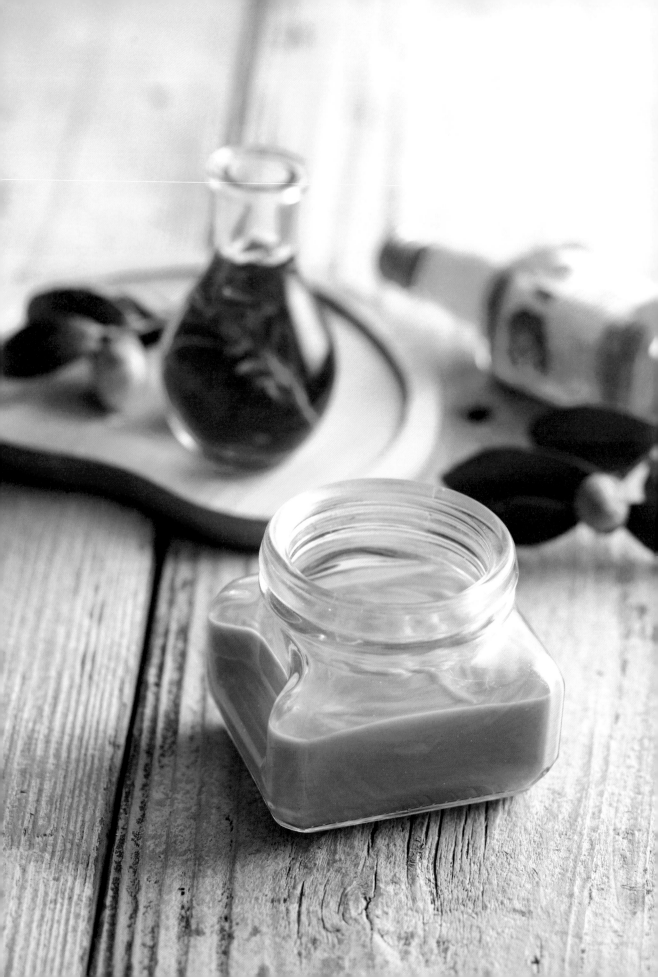

防皺淡斑精華霜

防皺、祛斑、滋潤肌膚彈性，讓皮膚紅潤有光澤

高麗參能潤膚駐顏、滋養肌膚，所含的人參皂苷，可促進皮膚膠原蛋白合成，促進肌膚光滑柔軟有彈性，達到抗皺、抗老化的效果；黃精有助於肌膚達到新生的作用；當歸可使肌膚光澤紅潤，搭配沒藥精油有潤膚及保濕的作用。這款漢方精華霜可以改善肌膚皺紋，使面容展現天天好氣色。

材料

高麗參2錢、黃精2錢、當歸2錢、沒藥精油5滴、苦茶油（金花小菓）20cc、抗菌劑0.5cc、乳化劑8cc

作法

1 準備一個乾淨的中藥袋，放入高麗參、黃精、當歸裝好，再用清水沖淨。

2 放入熱水200cc浸泡約5分鐘，撈除中藥袋，濾掉中藥汁。

3 將中藥袋放入湯鍋中，加入清水150cc，以中火煮至剩約80cc，放涼，再濾出，倒入容器裡。

4 加入沒藥精油、苦茶油、抗菌劑及乳化劑快速攪拌均勻，即成「天然防皺淡斑精華霜」。

保存期限
3個月

美容中醫
陳玫妃（靖妃中醫診所院長）
手作天然保養品

Tips

● 製作小叮嚀：
全部的藥材與使用的器具，都必須先洗淨後，用熱水浸泡5分鐘，達到殺菌後再使用。

● 使用方法：
臉部洗淨後，做好基礎保養，即可取用「防皺淡斑精華霜」於臉上稍加按摩，輔助肌膚吸收。

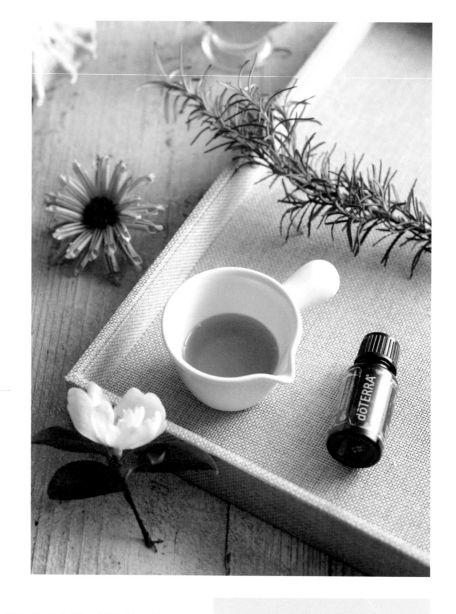

美人滋潤按摩油

柔滑如絲緞般的質地，可深入潤澤肌膚

材料
苦茶油20cc
複方精油20滴

作法

1 取一個乾淨的容器，倒入苦茶油。

2 再滴入複方精油混合均勻。

3 即可直接取用，均勻塗抹全身按摩肌膚（用量可自行酌量增減）。

茶油美容達人

Tips

茶油富含不飽和脂肪酸的成分，具有迅速被皮膚吸收的親膚性，且有美容酸之稱號，按摩身體的肌膚可以達到舒壓、潤膚的作用。

天然茶香
護唇護膚
DIY

臉部、身體滋養噴霧

恢復嫩肌光澤、強化肌膚保水性

茶油美容達人
Tips

● 建議一次不要泡太大瓶，以2～3週的使用量為宜。

● 此外，因為油不溶於水，因此油會浮在水面上為正常現象。

● 若沒有絲瓜水，可以使用日常所用的化妝水、玫瑰水、純水等取代。此外，可依個人喜好的香氣及功效、調理等，自行加入複方精油調配。

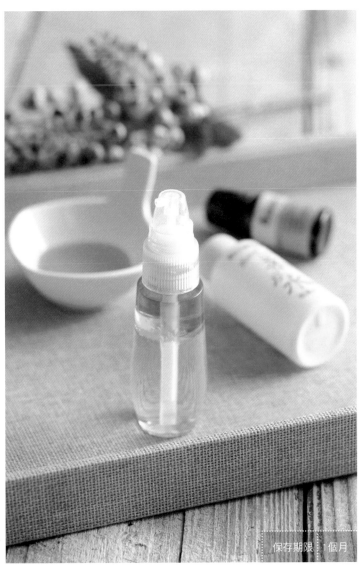

保存期限：1個月

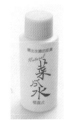

材料

苦茶油20cc
絲瓜水60cc
複方精油（薰衣草、檸檬、茶樹等）15滴
100ml噴瓶1個

作法

1　噴瓶洗淨，自然曬乾。

2　將所有的材料裝入噴瓶中，混合均勻。

3　使用前，先搖勻融合，即可使用。

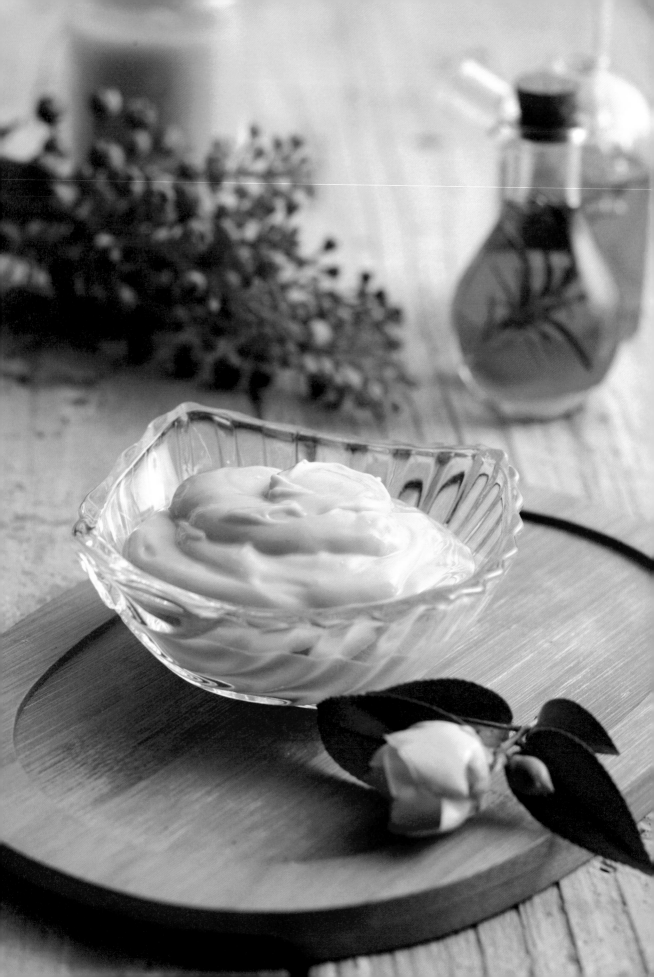

手足龜裂修護霜

更新老廢角質，增加腳部皮膚彈力保濕

白木耳能潤膚、代謝老廢角質；天門冬可潤澤肌膚且具有很好的美白保濕作用；知母有助於臉部緊實，減少及預防皺紋產生；搭配生薑精油能使皮膚散寒，促進手足末梢氣血循環。此款漢方修護霜有助於手足溫經滋潤、修護肌膚，達到潤澤、光滑及保濕的作用。

材料

白木耳1錢、天門冬2錢、知母2錢、生薑精油5滴、苦茶油（茶葉綠菓）20cc、抗菌劑0.5cc、乳化劑8cc

作法

1　準備一個乾淨的中藥袋，放入將全部材料，再用清水沖淨，放入容器中。

2　放入熱水200cc浸泡約5分鐘，撈除中藥袋，濾掉取中藥汁。

3　將中藥袋放入湯鍋中，加入清水150cc，以中火煮至剩約80cc，放涼，再濾出，倒入容器裡。

4　加入生薑精油、苦茶油、抗菌劑及乳化劑，快速攪拌均勻，即成。

保存期限
3個月

美容中醫
陳玫妃（靖妃中醫診所院長）
手作天然保養品

Tips

● **製作小叮嚀：**
加入乳化劑與抗菌劑時，要快速攪拌，有助於增加混合均勻度與產品質感。

● **使用方法：**
洗完雙腳，浸泡熱水10分鐘，取適量的手足龜裂霜輕輕塗抹，有助於皮膚吸收、滲透。

美白粉嫩身體乳液

補水滋潤，讓肌膚更粉嫩有彈性

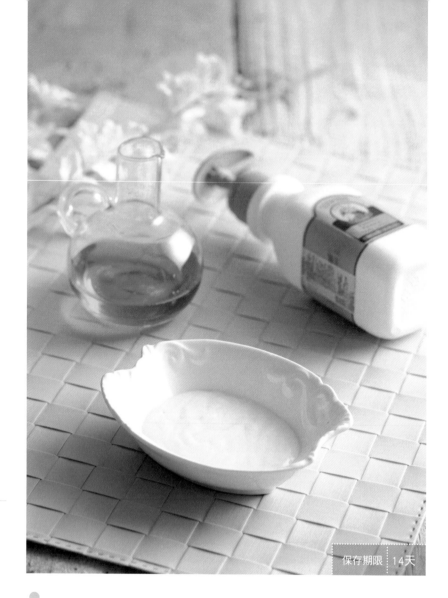

保存期限 14天

材料
美白保濕身體乳
10ml
苦茶油3cc
精油3～5滴

作法

1 取一個乾淨的容器，倒入美白保濕身體乳。

2 再滴入苦茶油、精油混合均勻。

3 即可直接塗抹全身的肌膚（用量可自行酌量增減）。

茶油美容達人 Tips

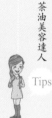

苦茶油的滋潤性會逐漸滲透表皮與皮下組織，趁著剛洗完熱水澡，血液循環良好且通暢，水分也比較充足，直接塗上薄薄一層「美白粉嫩身體乳液」，可增加皮膚快速吸收，增加柔潤親膚的質感。

苦茶油也適合直接塗抹於臉部及身體肌膚，因為苦茶油會透過皮膚快速吸收，可改善粗糙、乾裂的膚質，呈現亮澤的美肌。

去角質黑糖磨砂膏

促進經絡循環、代謝老化角質

茶油美容達人

Tips

• 黑糖含有豐富礦物質及甘醇酸，能肌膚促進新陳代謝，可去除老廢角質，形成瞬間亮白，保持肌膚潤澤。

• 黑糖粉有些品質較粗糙，因此最好是先用濾網過篩一次，去除粗顆粒再調合苦茶油使用，親膚性更佳。

• 去角質黑糖磨砂膏適用於臉部、唇部、膝蓋、手肘、腳跟及全身都適用。

材料

苦茶油10cc
黑砂糖粉15g

作法

1　先將黑糖粉放入濾網過篩。

2　取一個乾淨的容器，倒入苦茶油、黑糖粉直接混合均勻。

保存期限　3～5天

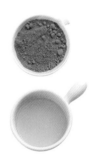

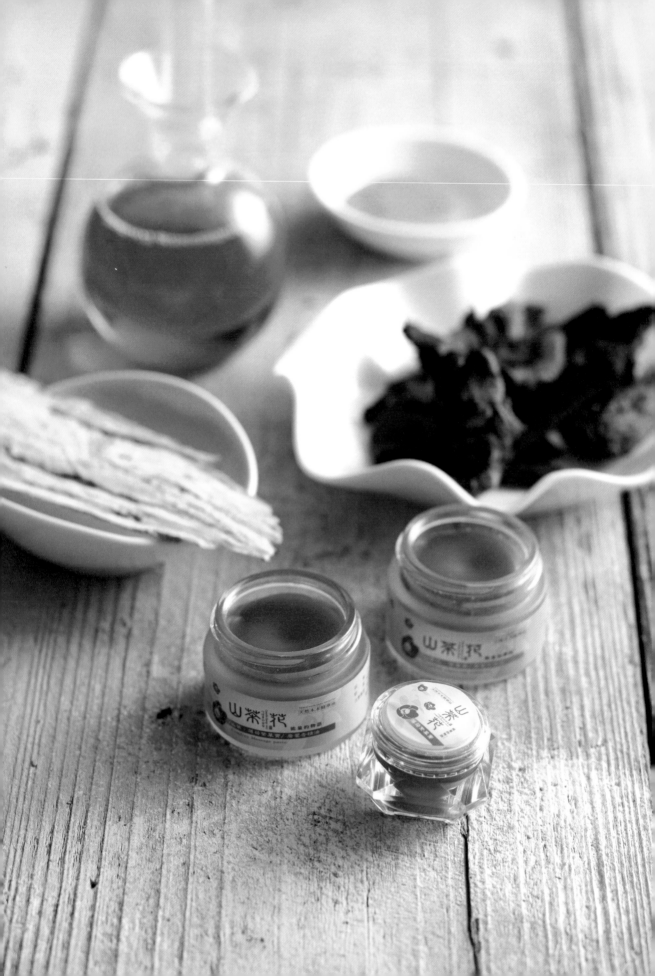

萬用紫草膏

止痛、止癢、燙傷、富貴手、抗痘，促進傷口癒合、修護肌膚

保存期限
6個月

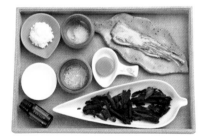

材料

紫草根15g、當歸15g、苦茶油160cc、天然蜜蠟16g、乳木果油10g、冰片2.5g、薄荷腦1.5g、複方精油6g、維生素E3g、75%酒精適量、抗菌劑1g

作法

1 將紫草根、當歸分別放入研磨器，研磨成細粉。

2 紫草根粉、當歸粉放入容器，倒入苦茶油浸泡7天，即成「紫草浸泡油」。

3 「紫草浸泡油」放入容器中，以文火加熱至130～140℃（溫度維持30分鐘），再以濾網過篩，取得浸泡油（萃取油脂）。

4 取一個燒杯，倒入浸泡油60g。以75%酒精擦拭填充容器，備用。

5 取一鍋子裝滿2／3水，放置瓦斯爐上加熱，將燒杯放入鍋子中（以隔水加熱方式）加熱。

6 再放入乳木果油、蜜蠟，加熱約5～10分鐘（可拿攪拌棒攪拌，使其完全溶解），待材料完全溶解後，熄火（請注意熱度，溫度降太低會凝固）。

7 取測溫器，待浸泡油降至60℃左右，加入冰片、薄荷腦、複方精油、維生素E、抗菌劑，快速攪拌至完全融合。

8 再倒入填充容器至九分滿，待溫度降低自然會凝固，即成。

使用器具

填裝容器約15個
燒杯1個
攪拌棒1支
濾網1支

茶油美容達人 Tips

萬用紫雲膏具有殺菌、消炎、促進傷口癒合、潤膚等作用，適用於局部止痛、止癢、刀燙傷、富貴手、青春痘、蚊蟲叮咬、尿布疹、香港腳等，主要成分為純中藥製作，溫和不刺激，無副作用，每日塗抹次數不限，但記得要先將傷口處的水漬擦乾淨。

紫草根自古以來常用於止痛、止癢、傷燙傷、富貴手、抗痘，促進傷口癒合、修護肌膚治療皮膚，同時也適合敏感性肌膚用，因為紫草根含有尿囊素，可促進皮膚新細胞生長、修護傷口；當歸有滋潤肌膚、活血止痛、循環、促進牙肉組織生成等作用；冰片有明顯的清涼感，具抗炎、止痛、抑菌、消炎等作用；薄荷腦外用清涼、祛痰和抑菌作用；乳木果油能促進表皮細胞再生，防止皮膚乾裂，有深層的滋潤作用。

省錢版
去角質茶皂
DIY

100％純茶油手工皂

從頭洗到腳，頂級呵護的天然配方，一洗就愛上它

保濕力：★★★★☆
洗淨力：★★★★★
起泡力：★★★☆☆
刺激性：☆☆☆☆☆

計算公式
茶油皂化值：0.1362
1. 氫氧化鈉用量→茶油用量×茶油皂化值
　 500cc×0.1362＝68.1
2. 純水用量→（氫氧化鈉重量÷0.3）－氫氧化鈉重量
　 （68.1÷0.3）－68.1＝158.9（四捨五入）

苦茶油可護膚、美容，是老祖先傳承的智慧，「100%純茶油皂手工皂」的優點是沒有添加界面活性劑、起泡劑、防腐劑等化學物，取自純天然的材料，呈現柔美的米黃色皂，此配方也可以依個人喜好再添加純精油，在淡雅清香中呈現芳療的效應，不僅可以怡然自用，也能加以裝飾為貼心好禮，享受幸福的氛圍。

保存期限
8-12個月

材料

苦茶油500cc、氫氧化鈉（顆粒狀）68.1 g、純水159 cc

作法

1　先戴上口罩及手套，取量杯，加入氫氧化鈉，放在磅秤上，測量所需份量。

2　將純水倒入氫氧化鈉中，用長筷輕輕攪拌至溶解（請小心操作，混合時溫度會升高），即成「鹼液」。

3　取溫度計測量「鹼液」，待溫度降至40℃以下，將苦茶油以緩慢的速度，用攪拌器邊攪邊倒（鹼液無需一次倒入，可分多次小量倒入）。

4　在皂液攪拌初期，一定要使用均勻的攪拌力量，持續攪拌20分鐘，之後可以攪拌一段時間，休息10分鐘，之後繼續攪拌。

5　因為茶油皂的攪拌時間非常長，如果不停地攪拌會非常累，所以只要初期的20分鐘不間斷攪拌，讓鹼液和油充分融合，之後就可以攪拌一段時間休息一會，恢復體力哦！（純茶油皂沒有額外添加其他油脂，只需要用無比的耐心和耐力攪拌數個小時，夏天大概需要8個小時左右，冬季可能需要12個小時以上哦！）

6　等待皂液濃稠到呈奶昔狀態（將攪拌器往上提起，可以畫出不會消失的8字型），接著倒入喜愛的造型模具，再裝入有蓋的保麗龍箱保溫。

7　等待24小時或48小時後，脫模，接著放在乾燥通風處曬皂60天（期間可以每隔一週翻面），就能得到洗淨感極佳的純100%茶油皂啦！

使用器具

口罩1個
手套1副
量杯1個
磅秤1個
長筷1支
溫度計1支
攪拌器1支
造型模具1個
保麗龍箱1個

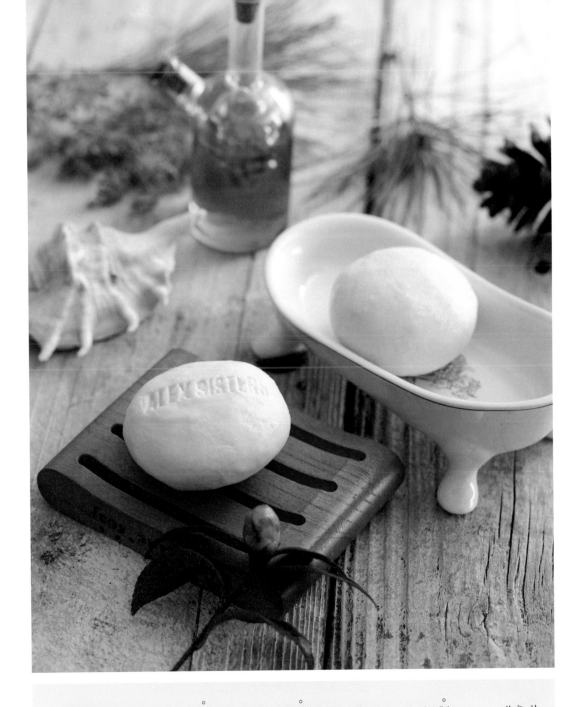

特別分享——
ALEXSISTERS 手工作坊
徐玲

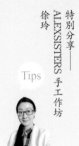

Tips

● **製備鹼液：**

在製備鹼液中所使用的純水也可以用豆漿、牛奶取代。在此製作階段要特別小心注意，由於氫氧化鈉溶解會放熱產生高溫，操作時務必要做好口、眼、手的防護措施。

● **混合油脂：**

各種油脂製成手工皂，具有不同的特性，例如：起泡性、洗淨力或硬度，可藉由不同的油脂混合達到平衡。

● **皂化反應：**

在特定的溫度下，把油脂和鹼液兩者混合均勻。攪拌可以用人力操作或是改以電動攪拌器做輔助，而攪拌動作必須持續進行不可間斷，隨著皂化的反應，混合物的濃稠度會逐漸增加。

燕麥茶油手工皂

女性最愛不釋手的經典皂款－保濕滋潤、抗老化的最佳配方

保存期限
8-12個月

保濕力：★★★☆☆
洗淨力：★★★★☆
起泡力：★★★☆☆
刺激性：☆☆☆☆☆

茶油皂化值：0.1362

計算公式

1. 氫氧化鈉用量→茶油用量×茶油皂化值
   500cc×0.1362=68.1
2. 純水用量→（氫氧化鈉重量÷0.3）－氫氧化鈉重量
   （68.1÷0.3）－68.1＝158.9（四捨五入）

蜂蜜能抗菌消炎，保濕滋潤；燕麥能賦予肌膚光滑如絲綢般的質感，展現愉悅、舒適和高雅的氛圍，搭配吸收了日月精華，壓榨出金黃色的茶花籽油，可以吸收水分或鎖住皮膚角質層水分、促進成纖維細胞合成膠原蛋白、抑制黑色素形成、淡化色斑，讓您保持年輕，且白皙靚麗的膚質。

材料

苦茶油500cc、氫氧化鈉（顆粒狀）68.1g、純水159cc、野生蜂蜜15g、燕麥細粉25g、燕麥粗粉少許

作法

1 先戴上口罩及手套，取量杯，加入氫氧化鈉，放在磅秤上，測量所需份量。

2 將純水倒入氫氧化鈉中，用長筷輕輕攪拌至溶解（請小心操作，混合時溫度會升高），即成「鹼液」。

3 取溫度計測量「鹼液」，待溫度降至40℃以下，將苦茶油以緩慢的速度，用攪拌器邊攪邊倒（鹼液無需一次倒入，可分多次小量倒入）。

4 在皂液攪拌初期，一定要使用均勻的攪拌力量，持續攪拌20分鐘，之後可以攪拌一段時間，休息10分鐘，之後繼續攪拌。

5 因為茶油皂的攪拌時間非常長，如果不停地攪拌會非常累，所以只要初期的20分鐘不間斷攪拌，讓鹼液和油充分融合，之後就可以攪拌一段時間休息一會，恢復體力哦！（純茶油皂沒有額外添加其他油脂，只需要您用無比的耐心和耐力攪拌數個小時，夏天大概需要8個小時左右，冬季可能需要12個小時以上哦！）

6 等待皂液濃稠到呈奶昔狀態（將攪拌器往上提起，可以畫出不會消失的8字型），接著添加野生蜂蜜、燕麥細粉、燕麥粗粉攪拌均勻，倒入喜愛的造型模具（或是以手工揉合塑型，如圓型、方型等造型），再裝入有蓋的保麗龍箱保溫。

7 等待24小時或48小時後，脫模，接著放在乾燥通風處曬皂60天（期間可以每隔一週翻面），就能使用到洗淨感極佳的純100%茶油皂啦！

使用器具

口罩1個
手套1副
量杯1個
磅秤1個
長筷1支
溫度計1支
攪拌器1個
造型模具1個
保麗龍箱1個

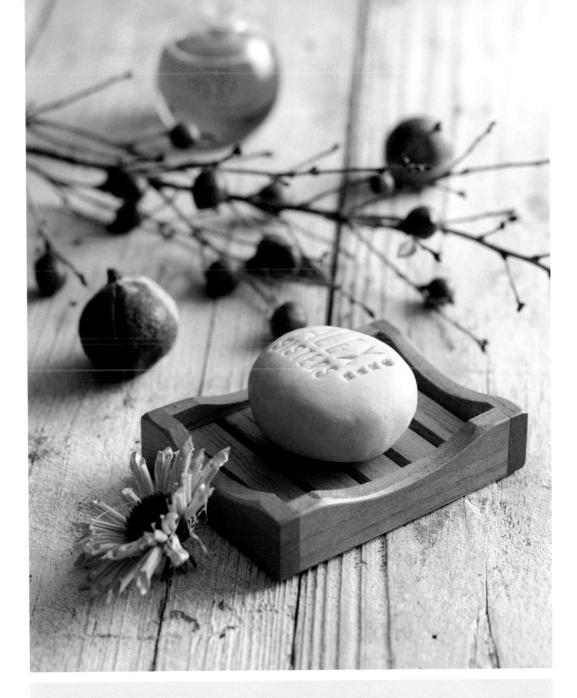

特別分享──
ALEXSISTERS 手工作坊
徐玲

Tips

加入添加物：
當皂液攪拌至接近濃稠度時，可以開始加入所需添加物，如精油、中藥粉、竹碳粉等，讓手工皂具有不同的香味、色澤及效用。

固化：
也就是把濃稠的皂液倒入模具，持續使其慢慢硬化為固體狀，到達合適硬度，即可切割適合的塊狀，再包裝、儲存。

熟成：
手工皂未熟成時 pH 值較高不能使用，必須放在陰涼通風處（避免潮濕）接觸空氣中的二氧化碳繼續中和，讓手工皂 pH 值應在 9 以下的中性到弱鹼性後即可使用，而手工皂的保存期約一年。

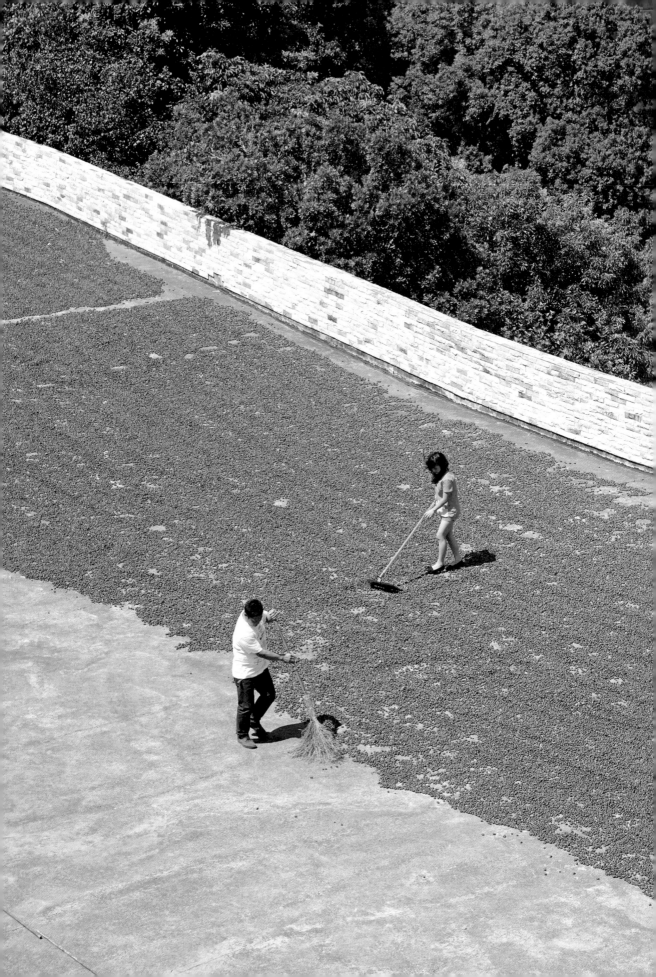

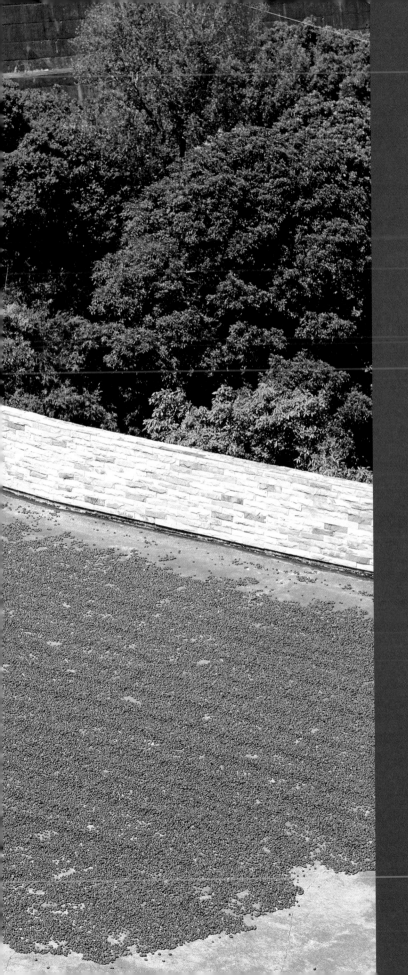

Part

4

親近產地的執著與堅持

一粒籽、一瓶油，牽起苦茶油的一世情

「做就要做到最好」、「絕對要堅守品質」，一步一腳印的氣魄不是用嘴巴說說而已，從滿山遍野的油茶樹就可以發現這一家人努力復育油茶樹的用心與毅力、對製油的堅持。台灣正因為有這樣一群默默努力的人而更美好！

苗栗三灣的永和山石馬店山區環境非常優美，前有永和山水庫，後倚山巒疊嶂的中央山脈，一眼望去是無盡的綠景，每年的1～5月，滿山遍野都是盛開的油桐花，仿若飄雪紛飛。

這裡，是父母親花費了近30年光陰，一點一滴、一步一腳印建立起來的茶油基地。從阿公時代，我們家就是製茶世家，父親（陳福康先生）從小就跟著阿公學做茶，一路走來，有感於整個家族都投入製茶行業，彼此競爭，有礙家庭和諧，父親毅然選擇自行創業！

承襲長輩的製茶經驗，秉持客家人硬頸不怕苦的精神，父親靠著一台中古摩托車往來山區收購茶菁，以傳統製茶工法製作茶葉後，再轉賣給茶葉加工廠。由於茶葉是季節性的作物，所以在非產季，父親會到後龍、花蓮等地收購花生轉賣榨油廠；及收購油桐籽，再轉賣到南部油廠加工生產桐油；也製作酸

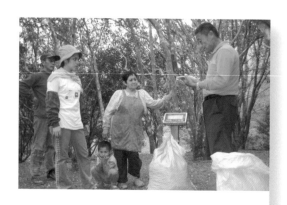

父親會直接至產地收購台灣在地生產的新鮮茶籽。

柑茶，批發給茶廠及溫泉飯店，銷往日本；此外，到了茶籽生長的季節時，父親還要到處收購新鮮茶籽，自己曬乾、烘乾、脫殼並去蕪存菁後，供給傳統榨油廠榨油，所以每到茶籽的採收季節，每晚都得去收購當天現採的新鮮茶籽，收購的同時，父親會一邊檢視茶籽的品質，一邊與茶農切磋交流。

當晚收回來的茶籽必須立刻處理，因此我們常在月光下曬茶籽，每一批

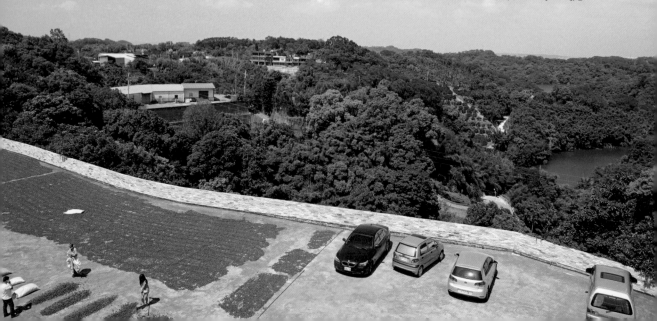

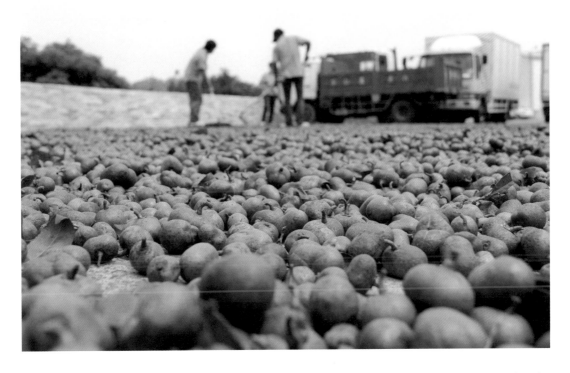

都得曬上1星期，每天都得反覆翻曬幾遍，以確保茶籽均勻脫水、乾燥，曬乾後還得送到烘乾機低溫乾燥，確保所有茶籽的含水量都控制在安全範圍裡，達到標準化、均一化，如此，榨出來的油品質才會穩定，也較好保存。

依產地條件不同，茶籽採收的季節落在每年9月底至11月底之間，傳統油廠一般都是會在這段時間裡，將當年度要賣的油先壓榨起來保存，再慢慢銷售，這是因為台灣氣候多變，潮濕且炎熱，若沒趁著茶籽新鮮，先榨成油脂存放，茶籽就會隨著時間及儲存條件而變質酸敗。而油脂品質要好，原料就要新鮮，所以父親收購茶籽回來後，會先逐

批少量取樣榨油、試喝，確認口感、新鮮度、油分，逐一檢視每批茶籽品質的好壞，確保原料品質與穩定度。

畢竟每次榨油都有一定的量，所以每次為檢視原料榨出來的油，除了留著自己吃，也嘗試銷售，沒想到客戶在品

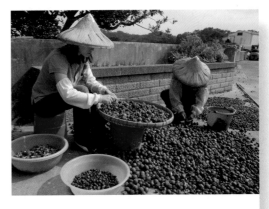

大菓茶籽曬乾外殼裂開後，以手工方式剝除取籽。

嚐過我家自製的苦茶油後都非常認同，並且鼓勵父親設置榨油廠。因此，在眾多客戶的肯定和支持下，父親購入榨油設備，做起榨油生意。

父親原本就是原料供應商，因此對於原料的挑選與控管非常嚴格，對於榨油的工序也有自己獨到且嚴謹的製程，漸漸地就從單純的原料供應商，邁向專業的榨油產業。

買山闢地復育油茶樹

油茶樹的生命週期很長，往往可以生存百年以上，且能提高森林覆蓋率，幫助水土保持，調節氣候，是相當良好的山坡地作物，而早期的台灣農業人口眾多，所以有很多農民種植，但隨著時代轉變，盛況不再，甚至陸續被砍伐，改種植更具經濟效益的作物，如油甘樹、釋迦、甜柿、水梨等果樹。

有感油茶樹逐年減少，毅然買下面臨砍伐命運的油茶樹

台灣低海拔的丘陵地很多，所以在農業時代，茶農大量利用山坡地種茶樹，家家戶戶除了在盛產期採完茶葉後，等待茶籽可收成時採收，再加工壓榨成香郁的苦茶油。一匙苦茶油、一匙醬油，拌在米飯上，鄉土風味情盡在眼前，相信這股熟悉的好滋味，體驗過的人都難以忘懷！

早期台灣擁有豐富的油茶樹資源，但隨著時間遷移，農業社會轉為工、商、服務業時代，年輕人都到都市裡求職、生活，農村裡只剩下年邁的老農民，因體力有限，人力出現斷層，找不到人採茶，加上茶花的觀賞價值逐漸提高，使得許多油茶樹被砍去作嫁接茶花或移植到庭園裡作為景觀造景之用。

無法帶來高收益的作物，農民不會願意種植，因此，許多農民都選擇賣掉油茶樹，改種其他高經濟價值的作物，因此數十年前開始，油茶樹在台灣的種植面積，開始大幅減少，一株株80年以上的老茶樹逐一被砍伐移植，若放任不理，未來連茶籽都沒有了。

面對這個現象，父親心裡萬般不捨，所以從80、90年代開始，只要看到有農民要砍掉、賣掉油茶樹，他就去買，但不是買回來種，而是請農民繼續保留油茶樹，我們以保證價收購茶籽，但父親也要求這些茶農不可以使用農藥或除草劑。

對於苦茶油，我們希望能把老一輩熟悉的這股好滋味保留下來，我們體認到不是只有商業經營，還要推廣農民繼續種植並復育油茶樹，若再不種植油茶樹，在可見的未來，苦茶油勢必要面臨原料斷層、巧婦難為無米之炊的窘境，所以要把種油茶樹當作百年事業看待，而且不是1年、2年就可以看到成果，至少要4年以上才會有茶籽採收。

環境改變，原料趨向進口，遂深入產地控管原料品質

其實說起來，父親會想到要復育油茶樹，一點都不令人意外。父親開始踏入苦茶油產業時，正值民國71年，當時的環境還未完全脫離農業社會，油茶籽的供給仍然很旺盛。但是隨著時代改變、台灣轉型為工業社會，油茶樹愈種愈少，茶籽的供給逐漸薄弱，迫於環境，國內開始進口茶籽。

當時，我們家也曾透過貿易商購買進口茶籽，但往往一包原料會有三、四種不同品質的茶籽摻雜在一起，我們實在是無法接受，這般的品質如何對客戶交代？！做生意一定要真材實料，品質一定得到位，堅持良心生產，否則無論如何天花亂墜說有多好吃，人家吃到不好的，就會失去信用，產品也會銷售不出去，是沒有辦法永續經營的。

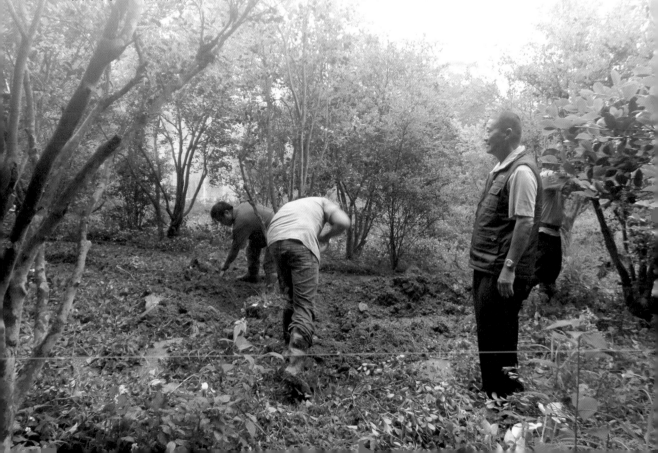

為了確保原料品質，父親認為原料產地的管理是最重要的，於是乾脆深入產地，直接飛到國外，輔導當地農民，建立嚴謹的採收、曬乾的作業流程，對每批原料嚴格把關，建立產地採購的品質規範——原料品質愈佳者，收購價格愈高，且不以量制價，牽制農民。此外，也親自檢驗油質、品油，確保每批原料都達到安全標準，符合我們的品質要求。這種強化前端控管的方式，一做就是30年時間，我們始終堅信「品質就是一切」。

就這樣，又是買油茶樹保存下來，又是寧可前往海外輔導農家確保品質，到最後乾脆自己買地種樹，可以說一路走來，我能夠很清楚看到，父親他就是很有自己那種擇善貫徹的價值觀與個人風格，堅持做對的事利於他人的志業。

改善產業鏈，從最前端做起，買山闢地復育油茶樹

為什麼要復育油茶樹呢？我們從事榨油業，最了解原料端缺乏的問題，如果能夠從源頭解決，增加油茶樹種植的面積，自然可以讓這個產業繼續良性循環。

再者，父親認為如果能把荒廢、無人聞問的山地重整、種植油茶樹苗、銷售樹苗，不只可以守成，更能達到推廣的效應，也可以增加苗栗當地的工作機會。最重要的是，油茶樹種性喜在陡坡生長，對水土保持具有非常良好的作用。

不過，向農家推廣種植油茶樹的想法一開始就遭遇困難，最實際的問題就是油茶樹種下去要3～5年才能結果收

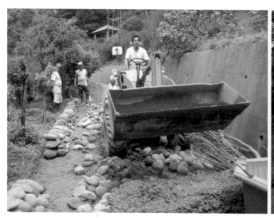
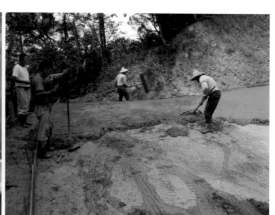

整地建築坡崁、舖設農路。

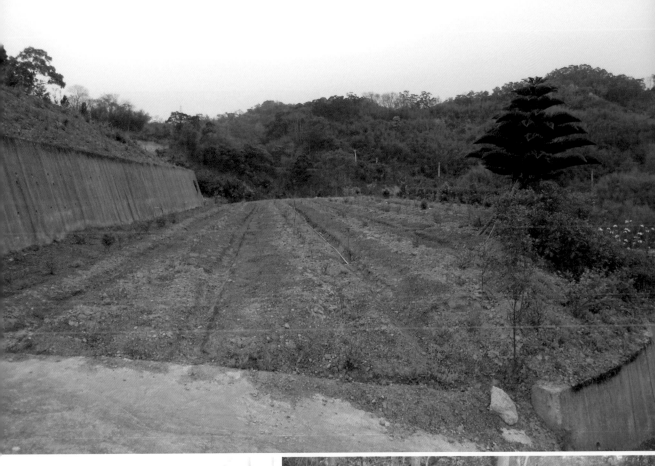

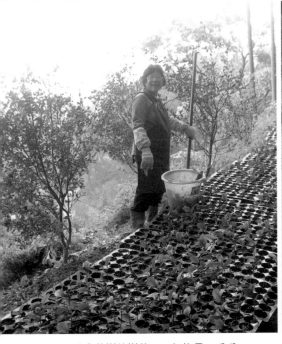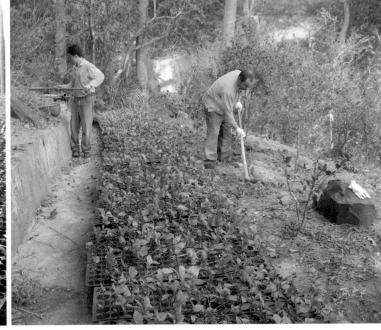

培育茶樹的樹苗，一年約長30公分。

成，投資報酬率怎麼算都划不來，回收成本的速度太慢，農民改種的意願不高。

於是，父親便開始買地種樹，復育起油茶樹來。他花了3年的時間，把一座原本都是野生桂竹及雜草的2公頃山林種上滿山的油茶樹。這是件相當繁重的工作，要先跟農政單位申請開挖許可，然後要整地、埋水路、設置基礎水電設備、種植樹苗……。

為了良好復育油茶樹，我們向慈心農業發展基金會申請協助輔導，進行油茶樹的有機栽培認證，以這塊難得的土地來示範種植油茶樹並不會減低土地的經濟價值。我們徹底利用油茶樹周邊的空地或每棵油茶樹間的小片空間種植南瓜、桔子、茄子、絲瓜、柑橘、柚子、香蕉等季節性蔬果，或其他收成期較短的作物，將這片農地的利用效能發揮到最大化，以此向農家示範並證明，種植油茶樹可以有多種綜合利用方式；而且，這些短期作

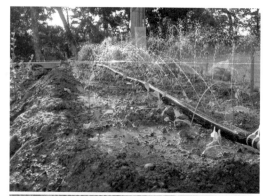
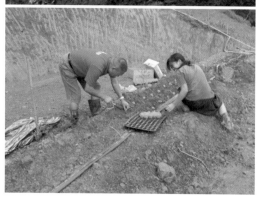

善用茶園周邊的環境，種植當季蔬菜以增加收益。

物收成以後，留下來的葉、梗還會變成最天然的土壤肥料，增加地力。

另外，種植短期作物時，我們也會將脫下來的茶殼鋪覆在地面上，達到自然除草

的作用，所以也不需要使用除草劑，以最貼近大自然的方式來種植，有效減少環境污染。

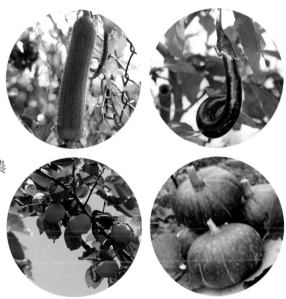

幾年下來，我們已經成功復育油茶樹約10萬株之多。而我們的努力也獲得政府的大力支持，政府為鼓勵農民擴大油茶樹的栽種，積極輔導檳榔廢園、果園等轉作油茶樹，並提出具體的輔助辦法，尤以苗栗縣政最是積極鼓勵農民栽種油茶樹，其中以三灣鄉最為積極。

對我們來說，政府的支持是莫大的認可與鼓勵，我們的想法很單純——能夠獲得縣政府的認同與跟進，不僅對於相關產業原料供應問題的改善提供了一

我們利用茶樹週遭的空間種植短期作物，將農地作用發揮到最大效能。

點助益，對於傳統農業的復興與推廣也盡了一點棉薄之力。無意間，我們做到了回饋地方、回饋社會的最基本道義。

Oil tips

地方政府推廣油茶樹種植的獎勵措施

．．．．．．．．．．．．．．．．．．．．．．．．．．．．

2009年時，前苗栗縣政府劉政鴻縣長及立委徐耀昌先生大力推廣苗栗縣境內特有農作物的補助，把種植油茶樹列入特有農作物補助項目，種植每公頃得補助新台幣4萬元，以有機規範種植油茶樹，有「有機質肥料補助及有機轉型期產品」證明標章有案之有機農戶耕地，每公頃補助新台幣10萬元的獎勵金，此舉大大鼓勵了茶農。至今，苗栗縣仍是全台灣唯一推廣油茶樹種植補助的地方政府單位。

而三灣鄉在大家的共同努力推動之下，油茶樹的種植面積不僅增加一倍之多，產量更是高居苗栗地區的四成，已然成為國內油茶樹的生產指標地區。

斥資專業榨油廠，低溫壓苦榨油術鮮榨蘊含茶香的茶油

父親的生意經就是「誠實」。我們所生產的苦茶油，都是第一道100%新鮮壓榨的高品質好油。當父親把苦茶油產業傳承給第二代以後，還是會叮嚀我們，只要堅守品質、誠實信用、價格實惠，就不怕沒客人，消費者自然會來。事業經營最基本，也最重要的原則便是堅守品質，這個中心觀念，從父親開始，傳承到我們第二代接手經營以來始終堅定不變。

為了做到新鮮把關，每批原料我們都會逐一檢驗後儲存起來，廠區裡就有大型的專業冷凍庫，專門儲存當季摘採、曬乾已脫殼的茶籽果仁。這樣的做法並非在我們成立獨立品牌後才開始

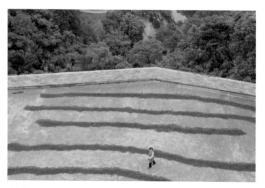

曬茶籽要在乾淨的水泥地，避免柏油路或沙地，降低外在環境污染。

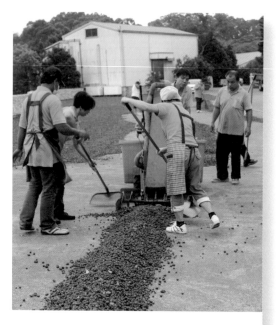

在每年的十至十一月是曝曬茶籽的季節，注意天氣變化。

的，早在20年前，家裡還沒有足夠的資金可以建置冷凍庫，父親就在台中神岡租賃了一間冷凍庫，每一批新鮮收回的茶籽加工完成後，就送到神岡的冷凍庫冰存，每週視訂單量開車到冷凍廠取回需要的茶籽榨油，來回一趟就要3～4小時。

雖然租用冷凍庫的費用高昂，但是為了在非產季時還能用最新鮮的原料榨油，父親堅持這麼做，將茶籽冰凍保存，才能確保榨油之前，每批原料都是新鮮的，而且為了趁新鮮將鮮榨出來的苦茶油送到消費者手中，我們採按訂單

生產的方式——接多少訂單就生產多少油，如此一來，就能保證送到消費者手上的一定是最新鮮現榨的好油，直到有能力在廠區建置冷凍庫，才能免於來回奔波。

一路以來，父親秉持著客家人硬頸、腳踏實地的精神，重視每個環節，從種植、採收、加工、運輸、冷凍、製造到銷售，從源頭就開始管理，因為有好的原料，才能做出好的品質，每一道製作環節都非常重要。

堅持高品質、優良製程，自創品牌，提供市場平價好油

想當年，父親白手起家，辛苦建立苦茶油事業，動心起念就是希望能夠推廣、種植油茶樹，為鄉親創造更多就業機會，並生產高品質的油品給消費者，同時也期待能將健康事業傳承給下一代發揚延續，因此推廣苦茶油的責任責無旁貸地就落在我們第二代身上。

早期，我們主要的營業項目是將原料加工後，直接轉賣給坊間的榨油廠，及批發代工油品，並未建立自有品牌，所以也沒有任何推廣行銷自家商品的念頭，尤其，別人家只有一款油，我們家卻分了好多品項——只有一款都不知道要怎麼賣了，一次三款肯定說不清。

但再說不清，還是得說清楚、講明白，不管是茶籽有分苦茶籽（大、小菓）及茶葉籽等不同品種，或培炒溫度會影響苦茶油的風味，到第一道自然壓榨的苦茶油能保留獨特風味及豐富天然營養成分，而一般市售之經溶劑萃取的精製油脂製程要經脫色、脫酸、脫膠、脫臭、脫蠟等工序，油脂才會變成無色、無味狀等訊息都應該讓廣大的消費

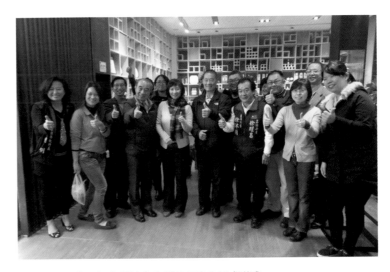
茶油賣場經常有很多的訪客來採購茶油自用或贈禮。

者們了解，因為大部分的消費者對苦茶油的好處及特性、用法都很陌生，只知道很養生，對健康有好處，但對於品質、純度、真假、價格、品種、風味等多半搞不清楚，尤其是政府對於苦茶油缺少明確的規範及標準，更是讓民眾對於苦茶油一知半解，只知道好，卻不知道好在哪裡！

為了生產最高品質的茶油，2000年時，我們建置了符合食品安全衛生標準的廠房，配備了台灣第一套全不鏽鋼材質的專業食品級的設備與藥廠級的配件。生產一瓶好油的先決條件是，要有新鮮安全的原料，以及良好、安全、乾淨的製油環境與設備，才能全面避免傳統榨油機器刷漆材質會掉漆而污染油品的問題。

雖然廠房、設備都升級了，我們仍堅持傳統且嚴謹的工序——自然壓榨。於是，在2006年時，我們決定建立自己的品牌——「金椿茶油工坊」，邀請我的姐姐幫忙畫了美麗的茶花，並與設計師一起設計包裝、文宣，還為苦茶油另取了個美美的名字——「茶花籽油」，都是為了吸引年輕一輩的消費族群，希望大家不要因為一個「苦」字而放棄這麼好的油。

自行送檢通過ISO22000及HACCP認證，更獲「美食界米其林」一星認可

品牌建立了，也同步推出三款苦茶油，有更多人知道苦茶油的健康、美好，但我們的理念仍只有一個，希望讓更多人認識台灣在地生產的苦茶油，並努力做出最好的油，希望能盡量平價化，以提供給想追求健康好油的養生者，但「最高品質」卻是「市場最平價」的事實，卻反而讓消費者質疑我們在賣假油？或油脂不純？大多數的消費者隨便買瓶優質的苦茶油動輒都要上千元，怎麼可能平價，所以剛開始時很多人都不相信我們賣的是真的很好的苦茶油，最好的苦茶油一瓶都要上千元，怎麼可能五百元都不到。

雖然說是最高品質，但我們也不是嘴上說說而已，我們家的油確確實實都是自動送檢、經過科技驗證過的。一般來說，油品原料的新鮮度及含油率可以透過品嚐、辨味或塗抹在皮膚上試驗吸收效果等直觀方法來檢視判斷，但若是能運用科技驗證來實際檢驗品質，則更能提升油品品質及安全性，譬如透過第三方公正單位頒訂的標準或數據來檢測

油質，如酸價（辨別油品的新鮮度）及脂肪酸的組成（辨別油品純度）、農藥殘留、黃麴毒素（判斷安全性）等。

油脂品質辨別 3 大指標

1. 判斷油品的安全性	農藥殘留、黃麴毒素、重金屬污染、塑化劑、總極性化合物等
2. 辨別油品的新鮮度	酸價、過氧化價等
3. 辨別油品的純度	脂肪酸的組成（單元及多元不飽和脂肪酸，飽合脂肪酸組成比例）、折射率

2008年初，為了加強品質安全管制及讓生產流程SOP更加落實，我們開始建置ISO22000品質規範及HACCP國際食品安全認證來自主管理，也成為台灣第一家通過ISO22000、HACCP油品安全認證的茶油工廠。工廠每年都送樣品到食品工業發展研究所及SGS相關公證檢驗

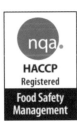

通過ISO22000、HACCP油品安全認證的茶油工廠

Oil tips　**獲得iTQi一星肯定，揚聲國際**

　　我們希望消費者對苦茶油更了解，於是便將我們家的油寄到比利時，參加iTQi（國際風味暨品質評鑑所，http://www.itqi.com/ct）舉辦的全球優質產品評鑑活動。這項評鑑的特別之處在於該所每年都會邀請歐洲120名米其林名廚與頂級品酒師擔任評審委員，所有送審的食品或飲品經這120位評審委員鑑定並綜合評分後才能依評分級別，分別被授予一星、二星或三星（最高等級）的「風味絕佳獎章」（Superior Taste Award），這是美食界的「米其林指南」。而我們在2013年國際風味暨品質評鑑中，獲得了「一顆星，美味程度堪稱優秀」的評價，可說是獲得國際間的認可。

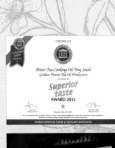
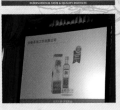
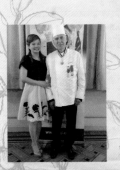
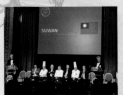

單位進行檢驗各種安全分析，透過多項檢驗數據所得，讓我更加了解農民與生產者互動的成果。

多一份用心，多一層把關，原料油品就能更安全，消費者也能更放心，因此我們對於自主管理更是加倍嚴格。尤其近年來，油安問題不斷，政府積極改善、加強管理，對於油品製造業者嚴格規範，要求登錄原料的產銷履歷，也訂立業者必須自主管理的檢驗項目，如酸價、過氧化價、黃麴毒素、抗氧化劑、重金屬（如銅、汞、砷、鉛）、總極性化合物、農藥殘留、脂肪酸組成等，因此每年我們都會在原料產季時，逐批送檢驗，透過檢驗安全的數據，讓消費者可以更安心及放心地用油！

2008年時，也是我們生產的苦茶油，第一次正式售往國外，緣起一位致力於推廣健康飲食，並與伊朗籍夫婿長期定居杜拜的廖小蘭小姐，她在杜拜開了一家「Taipei Dao」餐廳。

由於杜拜的生活習性與氣候炎熱，阿拉伯人的體型較為壯碩或微胖的人口比率偏高、飲食失衡、喜好甜食等的狀況卻是非常的普遍，飲食習慣大多高熱量，大多偏向油膩，導致糖尿病發生率是全世界第二的國家，以至於杜拜政府開始重視這危害居民健康的隱形殺手。

小蘭非常欣賞台灣天仁茗茶結合「茶飲與輕食」餐飲的經營形態，於是

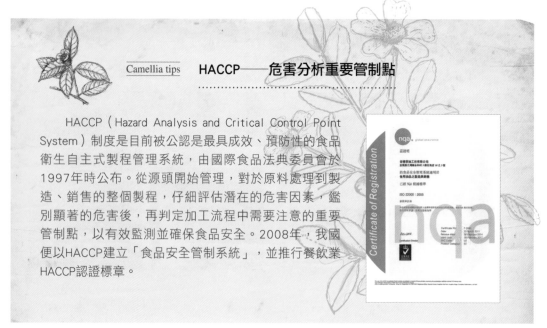

Camellia tips　**HACCP——危害分析重要管制點**

　　HACCP（Hazard Analysis and Critical Control Point System）制度是目前被公認是最具成效、預防性的食品衛生自主式製程管理系統，由國際食品法典委員會於1997年時公布。從源頭開始管理，對於原料處理到製造、銷售的整個製程，仔細評估潛在的危害因素，鑑別顯著的危害後，再判定加工流程中需要注意的重要管制點，以有效監測並確保食品安全。2008年，我國便以HACCP建立「食品安全管制系統」，並推行餐飲業HACCP認證標章。

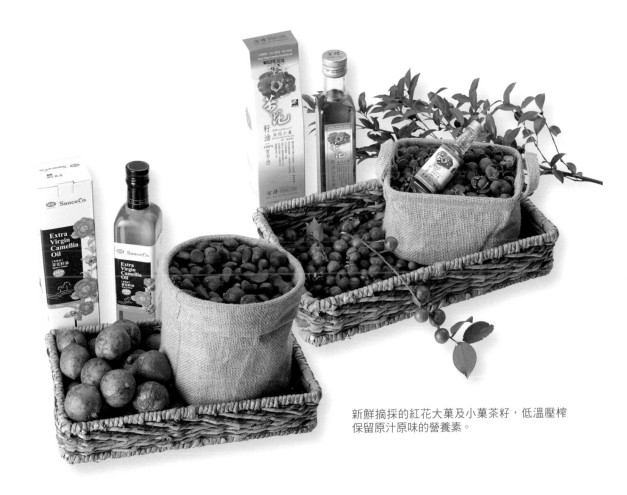

新鮮摘採的紅花大菓及小菓茶籽，低溫壓榨
保留原汁原味的營養素。

在杜拜成立了「Taipei Dao」餐廳，搭配典雅的中國風裝潢，餐飲形態訴求「健康、天然、安全」食材、獨特的經營理念正適合當地國民對健康飲食的需求，所有的食材、道具、廚師嚴選台灣原汁原味進口，當時小蘭非常喜歡台灣在地生產的苦茶油，希望能將好油引進杜拜，作為「Taipei Dao」餐廳的用油。

於是，小蘭特地帶著她的夫婿及比利時的友人到茶油工廠考察品評，很快地，我們家生產的苦茶油就到杜拜Taipei Dao的餐桌。說起來，我實在很佩服小蘭的處事態度以及推廣健康的堅持與毅力，竟然在荒蕪沙漠的杜拜城市裡打造出充滿東方風味的台菜健康餐廳，成功地將台灣美食推向中東世界，讓更多的人知道台灣的美好。

賣油出奇招！用好手藝打破傳統苦茶油的推廣瓶頸

記得剛成立品牌時，根本不懂該怎樣把我們家的苦茶油推廣到各通路，滿腦子裡只想著為了大家的健康，一定要把苦茶油帶進每個家庭裡。可是，除了讓大家知道苦茶油的好用與優點外，才能讓大家知道如何應用呢？真是艱難的任務！

▌ 兩岸三地展現苦茶油料理之味美

為了徹底了解一般家庭是怎麼用苦茶油，對苦茶油的印象是如何？我們決定先做市場調查，針對民眾對苦茶油的優缺點進行詳解的分析，首先，將民眾慣用苦茶油的方式記錄下來。

早上空腹喝一湯匙，可以改善胃疾？產婦做月子餐，一輩子只吃這一次？對我而言，這些回覆像是早期豬油拌飯一樣，應該如何將傳統古早味重現江湖呢？茶油拌麵線是小孩、大人、銀髮族最喜歡吃的料理，而我也很喜歡吃茶油麵線，但是不可能每天都吃，於是我開始研發如何用簡單的食材做出大家喜愛的口味？可以用苦茶油來煎蛋、煎杏鮑菇、拌青菜、炒雞肉、做蛋糕、做綠豆糕……苦茶油大餐全都美味端上桌。

原來，民眾對苦茶油最深刻的印象就是茶油麵線，當然極佳風味的苦茶油沒問題，但麵條跟調味品要如何搭配才會好吃呢？為了做出口感好、味道好的料理，我們費盡心思尋找與我們家的苦茶油「速配」的麵條與醬油，找了10家以上口碑絕佳的製麵廠買麵，又到最高級的超市、有機店、一般超市買了日本醬油、手工醬油、純釀油膏……，還找了10位很挑嘴的美食達人，進行美味大對決，終於找到與苦茶油「最速配」的麵條及手工醬油。

經典風味客家小炒。
（作法詳見本書第181頁）

我們迫不及待地想與大家分享各種苦茶油的美味料理，於是開始土法煉鋼之旅，四處參展，做試吃推廣，甚至把榨油機搬到展覽會場，用鮮榨的苦茶油做料理給大家試吃，如茶油拌麵線、茶油蔬食拌飯、茶油拌青菜、茶油塔香煎蛋、杏鮑菇、茶油元氣燒酒雞……等。

好多消費者吃到我們做的料理後都感到疑惑：「奇怪，為何跟自己拌的麵線不一樣呢？為什麼你們做的特別好吃呢！」、「苦茶油也可以拌飯嗎？」、「苦茶油也可以煎蛋、做菜！」、「苦茶油也可以取代麻油煮雞湯嗎？」，甚至還有一位先生來詢問：「這個苦茶油可以直接擦皮膚，給太太美膚保養嗎？」，也有漂亮小姐詢問：「我的頭髮會分叉，可以用苦茶油來修護滋潤嗎？」等等。

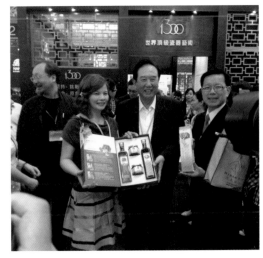

2014年在中國深圳文博會展覽。

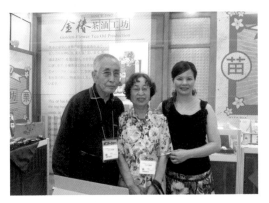

2012年在日本東京禮品展。

隨著參展推廣的次數增加，也建立了許多原本不了解苦茶油的消費者願意將廚房的用油再增加多一瓶油，甚至全面改用苦茶油的消費者也愈來愈多。與消費者面對面，透過實際的體驗、互動與分享，引導消費者認識優質的苦茶油，對於苦茶油的市場接受度直線成長，同時獲得消費者回饋使用心得、更多應用層面分享及推薦，讓我們對於父親秉持的事業理念，要更加延續做出好的苦茶油。

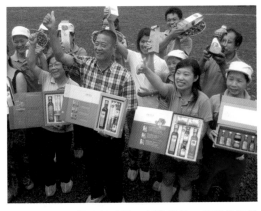

父親開創出苦茶油新境界，創造甘熟、香醇的好滋味。

從油延伸至醬料，開創苦茶油應用的新境界

但自從建立「金椿茶油工坊」的品牌後，開始面對要如何將三款好苦茶油推廣到每個家庭！起初，我們也不知道該如何做，總不能每天教茶油拌麵線吧？！當然不能！

從自己的經驗，我明白不同品種的茶籽適合不同的焙炒溫度，可創造出不同風味的苦茶油，我想把不同的風味都呈現出來，讓消費者了解苦茶油並不是只有一種味道。藉由不同風味的苦茶油，我遍尋在地的天然安全食材，翻遍食譜書，看許多料理教學節目，揣摩食物的味道及美味的記憶，把苦茶油融入廚房的料理油，與消費者分享。

我要感謝一路走來，除了家人，還有幫助及支持我的所有朋友，尤其是我最敬重的一位長輩——里仁福智廣論班的廖悅佑阿姨（右圖）。十幾年前，里仁福智團體到廠參訪，有一位慈祥親切的阿姨走過來對著我說：「來，這瓶有機川貝柚子膏送妳，妳幫我們這麼多人導覽苦茶油文化產業，要說很多的話，這一瓶可以幫您滋潤嗓子，保護喉嚨。」當我知道這瓶川貝柚子膏是廖阿姨花了15個小時以上的時間親自熬製而成的，實在太感動了！

從此以後廖阿姨每年都會親自用苦茶油做好吃的點心寄給我，給我很大的驚喜，原來苦茶油應用到甜品是如此的美味，尤其是吃到綠豆糕，讓我十分驚豔，一問之下，只用了很簡單的三種材料，成就令人無法忘懷的美味。她教我做茶油綠豆糕，沒想到苦茶油跟綠豆搭在一起，不但不會打架，味道更加絕配，是如此清爽、美味！金椿茶油工坊的招牌甜點——「茶油綠豆糕」於是誕生了。

茶油松子綠豆糕。
（作法詳見本書第189頁）

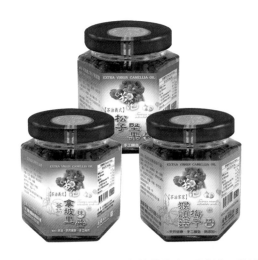

嚴選在地新鮮食材,搭配鮮榨苦茶油,調製多元醬料。

　　為了推廣苦茶油,以及開發更多健康安全的苦茶油商品給消費者,我動心起念要用百分之百、最好的茶油來做最好的醬料,不添加防腐劑及任何不安全的人工添加物,我覺得單純只有油的風味及健康訴求,還是少了可以滿足味蕾的層次感,於是,我開始尋找在地好素材,拜訪了幾位好朋友,他們都是具備食品安全認證、堅持高品質的食品加工業者,於是我請他們用最好的苦茶油幫忙生產各式的茶油醬料產品。

　　新開發的茶油醬料包含了台式、日式、義式等多元風味,都訴求苦茶油與安全素材結合的健康需求,我們用有機的竹薑做茶油薑油;用梅乾菜、猴頭菇、香椿做客家口味的梅乾菜醬;用安全的花椒、辣椒做茶油花椒麻辣醬;用香菇、香椿做美味的茶油椿菇醬等超人氣商品⋯⋯。

　　為了應用苦茶油仿義式口味來做調料,以金花小菓100%茶油、腰果、松子、核桃、杏仁果、南瓜子、義式香草及海鹽製作而成,這瓶茶油堅果醬能夠補充人體每日所需的Omega-3、6、9;以苦茶油結合大量的番茄、彩椒、蘑菇、義式香草⋯⋯仿義式披薩醬的風味,滿足茄紅素、植化素的健康攝取。

　　原來苦茶油做醬料或入菜都能呈現如此美味、健康及令人感動好滋味,若能因此而讓消費者改變用油習慣,也算是值得了。只要是好東西,秉持著一顆真誠、誠實的心,與消費者分享,將消費者當作是自己的家人,相信消費者定能感受到我們的用心。

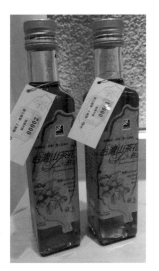

台灣在地生產的「金花小菓茶油」,每瓶有產地限量編號的標籤。

為原鄉盡一份力,提升產業鏈的經濟價值

2008年,為了更加充實自己對其他油品的知識,我們參加了《有機誌》的考察團,到德國、義大利探訪橄欖油及天然有機食品,同行的團員大多是本土食品加工業者。在旅程中,認識長期輔導原住民部落的美貌姐(從事微生物農業研究者),她認同我們做苦茶油的理念,於是提議說:「在山上部落裡種植的茶籽很多,希望能夠幫助原住民提升茶油生產加工技術及茶樹經濟價值的再利用。」

美貌姐雖然有心輔導原住民朋友,但是實際層面上,對於榨油技術並不是很了解,因此希望我們能夠到阿里山部落,與原住民分享苦茶油的知識、技術、管理,當時,父親義不容辭地答應了。

當父親接觸到部落的原住民,了解山上的茶樹現況,感嘆著對他們說:「你把油茶樹賣掉就沒有了,如果不賣的話,茶籽可以榨油,茶樹可以發展茶花嫁接,非常有經濟價值。」於是,我們開始協助原住民做苦茶油的後段加工,只要將茶籽摘採、曬乾就可以送到工廠進行加工,我們協助原民檢視原料品質、幫忙榨油、包裝成品,再讓他們將成品的苦茶油帶回山上銷售。這樣的協助我們大約做了六年。

事實上,部落裡的作物很多,除了苦茶油,還有蜂蜜、碳焙金針、咖啡、愛玉、馬告等,唯一的問題是山上農民的食品加工技術不成熟,也缺少相關知識,往往只要產量過盛,就不知道該如何加工保存!因此,美貌姐串連了幾家加工廠商,針對當地農產素材的特色,開發出可保存且具有經濟價值的商品,創立了「原味食足」的品牌。

隨著年節的來,美貌姐找我一起構思要贈送給長期贊助原鄉部落發展的財團法人生物技術開發中心禮品,她希

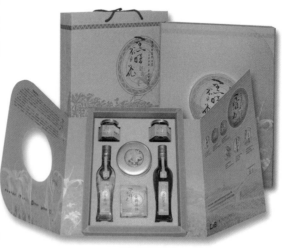

金椿協力生產廠商一同開發原鄉特色禮盒。

望這是一個很特別、很有意義的禮物，但算算時間，只剩20天了，當下靈機一動，花蓮達蘭埠部落生產的碳焙金針，剛好獲得瑞士有機認證，因此我以部落的生產碳焙金針當主題要素，邀請四家食品加工廠，如「餐御宴」總經理周姐製作金針薄餅、「味榮」許總經理製作茶油金針拌醬、「蜜蜂故事館」陳老闆提供阿里山生產的蜂蜜，還請我的叔叔以金針搭配阿薩姆紅茶製作出立體茶包，共四款天然產品與苦茶油組合成禮盒，以本土不同部落特產及產業的群聚力量，將設計師的巧思與每位生產者、加工者的理念徹底融合，如期完成製作禮品的使命，送到貴賓手上。

結合學術研究單位，開發苦茶油產業的多元再利用

為了推廣油茶樹的種植以及品種的改良與繁殖，父親多次請教政府相關部門，卻多半獲得缺乏相關產業訊息的回應，無法獲得任何協助。直到2009年，在茶葉樹研討會中認識了謝靜敏小姐（當時在林業試驗所擔任研究員），才有了更進一步的研究合作。

靜敏對油茶產業深感興趣，並且具有專業研究精神，熱心協助我們與林業試驗所共同研究茶籽、苦茶油生理功效及茶殼、茶渣的循環再利用價值等技術轉移。

2011年，我們與林業試驗所合辦100年油茶研討會，展示油茶研究的各項成果發表，希望透過研討會的方式，讓全台的相關單位都能關注油茶產業且共同推廣發展。當時，也邀請了客委會、全台公部門單位及苦茶油的相關業者共同研討台灣油茶研究及發展；我還邀請陳媽媽（柑仔店連鎖有機超市創辦人）幫忙，以金花小菓茶油製作20吋的3層茶油精緻蛋糕，與多元的苦茶油創意料理給與會者品嚐，並邀請全台各家油廠製作各式風味的苦茶油，深獲參與者的好評，公部門單位表示願意支持油茶產業發展及推廣擴大種植面積。

除了地方政府及各單位的努力外，台灣農業最高指導單位──農委會農糧署多年來也積極推廣休耕地活化轉作油茶樹補助計畫，及為縮減檳榔種植面積，規劃檳榔轉作油茶樹補助計畫來協助農民轉作油茶，提升增加經濟價值及保護土地環境安全耕作，希望能再見油茶產業的光榮時刻！

從一粒籽到一瓶油，清澈的黃金油為台灣發光

橄欖油聞名全世界，苦茶油也不遜色，只是各地有不同的文化、習慣及名稱，但是品嚐美味是大家共同的溝通語言。在地中海國家出產的橄欖油擁有金黃色的迷人色彩，其實台灣特產的金花小菓茶油為低溫壓榨而成，呈現鮮榨的翡翠色澤，也會散發出一股清新的果香味，含有豐富的葉綠素、茶多酚等營養成分，比橄欖油的風味更加清香回甘，適合做涼拌、生飲、烹調各料理皆宜，也很符合現代人講求養生的健康風潮，尤其是發煙點高達210℃以上，可說是世界上最適合中西式料理的家庭用油，我們希望將苦茶油打造成「東方的橄欖油」，不僅受到自己人的愛用，也能行銷風靡至全世界。

傳產與文創的結合，走出產品的新靈魂

傳統產業的發展，唯有與文化、人文、產業的結合，才能在商品架上以外的地方開發一條新通路，讓更多的消費者重新認識傳統苦茶油，這也是我們現在在行銷思維上，一直想要推動與文化結合、以及深入在地的概念。

・在誠品賣油，邁上文化之路

2009年，誠品書店為了支持台灣在地好農、好產品，特地在書店裡規劃出一區展示好物的市集，我們家的苦茶油雀屏中選，開始在誠品展售。許多人都不能理解，為什麼會把苦茶油放到書店裡銷售呢？怎麼可能有人會到書店去買苦茶油？！但是我覺得傳統產業應該要與文化、人文結合，從飲食習慣、飲食態度等著手，才能讓產品有機會更受消費者關注，才能廣泛地融入人們的生活中。從那時候開始，我們開始有了從文化層面來深耕的做法。

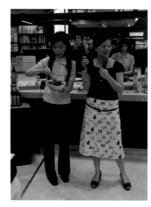

在誠品廚藝教室與主持人李絲絲一起舉辦「茶油分享會」。

・獲得媽祖首肯，推出「大甲媽祖平安油」

大甲鎮瀾宮的媽祖是大家都很熟悉的神祇，媽祖出巡是民間信仰文化中再熟悉不過的宗教儀式。因緣際會下，我們獲得媽祖聖筊認同，與大甲鎮瀾宮合作，推出「大甲媽祖平安油」。傳統

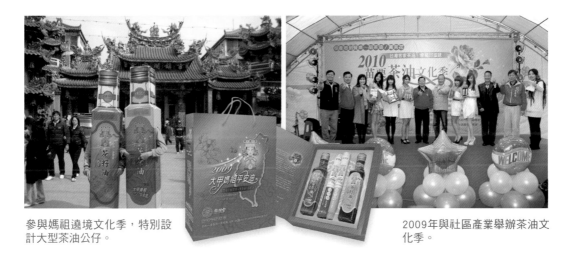

參與媽祖遶境文化季，特別設計大型茶油公仔。

2009年與社區產業舉辦茶油文化季。

產業與宗教文化結合，我有信心能讓喜愛苦茶油的阿公、阿嬤們認同我們家的商品。在隨著媽祖出巡遶境的八天七夜裡，我們將10噸的貨車廂體改成歐翼車門，可以像翅膀一樣地向上打開，車裡擺放媽祖平安苦茶油及煮茶油麵線的各式烹調器具，跟隨媽祖展開遶境活動，一路上，我們一邊與虔誠的信徒一起遶境，一邊做苦茶油麵線，讓信眾們及虔誠的阿公阿嬤在八天七夜的路程裡，也可以有熟悉的好滋味陪伴！這段難得的旅程，雖然十分辛苦，也是非常難得的經驗。

· 與社區產業攜手舉辦茶油文化季

推出「大甲媽祖平安油」的同年，我們又與社區發展產業群聚合辦為期9天的「茶油、茶花文化季」。當時，沒有活動經驗的我們一心求好心切，想把茶油的優點一口氣表現出來。雖然也很擔心，在山上辦活動，誰會知道呢？萬一沒人來怎麼辦！所幸經過用心的宣傳，邀請許多學者、美食家、自然醫學專家、茶花栽培達人等一起來體驗苦茶油料理及烹飪教學DIY，大家都愛上了苦茶油，一再讚不絕口；苗栗縣政府也因此認同油茶產業確實很有前景，而把油茶樹列入特有農作物補助項目之一，增加了不少油茶樹的種植面積。

· **在電視上做苦茶油料理，傳遞用油的知識**

我們一心致力推廣苦茶油，卻從未想過會有機會在電視上示範苦茶油料理。某天，一家行銷公司的莎莎小姐透過電話連絡，她告訴我說：「我有吃你們家的苦茶油，口感非常好，跟以往熟悉的苦茶油風味不同，非常值得在電視節目做分享，讓婆婆、媽媽認識台灣在

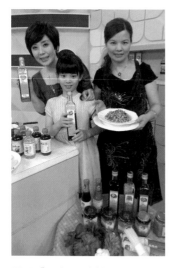

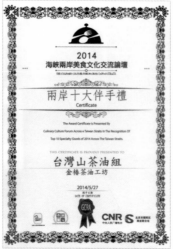

民視「元氣加油站」茶油料理示範。　　2014年獲選為兩岸十大伴手禮。

地安心的好油以及如何用苦茶油煮出好料理。」，當下覺得這個機會或許是給自己另一個挑戰與考驗，為了示範苦茶油料理，對於不是很會做菜的我傷足了腦筋，不但找了一堆食譜書參考，還看料理節目學習揣摩。初期錄影很緊張，連說話都會打結，台風也不穩健，現場LIVE直播的節目，不可以NG，壓力好大，幸好主持人楊平都會協助穩定我的思緒，引導我注意每個細節及做菜的流暢性。就這樣，培養了很好的互動及默契，與楊平合作民視的「元氣加油站」節目分享茶油多元料理應用長達五年的時間。

·努力參與文創，恢復傳統好文化

客委會長期深耕客家族群，協助傳統產業的發展不遺餘力，2009年，客委會舉辦傳統產業包裝設計輔導，我們便以「客家茶油」為訴求提出申請，希望把客家人早期種茶、採茶、採籽、榨油的幸福好滋味再次找回來。我們很順利地通過資格審查，爭取到苦茶油的文創包裝設計，同時也確立了客家茶油的定位。

2010年，文建會（目前已改制為文化部）舉辦第一屆文創精品獎選拔，我們與另一家台灣米廠商同時獲得「文創精品獎」。我們相信傳統產業要與文化結合，才有希望，這個獎項讓我們更具有信心傳統產業與文創生活應用融合，一起推廣台灣在地優質的好苦茶油！

▎永續發展，展望未來

苗栗縣政府是全台第一個推廣傳統產業結合文創生活應用的地方政府，積極整合縣內傳統產業業者及推廣文創商品認證標章及國內展覽活動，讓我們的商品活化、更添生命力，並且有了各家產品的身分履歷。

我們跟著縣府文創走過每一場展會，從日本、內蒙古、北京、上海、杭州到深圳，我都會帶著最新鮮、最道地的台灣苦茶油，用心做每一場展會的苦茶油品嚐，透過品嚐者的反饋，可以讓我清楚明白產品是否適合當地的口味習慣及是否受到喜愛。

到大陸參展，基本食材、麵線、醬油、試吃紙盤、竹叉等道具，我都要求要符合原汁原味的台灣味。看著不分男女老少，都喜歡吃苦茶油料理，一盤接著一盤，再累也開心，也都感覺值得！欣慰的是，我們的努力沒有白費，在梁幼祥老師（美食家）的認同及支持下，我們的苦茶油文創包裝商品被海峽兩岸飲食文化交流論壇共同評選為「兩岸十大伴手禮」之一。

多年來，我們努力開發及推廣苦茶油的應用，透過料理將苦茶油的美味與健康散發出去，佳君妹妹也全力以赴，將苦茶油的專業訊息與應用於美容保養及如何DIY保養品的知識傳達給廣大的消費者，並且深獲肯定與喜愛。

苦茶油所含油酸、維生素E、礦物質及角鯊烯等成分，可增加皮膚吸收度及保濕防護，因此越來越多手工皂業者開始以100%天然壓榨茶油來當美容護膚

保養品的基礎用油。平常我跟佳君（姑嫂關係），也會一起做茶油手工皂，在客戶的反應及需求下，我們開發了幾款手工香皂，使用苦茶油為基底，添加天然的素材配方。譬如以芙蓉乾、艾草乾、抹草乾等磨粉過篩製作「茶油芙蓉艾草皂」，具有避邪淨身之作用；以東方美人茶磨粉過篩後，加入天然珍珠粉製成的「茶油東方美人珍珠茶皂」；也有以日本備長碳粉與茶籽粉製作的「茶油潔淨皂」等等。

在本書的手工皂分享，我推薦最讓我感動的一位上海朋友所製作的基本款100%純茶油皂，光聽名稱就知道是一款基礎又簡單的手工皂，但這塊香皂代表無限的感動與堅持手工製皂的精神。在六年前，上海的徐玲小姐透過網站找到我們家的苦茶油，說是要買苦茶油做成手工皂基礎浸泡油。

當時我告訴她，大陸苦茶油的品牌非常多，油質也很穩定，可以就地取材，何必捨近求遠，以台灣食品級的初榨苦茶油來做皂，要花比較高的成本及運輸的費用，這樣做出來一個手工皂要賣多少錢呢？賣得出去嗎？

她告訴我，她原本是一位國際知名品牌保養品的銷售員，看到很多客戶花

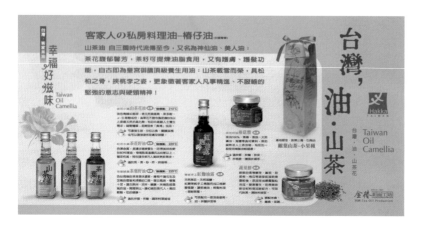

大錢買保養品，還不見得適合自己的膚質，造成過敏現象，其實有很多保養品價格很昂貴，但是成分卻不見得天然安全，在一次的偶然機會裡，她接觸到台灣的手工皂，了解是以天然安全的訴求的理念生產，當時她就愛上這玩意，開始研究天然手工皂，甚至放棄原有的高薪工作，花了三年的時間一邊研讀《本草綱目》及《黃帝內經》等書的天然素材與人體之間的機能功效，一邊實際操作。

她認為苦茶油就是最好的皂用油，於是她買了很多大陸的苦茶油來製作，一直達不到她理想的效果，直到用到我們家生產的苦茶油，她決定就算飄洋過海，成本很高，她就是要用我們家的苦茶油來做皂。當時聽了真是感動！也是我們倆結下好

姊妹的緣起。

更讓我更感動的是，她不是直接拿苦茶油就開始做皂，而是把苦茶油依機能功效訴求分別浸泡洋甘菊、薰衣草、迷迭香、蠟菊、紫草根、當歸等材料，至少半年至一年，使其素材透過苦茶油浸泡，將內含的精油及有效成分能完全釋放出來再拿來當皂的基礎油脂，但是這樣的做法若要回收成本，至少要等上一年；還不只如此，她居然百分之百使用苦茶油以手工攪拌皂液直到皂化至少需要12小時以上，因為苦茶油是屬於軟脂肪，是不好皂化而且質地會比較軟，一般都是要添加椰子油、棕櫚油來中和增加硬度。

旁人也許會覺得真是太不文明了，只

台灣在地生產優質苦茶油──幸福好滋味！

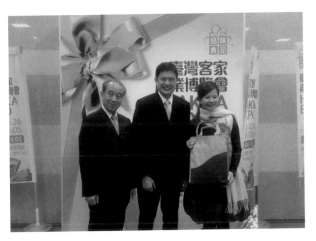
2013年初客家產業嘉年華博覽會。

要善用工具使用攪拌器就能快速皂化，節省時間人工成本，才能符合經濟效益，但她覺得那就不叫手工啦！也由於她的理念堅持就是要做最天然安全的手工皂，把客戶當成是自己的姊妹，雖然她是一個人的工作室，但是充滿無限對品質的堅持與精神還有一份愛惜的心，所以我想把她的作皂精神跟大家分享！

現今我們的苦茶油已經能夠成功推廣至香港、美國、加拿大、東南亞等地，甚至連杜拜的台菜精緻餐廳都越洋指定使用我們家的苦茶油，一路走來，甘之如飴。雖然隨著原料價格上漲，如今苦茶油要做到平價實屬不易，用苦茶油做菜的成本還是相對較高，但卻能吃得到營養、吃得到安心，因此，我們認為，還是要積極地推廣苦茶油，也

要持續鼓勵農民種植油茶樹，有一天，當台灣自己生產的原料能夠自給自足時，價格上相對地就能夠有所回饋，實現苦茶油平價化、普及化的理想。對於未來，我們希望能夠更著重強調在地化的部分，與社區產業結盟，發展地方產業，與當地的農產品結合，形成在地產業鏈，協助推廣優質的台灣好物給消費者認識。

近年來，水土保持局深耕農村再生計畫，活化產業結盟，並協助輔導我們打造成立茶油文化教學園區，透過整合，除了是希望能幫助帶動地方的就業與提升地方產業價值外，同時也是覺得，如果要讓台灣的產品在世界舞台上曝光，只憑我們自己的力量是有點微薄的，如果能與其他在地產業，甚至是同業相互串連、合作、交流，才能產生一加一大於二的效應。

苦茶油的事業未來或許還有很大的發展空間，相信有一天，台灣的苦茶油可以像橄欖油一樣，無論國內外都受到高度的推崇，成為真正能與西方橄欖油鼎立的「東方橄欖油」，讓苦茶油可以逆向深入西方世界，成為另一種台灣之光。

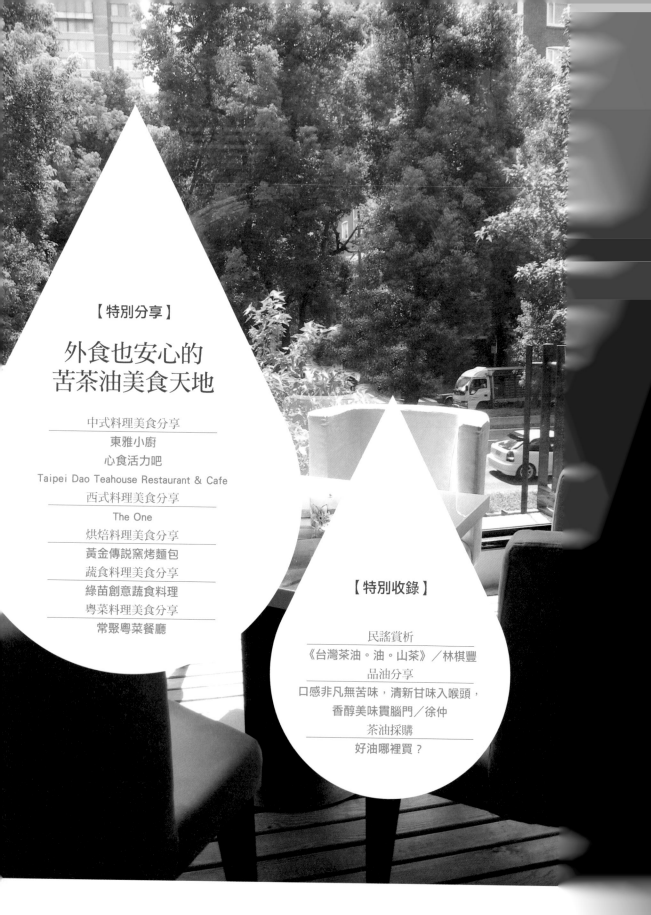

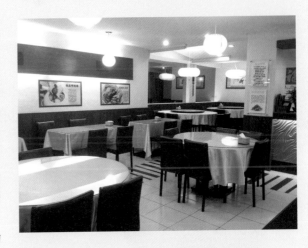

| 中式料理 | 東雅小廚 |

餐廳地址：台北市濟南路三段7-1號1樓
餐廳電話：(02)2773-6799

這些年來，我們餐廳一直在推廣「少吃油，不如吃好油」的概念，因此「找好油」開啟與本書作者認識的因緣；她是一個非常溫柔、認真的女孩，我常常被她的真誠行事所感動，這位任勞任怨、默默付出的客家媳婦，從一個不諳廚事的小女孩，變成苦茶油專家、各種油品烹調都難不倒她的佼佼者，一路走來，她的努力與辛苦，我都看在眼裡，我們相互扶持，彼此鼓勵，幾次共同授課，都為她深入淺出的亮眼表現而深深佩服。

苦茶油可以說是台灣在地最珍貴的油品，同時，油茶樹也有益於水土保持。天然的苦茶油是由山茶科油茶樹籽所提煉，中國古代宮廷御膳將苦茶油稱為「神仙油」或「美人油」，日本則稱為「椿油（Tsubaki）」。由於油茶樹一年只結果一次，因此每顆茶果內聚集了茶樹一整年的精華，營養價值特別高。在我開設的「東雅小廚」餐廳，「茶油麵線」是一道十分受歡迎的佳餚，我選用的是紅花大菓茶花籽油，發煙點高達220度以上，是講求健康、美味新世紀料理油，再搭配「麵本家純手工麵線」，更是受到客人的讚譽。同時，在不忙碌的前提下餐廳也有「寄油烹調客製化料理」的服務。

這次捷纓出版新書，特別邀請我將「東雅小廚」最受歡迎的三道苦茶油料理呈現出來，我先以茶葉綠菓茶籽油取代豬油，烹調成「上海菜飯」；再以紅花大菓油烹調「乳酸菌泡菜松阪肉」；養生特色菜餚「山藥銀耳燉雞鍋」則是選用油色青綠如翡翠、極其珍貴的金花小菓油來烹調。苦茶油的風味清香突出，非常適合每個家庭靈活烹調運用。

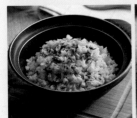 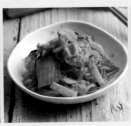 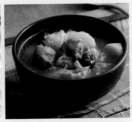

由左至右：
上海菜飯
乳酸菌泡菜松板肉
山藥銀耳燉雞鍋

中式
料理

心食活力吧

餐廳地址：台北市南港區昆陽街2號2樓
餐廳電話：(02)2785-9976

花同樣的錢，吃到不一樣的健康。在「假食材」氾濫的年代
我們提供您一個安心・天然・健康用餐的「心」選擇。

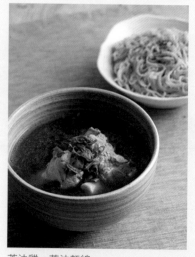

「心食堂」是一家沒有味精的廚房，不加軟化劑假裝肉質的口感，不用高湯塊假裝甜美的湯頭，只要是不願意讓自己家人吃到的東西，我們都不使用，這就是「心食堂」嚴選食材經營的健康理念。

心食堂用純正橄欖油製作出新鮮蛋奶三明治，用25種穀、麥、堅果、水果現打成健康什穀飲，用新鮮食材熬出完美鮮甜湯底，在這裡，您只嚐得到糙米的香甜，沒有精緻白米；您只體會的到苦茶油、橄欖油的香，沒有沙拉油的膩；您只喝得到嚴選茶葉現泡的回甘，沒有香精與糖精。在這裡，您可以放心地吃到食材原始的甘甜美味！

我們用照顧家人的心，把關食材，照顧您的健康、營養、胃口。

茶油雞、茶油麵線

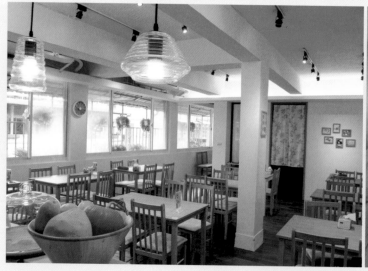

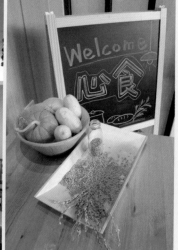

Taipei Dao Teahouse Restaurant & Cafe

餐廳地址：Ground Floor , Building #4 , South Ridge Down Town, Dubai UAE
餐廳電話：+ 9714-345-5884

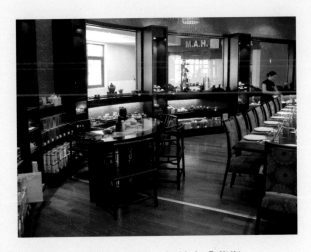

有如現代版的一千零一夜，Taipei Dao經過多年的努力研究健康飲食，不斷的和經驗老道的主廚研討菜色，並用常人難以想像的魔幻力量，在荒蕪沙漠杜拜城市裡打造出一座充滿中國味的摩登時尚台菜餐廳。

在Taipei Dao不只讓您體驗到精緻道地的台菜及中國傳統的茶道，店內的裝潢無一處不讓進來用餐的客人「為之驚豔」。到Taipei Dao用餐，除了味蕾的享受，同時讓您用餐之餘還有視覺享受。店內裝潢及餐具的選用，皆是廖小蘭女士親自挑選，為饕客們打造一個結合「藝術」和「美食」的時尚殿堂。

台灣頂尖的廚師進駐，「顧客至上」的服務團隊，讓你在杜拜也可以享受到世界級的美食饗宴。

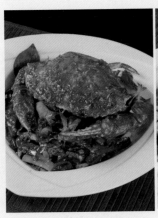 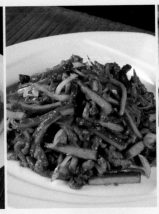 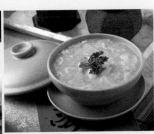

由左至右：
茶油薑蔥炒螃蟹 / 茶香干絲牛肉
茶油蟹肉玉米湯

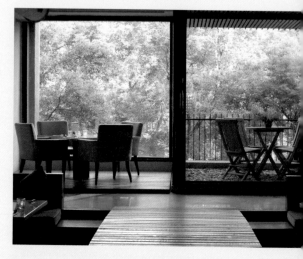

西式
料理 | # The One

餐廳地址：台北市中山北路二段30號
餐廳電話：(02)2536-3050

　　2003年春天，異數宣言成立於臺北，起源於一群人的一個理想。

　　異數，取自《春秋左傳》：「名位不同，禮亦異數」，為一份與眾不同的特性與東方人文素養的內蘊；宣言，是創業團隊對這份品牌志業的堅持與執著。取名「異數宣言」，代表著對美好生活的想望，希望能透過設計、人文、藝術與創意，共同耕耘出生命的深度、厚度與廣度。

　　The One品牌命名源於東方「一即一切」的哲學思維，我們嘗試將生活中繁雜的「多」化為簡單的「一」，也將平凡的「一」化為多元的「一」，The One的「一」，從原點出發，卻也是擁「有」的開始。因為我們相信生活從一個簡單信念、一件細微事物、一種生活態度的轉變與體現開始。

　　我們深信設計從生活開始，而生活中每個面向都從「一」開始，構築起一天時光、一處空間、一份態度、一個人生。我們所提供的，就是每個簡單的「一」，在生活中每一天、每一點、每一個細微處，看到The One不言可喻的生活風格演繹。

　　The One以傳遞東方美學為己任，有別於傳統對東方圖騰式思考的創作概念，我們以「Simple Gorgeous 素言，華美」的設計風格來詮釋深層而富質感的新東方人文情懷。以一種精簡材質的運用，一份暖暖內涵的人文堅持，與一種東方寫意美學觀，一份工藝雕鑿的精神，傳遞The One的生活風格。

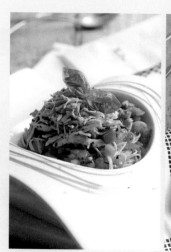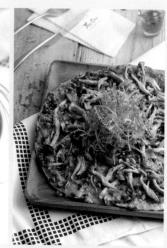

　　素言，是一種極緻精簡材質的選擇，暖暖內涵的人文堅持。

　　華美，是一種不經意流露的本色，工藝雕鑿的精神。

　　在素言的「斂」與華美的「奢」之間，體會生活最初與最終的感動。

義式雞絲番茄蘿勒冷麵　　　　蒜香蕈菇十穀米披薩

黃金傳說窯烤麵包

餐廳地址：新竹縣峨眉鄉湖光村13鄰十二寮23號
餐廳電話：(037)603-159、0987-943-159

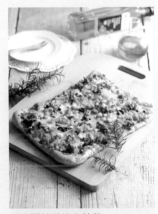
瑪格麗特香烤米披薩

「黃金傳說」位於新竹縣峨眉鄉十二寮休閒農業區，佔地廣闊，鄰近峨眉湖畔，湖光山色，風景優美，園區以環保為原創概念，利用廢棄材料DIY打造而成，經營者GOLDEN做過木工、油漆工、水泥工，開過牛排館，經營過音樂PUB，還出過唱片，不論際遇如何總是微笑著面對生命中的所有打擊，認識他的朋友，都說GOLDEN是一位令人感動的勇者。

年輕時的GOLDEN不明白爸爸默默愛他的心，父子關係一度相當疏離，直到GOLDEN到外面闖蕩了一圈回到家鄉，接手父親的麵包事業，才逐漸明白父親對待工作的專注與認真。後來，父親中風，GOLDEN不忍父親受病痛折磨，在父親耳邊輕聲承諾：「爸，您這輩子辛苦了，都是兒子不好，讓您操煩，我不會再讓您失望了，我會做出最健康、最營養、最好吃的麵包獻給您，以報答您的養育之恩，若您想走就走吧！」從這一刻起，「做麵包」成為父子間的傳承！

GOLDEN說：「做自己敢吃的，給自己家人吃的，該是這樣吧」！所以當他遇見了苦茶油，立即將之融入到麵包及蛋糕裡，選擇真正帶給所有讀者健康的，這才是愛的烘焙。他同時打造了四座野炊窯，提供給想聚在一起，為感情加溫的人們一個名為「窯樂趣」的好所在，希望每個人都可以多陪陪心愛的人！

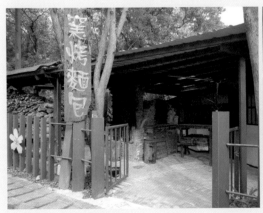

茶油綜合堅果麵包

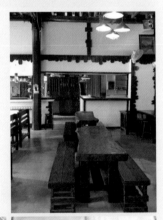
蜜香美人冠軍麵包

綠苗創意蔬食料理

餐廳地址：台北市中山區吉林路26巷20號
餐廳電話：(02)2522-2055

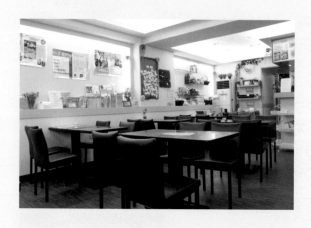

原是金牛座葷食老饕的Steven，吃遍大江南北、台灣小吃、熱炒等，亦熱愛研究廚藝，經常於部落格發表飲食心得或做菜DIY分享。曾於2008年無師自通研發多款如十穀雜糧、蔓越莓、北海道昆布牛奶等養生風味的手作饅頭，頗受消費者肯定。2009年則在機緣巧合下，從出版社的行銷業務、電腦工程師、網頁設計師轉行投入有機經銷商服務；2012年初再因緣分踏入蔬（素）食餐飲界，由重度葷食主義者轉變素食實踐者與掌廚者迄今，經營特色以「多種類天然蔬菜」、「吃得飽也吃得均衡營養」、「讓上班族來吃香喝辣卻不覺得吃素」為訴求，果然，用心快樂投入的蔬食創作料理已贏得客人口碑相傳，本書中所分享的茶油時蔬養生麵線就是店裡很受歡迎的招牌套餐！竭誠歡迎大家帶著輕鬆愉快的心情來享受平價的美味蔬食料理！

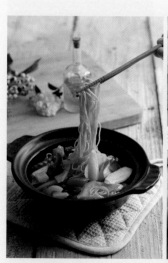

茶油七彩時蔬養生麵線

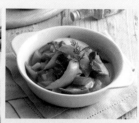

茶油絲瓜雪菇甜椒

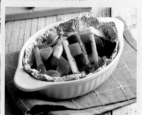

茶油焗烤茄香美人腿

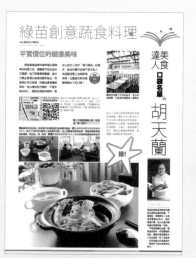

粵菜
料理

常聚粵菜餐廳

餐廳地址：台北市大安區仁愛路四段25號B1
餐廳電話：(02)2751-6116

常聚不僅為一精緻粵菜餐廳，更為喜愛佳餚的饕客們
提供一個私人聚會的場所，由來自香港，擔任過五星級飯
店主廚的楊師傅掌廚，帶領年輕優秀的廚師團隊，融和中
西料理元素，將西式食材加入中式粵菜中，打造與眾不同
的創新粵菜。所有料理皆取自天然食材，精緻、創新的菜
色，為健康新食尚的指標。尤其，朱柏仰大師精心設計的
裝潢，搭配旅法畫家王仁傑的真跡，讓在「常聚」的每一
場聚會都是一場美食與藝術交融的饗宴。

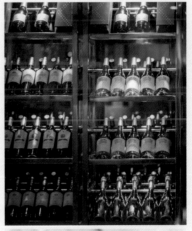

主廚介紹

楊華志（出生於香港）
現任：常聚粵菜營運總監
經歷：國賓大飯店台北分公司粵菜廳副主廚、地中海國際中心燒臘主
　　　廚、環亞飯店廣東樓燒臘副主廚、香港美心集團快餐部燒臘主任
　　　廚師、中華海景酒店燒臘主廚、燒臘廚師
・參與多次大型宴會及外燴經驗
・霍震霆先生與朱玲玲小姐豪華婚宴 500席
・劉皇發太平紳仕入選立法局議員賀宴外燴 300席
・連續三年香港恒生銀行春酒指定接待廚師

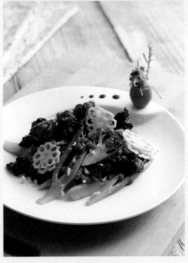

茶油藕片雲耳炒雜菜

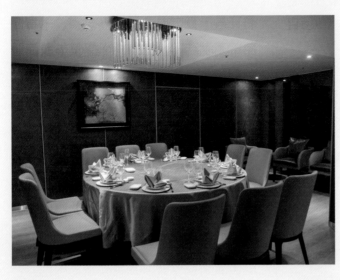

台灣茶油。油。山茶

林祺豐（飲食文創者）

賞花欉 挽茶籽 榨茶油 抹毛尾 搓臉皮 台灣在地記憶
茶籽仔油 苦茶油
老一輩的人 不知要脫殼榨油 做出苦吱吱的黑茶油
更不用說冷壓 螺旋壓法 酸價 發煙點 脂肪酸 等專有名詞
知曉有多少
在沒胃乳的年代裡 空腹一杯保平安
老仔總是有句哲學 先苦而後甘 咱傳承了嗎
茶籽仔
看破 樸實的背後 有思慕的甘蜜
籽開 等待溫暖過 有滴滴晶露 有芬芳香氣
像珠淚 美麗 水
像寶石 迷人 癡
伊沒黑 不過等待清淨 獻明示
認真苦茶籽 耿直山茶枝
等待四季付出時

菁似土芭樂 住在山坡地
父母同原欉 繁華姐妹香
不知夏暑颱 只想春懷胎
不管秋收曬籽 寒冬收藏 總是透眠當天光
做油人 拿通宵的油氣香做點心
說是餓整暝 還是不知餓

一粒茶籽 一生氣味
說出一段台灣深情味

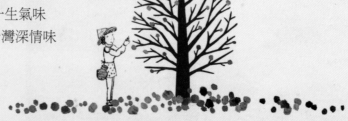

「苦茶油」美味新境界
口感非凡無苦味，清新甘味入喉頭，香醇美味貫腦門

2008年1月台灣茶油品嚐會 徐仲（慢食達人）分享食記

茶油的滋味具有一種後韻別緻的香氣。
將茶油逐一倒入透明的品評杯中。
逐一舉起杯子，在燈光下搖呀晃地，觀察油色。

茶籽而來的茶油，必須先經過焙炒，讓種子內部熟透，才能進行壓榨取油。雖然油色和茶籽品種脫不了關係，不過烘炒的溫度高低，才是影響油品色澤的主因。烘炒的溫度低，葉綠素被破壞的少，油色較淺，油脂呈翠綠色。若是烘炒的溫度高，油脂色澤呈琥珀色。

打開品評杯的蓋子，讓油香釋放，以手掌微微搧動，將味道送入鼻腔。獨特的香息頓時讓人挑了挑眉，有些帶著微微的花生香，有些散發著芝麻味，有些甚至還帶著點核果或木柴的氣息。好玩的是，顏色較綠的油品，帶著點淡淡的草味，讓人連想起在公園踏著草坪的感覺。顏色偏褐茶色的油品，有著較濃厚的老茶味，鼻腔中如同啜飲一杯陳年普洱，絲絲餘韻纏繞。

觀過了色，品過了味，接下來該用嘴巴嚐嚐。
舉起杯口，輕輕啜飲，嘴巴猛地吸氣，讓油品塗抹在喉腔上。

油品容易附著在舌蕾上，不容易消除，這是品嘗多款油品時會產生的困擾。不妨準備蜜蘋果，每品嘗一款油後，便嚼上一瓣蘋果，並以溫水漱口。利用蘋果微甜略酸的特性，讓舌蕾保持清新，品下一款油時，能不被上一款影響。

閉上雙眼，滋味頓時自舌根浮現，每款油品的表現都不同。有的苦味既濃且急，如拖著泥沙的漿流，讓人忍不住皺起眉來，然而一會兒後，那苦味忽地轉換，一股清新的甘味貫穿了喉頭，彷彿淤泥中綻開多朵白蓮，奇妙極了。有的油品幾無苦味，清清淡淡地宛如一彎流水，卻在吞嚥之後，甘味如同升華的氣體，自喉頭散到鼻腔，充滿了每一回呼息。

好油哪裡買？

連鎖商店		
商店名	網址	電話
誠品書店	http://vip.eslite.com/html/event/eslitestore/eslitestore.htm	02-8789-3388
台灣主婦聯盟生活消費合作社	http://www.hucc-coop.tw/stores-all	02-2999-6122
特力和樂家居館	http://www.hola.com.tw/store/	02-8791-5566
馬可先生麵包坊	http://www.mrmark.com.tw/address/01%20taipei/taipei.html	02-2389-7537
柑仔店有機健康超市	http://www.orangemarket.com.tw/location.htm	02-2871-8559
無毒的家	http://www.yogi-house.com/store.php	02-2726-2897
天和鮮物·海島食堂	http://www.thofood.com/Home/Guide	02-2351-6268
統一生機健康有機超市	https://www.organicshops.cc/frd/friend.html	02-2632-3821
自然法則健康智慧生活館	http://www.naturalrule.com.tw/shop-2.asp?shop=1	03-515-3696
綠色大帝 G-emperor	http://www.g-emperor.com/store_info/	04-231-79885
樂活村天然有機連鎖店	http://www.lohasgo.com.tw/about.php?if_ID=23	04-360-16363
直營店		
台灣各區商店名稱	地址	電話
台北市		
太平洋野菜工房	台北市大安區忠孝東路4段216巷27弄16號	02-2712-8502
食髓之味有限公司	台北市大安區瑞安街131號	02-2784-0160
花博神農超市	台北市中山區玉門街1號	02-2597-7126
大自然有機生活	台北市中山區北安路608巷5弄10號	02-8509-3032
百鮮蔬果食品行	台北市士林區天母西路57號1樓	02-2876-1157
尚選優質農產	台北市內湖區成功路四段182巷6弄9號	02-2795-2567
瑞穗小舖	台北市內湖區星雲街108號	(02)2790-4895
健康食彩生機園地	台北市文山區興隆路三段63號3樓	02-2932-7887

新北市		
綠園生活館	新北市板橋區後菜園街54號	02-2966-7208
橄欖樹有機園地	新北市新莊區中和街69號	02-2991-2995
榮美素食專賣店	新北市蘆洲區復興路410巷11號	02-2285-8423
新北市板橋區農會	新北市板橋區府中路29-1號	02-8965-6868
藍鵲有機	新北市土城區裕生路64號	02-2273-7055
健康家族有機生活館	新北市林口區麗園路2巷53號1樓	02-2608-2835
桃竹縣市		
廣華素食超市	桃園市大業路一段369-1號	03-325-8131
天然生機養生館	桃園市大業路一段290號	03-316-1672
青鮮市	桃園市自強路28號	03-336-0606
葉綠素小鋪	桃園市安東街113號	03-336-2311
龍潭百年有機	桃園縣龍潭鄉百年路36號	03-479-1271
泰金草本科技有限公司	桃園縣大溪鎮埔頂路1段75號	03-307-6329
天來自然概念生活館	桃園縣中壢市中央西路二段26號1樓	03-491-7140
松泉生機餐飲有機專賣複合店	新竹市光華南街20號	03-533-7782
方舟生機健康園	新竹市南大路107號	03-561-6567
豆之味豆腐坊	新竹縣湖口鄉湖口老街226號	03-569-5605
工研市集	新竹縣竹東鎮中興路四段195號52館B1	03-591-6222
台中市		
地球人	台中市東區和平街181號	04-2227-1679
富晶國際有限公司	台中市南區三民西路247號	04-2376-1225
emama有機園	台中市南區三民西路247號	04-2376-1225
金振興米行-二店	台中市南屯區大墩十街217號	04-2320-5521
千百慧有機生活館	台中市西區中美街622號	04-2323-3448
大台中自然生活本舖	台中市西區向上北路254號	04-2305-5168
小瓢蟲健康生活館	台中市西區美村路一段359號	04-2302-3381
碧綠有機健康園	台中市西屯區中工三路184號	04-2358-6703

健康之道有機店	台中市西屯區朝馬路81號	04-2251-1115
實踐家有機店	台中市北區漢口路三段149號	04-2295-4715
好徠源有機園	台中市北區天津路三段78號	04-2236-6387
人本有機世界	台中市北屯區崇德二路2段7號	04-2243-9195
一品園天然有機生活館	台中市北屯區崇德路二段279號	04-2242-1083
百善有機補給站	台中市北屯區遼寧路二段65號	04-2243-7956
福植田天然生機館	台中市太平區新福路1148號	04-2398-2079
和晉園地原健康園地	台中市太平區太平路330號	04-2279-0088
元綠園自然生活有機工坊	台中市大里區永隆三街142號	04-2406-2883
綠澤鄉生機有限公司	台中市霧峰區中正路1059號	04-2339-9137
奇美生活本舖	台中市豐原區府前街129號	04-2526-5577
彰化縣市		
生命樹生機坊	彰化市華北里博愛街65號1F	04-729-7868
森森有機輕食主義	彰化縣員林鎮大同路一段285巷69號	04-839-9296
仙卉天然生機園地	彰化縣溪湖鎮郵政街27號	04-8821-260
禾雅天然有機專賣店	彰化縣田中鎮中正路613號	04-876-3868
德安素料	彰化縣和美鎮仁美路188號	04-757-5327
南投縣		
崧惠屋	南投縣草屯鎮虎山路690號	049-2381-508
尚元便利超商	南投縣埔里鎮東峰路12號	049-2930-403
雲林縣市		
東市生活小舖	雲林縣斗六市三民路35號	05-533-8258
嘉義縣市		
民雄有機世界	嘉義縣民雄鄉東榮路20號	05-2268-177
台南縣市		
美意生活	台南市東區中華東路3段336巷51號	06-288-1589
元氣種子有機生活館	台南市中區大埔街89巷51-1號	06-213-3786
清涼世界	台南市中西區興華街7號	06-228-9896

發現超級食物—鮮榨苦茶油

香積園天然有機食品坊	台南市善化區大智路12號	06-583-7979
食物鏈有機超市	台南市永康區中華路412號	06-303-6619
高屏縣市		
維多利亞有機生活館	高雄市新興區南華橫一路2-1號	07-251-0666
恆心齋素食餐廳	高雄市新興區中正一路154號	07-717-2051
樂哈士有機生活館	高雄市苓雅區憲政路246號	07-223-9959
Ya Ya餐廳	高雄市苓雅區四維二路100-6號	0960-374-278
根正農產行	高雄市三民區三鳳中街86號	07-288-1666
活力種子有機生活館	高雄市三民區建工路556號	07-396-0603
家嘉有機食品店	高雄市三民區博愛一路168號	07-321-6835
家園有機店	高雄市三民區義永路54巷25號	0928-935-219
活綠源有機生物館	高雄市鳳山區五福一路7巷18號	07-812-2683
良心食品市集	高雄市鳳山區五甲一路453-4號	07-755-0168
天然園	高雄市林園區林園北路264號	07-645-0406
玉輝有機農場	高雄市林園區和平路39號	07-641-7256
永鄰有機	高雄市前鎮區長江街64號	07-334-9090
彩虹綠	高雄市楠梓區朝明路160號	07-353-8268
農友種苗股份有限公司	高雄市大樹區竹寮路114-6號	07-651-9668 轉2821
創美園	高雄市大社區中山路455號	07-353-2156
彩虹觀食品	屏東縣潮州鎮永德路64號	08-780-3618
仁和園	屏東縣潮州鎮三共里延平路298-6號	08-789-8087
穀糧饌	屏東縣長治鄉潭頭路152-4號	08-736-7691
喜信源蔘藥行	屏東縣潮州鎮三星里愛國路5號	08-786-1394
宜花地區		
健草農園	花蓮市中福路25號	0917-241-170
常春藤生機飲食商店	花蓮市富安路22號	03-856-9069
耘心園有機餐飲中心	宜蘭縣羅東鎮興東路198號	03-955-2652

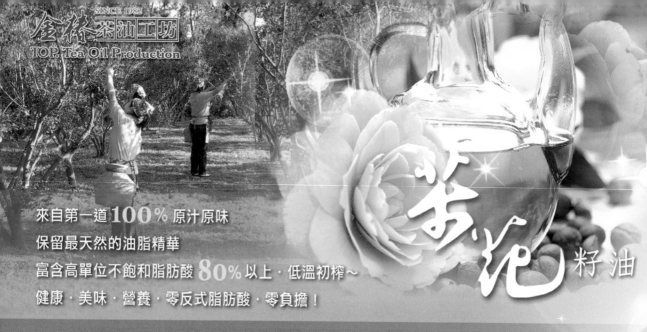

金椿茶油工坊
TOP. Tea Oil Production
SINCE 1982

茶花籽油

來自第一道 **100%** 原汁原味
保留最天然的油脂精華
富含高單位不飽和脂肪酸 **80%** 以上．低溫初榨～
健康．美味．營養．零反式脂肪酸．零負擔！

【新世紀美味料理、全家健康油寶貝】 *Delicious cuisine for New Century，Best Oil for Family Health*

給全家人最優質的健康好油
Best Oil for Family Health.

　　「金椿茶油工坊」是30餘年歷史的專業生產茶油工廠，產地以自然農法管理栽種，控管摘採期採取新鮮飽滿茶果，以嚴謹工序去殼，採專業設備物理壓榨，選取第一道100%低溫初榨油，原汁原味。單元不飽和脂肪酸(Omega 9) **80%**以上，耐高溫210℃以上，含茶多酚、葉綠素、維生素E、山茶甘素等。低酸價、無RBD化學精製過程，無添加防腐劑、零反式脂肪酸、零黃麴毒素等，並通過CNS國家標準。本公司通過ISO22000及HACCP食品安全認證，並投保3000萬元新光產物產品責任險。讓消費者吃的安心、吃的健康！

"Golden-Flower Tea Oil Production" is specializing in the production of camellia oil for more than two decades. Our camellia oils are squeezed from the camellia seeds which are natural, pure and strictly hand-picked. Its Mono Unsaturated Fatty Acid（MUFA）is more than 80% and smoke point is above Celsius 210 degrees. Our oil are full of chlorophyll, Tea Polyphenols（TP）and α-Fertility alcohol. Our oils passed the CNS national standards test which are no cholesterol, aflatoxin, pesticides or heavy metal residues. Our oils have been insured 30 million Shinkong product liability insurance. Our factory has ISO22000 and HACCP food safety! certification of professional production management and complete inspection. It will let you become healthier when tasting the delicacy!

認證及檢驗報告

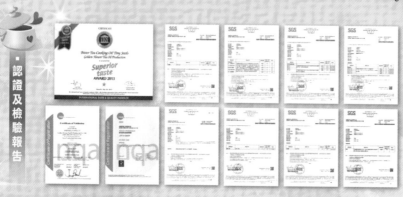

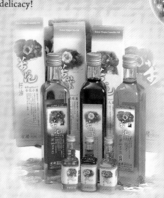

台灣・苗栗縣三灣鄉永和村三鄰石馬店18-3號　Tel: 886-37-831195　Fax: 886-37-831422
http://www.dr-oil.com　E-mail: teaoil@mail2000.com.tw

發現超級食物。鮮榨苦茶油《新書分享會》

北區		
2/7(六)15:00～16:30	天和鮮物．海島精品 旗艦店	台北市北平東路30號1樓.B1
3/7(六)15:00～16:30	天和鮮物．海島精品 遠百中山店	新北市板橋區中山路一段152號
4/10(五)14:00～16:00	東雅小廚	台北市濟南路三段9號2樓
4/11(六)14:00～16:00	耘心園有機餐飲中心	宜蘭縣羅東鎮興東路198號
桃竹苗		
3/15(日)15:00～17:00	柑仔店有機健康超市．帝國店	新竹市光復路二段295號B1 (帝國大廈)
3/22(日)15:00～17:00	柑仔店有機健康超市．台茂店	桃園縣蘆竹鄉南崁路一段112號 (台茂購物中心B2)
3/28(六)15:00～17:00	金椿茶油工坊．三灣廠	苗栗縣三灣鄉永和村3鄰石馬店 18之3號
4/8(三)14:00～16:00	自然法則健康智慧生活館	新竹市北大路111號
中區		
3/8(日)14:00～16:00	無毒的家．南屯店	台中市南屯區大墩一街78號
3/20(五)14:00～16:00	奇美生活本舖	台中市豐原區府前街129號
3/27(五)14:00～16:00	小瓢蟲生機坊	台中市西區美村路一段359號
南區		
3/29(日)14:00～16:00	LOHAS樂哈士有機生活館	高雄市苓雅區憲政路246號
4/12(日)14:00～16:00	LOHAS樂哈士有機生活館	高雄市苓雅區憲政路246號
5/17(日)14:00～16:00	嘉義市社區醫療發展協會	嘉義市西區新民路580號 (嘉義大學新民校區-員生餐廳)

活動報名專線：0905-807-128

國家圖書館出版品預行編目(CIP)資料

發現超級食物。鮮榨苦茶油：64道茶油養生料理絕配＆
正確用油知識 /
　黃捷纓著. -- 初版. -- 臺北市：
　原水文化出版：家庭傳媒城邦分公司發行, 2015.02
　面；　公分. -- (Family健康飲食；HD5028)
ISBN 978-986-5853-61-7(平裝)

1.健康食品　2.植物油脂　3.食譜
411.3　　　　　　　　　103028046

Family健康飲食28
發現超級食物・鮮榨苦茶油
64道茶油養生料理絕配＆正確用油知識

作　　　　　者	黃捷纓
選 書・主 編	陳玉春
企 畫 編 輯	張棠紅

行 銷 企 劃	洪沛澤
行 銷 副 理	王維君
業 務 經 理	羅越華
總 編 輯	林小鈴
發 行 人	何飛鵬

出　　　　　版	原水文化 台北市民生東路二段141號8樓 電話：02-25007008　　傳真：02-25027676 E-mail：H2O@cite.com.tw　Blog：http://: citeh20.pixnet.net
發　　　　　行	英屬蓋曼群島商家庭傳媒股份有限公司城邦分公司 台北市中山區民生東路二段 141號2樓 書虫客服服務專線：02-25007718・02-25007719 24 小時傳真服務：02-25001990・02-25001991 服務時間：週一至週五09:30-12:00・13:30-17:00 郵撥帳號：19863813　戶名：書虫股份有限公司 讀者服務信箱 email：service@readingclub.com.tw
香 港 發 行 所	城邦（香港）出版集團有限公司 地址：香港灣仔駱克道 193 號東超商業中心 1 樓 email：hkcite@biznetvigator.com 電話：(852)25086231　　傳真：(852) 25789337
馬 新 發 行 所	城邦（馬新）出版集團 41, Jalan Radin Anum, Bandar Baru Sri Petaling, 57000 Kuala Lumpur, Malaysia. 電話：(603) 90578822 傳真：(603) 90576622 電郵：cite@cite.com.my

封面・版型設計	許丁文
內 頁 完 稿	M² Studio
插　　　　　畫	盧宏烈
攝　　　　　影	子宇影像工作室。徐榕志
製 版 印 刷	科億資訊科技有限公司

初　　　　　版	2015年2月9日
初 版 8.8 刷	2017年9月18日
定　　　　　價	500元

ISBN 978-986-5853-61-7(平裝)

本書特別感謝友情贊助

美容中醫
陳玟妃中醫師
中國醫藥大學婦科博士研究
靖妃中醫診所院長

麵包冠軍達人
黃登科老師
黃金傳說窯烤麵包創辦人

茶油西餐料理達人
王元誠老師
薰衣草森林集團－
心之芳庭營運部主廚

茶油創意料理— 校園窯烤野炊趣

折扣優惠券·原價899元，活動優惠價 **588**元

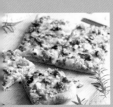

【活動內容】
1. 25道茶油創意料理
2. 陶藝及茶藝觀摩體驗
3. 法式滾球體驗交流
4. 精緻福袋

茶油創意料理— 校園窯烤野炊趣

【免費參加抽獎券】**10**名(市值899元)

【活動內容】
1. 25道茶油創意料理(煎、煮、炒、炸、拌、甜品、窯烤披薩、雜糧麵包、茶油雞……)
2. 陶藝及茶藝觀摩體驗
3. 法式滾球體驗交流
4. 精緻福袋(茶花籽油、窯烤雜糧麵包、手拉創意陶杯)

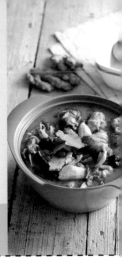

【備註】 1. 本活動不包含交通車程，需自行前往活動地點—亞太技術學院。
2. 本活動將於2015.3.31抽出，活動日期為：2015.4.13星期一。
3. 中獎人之家人或友人想同行，可預先報名當日收費活動。

台灣味噌釀造文化館免費參觀抽獎券**20**名

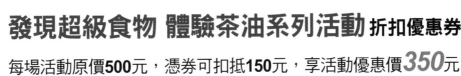

想了解味噌的歷史、種類、釀造的過程嗎？
本活動可免費參觀導覽台灣味噌釀造文化館1小時導覽 (A行程)
並於參觀完成後獲得一份伴手禮！

【備註】
1. 本活動不包含交通車程，需自行前往抵達活動地點。
2. 本活動將於2015.4.30抽出，中獎者將可獲得入場憑證，以利自行前往。
3. 導覽參觀請事先預約 (04)2532-0279／開放時間：周二至周日9:00～17:00
4. 定時導覽每日三場：10:00、13:00、15:00。

味榮

釀造文化館
味噌
SINCE 1945

Miso Cultural Factory

發現超級食物 體驗茶油系列活動 折扣優惠券

每場活動原價**500**元，憑券可扣抵**150**元，享活動優惠價**350**元

(含稅，憑券優惠，影印無效)

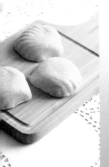

【活動內容】
· 茶油教學課程
· 茶油料理品嚐
· 500元超值健康好禮

【備註】
1. 本活動請事先報名，報名專線：0905-807128 (10:00～17:00)
2. 請於每場上課前五日完成匯款。
   匯款資料：台灣企銀 頭份分行／金椿茶油工坊有限公司／351-12-13688-4
3. 除嘉義場有80名名額，其餘每場活動限30～40名不等，額滿不再收，請見諒
4. 每場活動時間2小時，主辦單位保有活動變更修改權利。

歐霖(Oiling)家用榨油機 折扣優惠券

售價$15,000元，憑本券可享 **2,000**元折價優惠

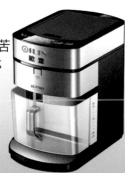

採用德國進口電機馬達，開機熱機只需5分鐘，只要10分鐘就可以輕鬆榨好油。可榨苦茶籽、亞麻仁籽、紫蘇籽、葵瓜子、南瓜子、核桃仁、花生、黃豆、芝麻…等。可停機再榨、換料續榨、免洗續榨、三種以上不同原料可混料同時壓榨。

自榨好油，天然、安全、 營養均衡，守護全家人健康！

訂購諮詢專線：0905-807128

 OILING 歐霖

風尚國際開發股份有限公司

※活動至104年07月31日止 (影印無效)※

茶油創意料理—校園窯烤野炊趣
【免費參加抽獎券】

姓名：＿＿＿＿＿＿＿＿　連絡電話：＿＿＿＿＿＿＿＿＿＿

電子郵件：＿＿＿＿＿＿＿＿＿＿＿＿＿＿＿＿＿＿

寄送地址：＿＿＿＿＿＿＿＿＿＿＿＿＿＿＿＿＿＿

您的資料僅作為本書贈品抽獎活動蒐集使用，參加本活動者表示已同意將其個人資料使用於本抽獎活動相關之處理及利用。

✂ 請沿虛線剪下寄回

茶油創意料理—校園窯烤野炊趣【折扣優惠券】

【活動說明】
- 本活動限制參加名額100名
- 需匯款完成，並與主辦單位確認後才算完成報名
- 憑本券優惠活動費用588元（含稅）
- 匯款銀行：台灣企銀 頭份分行
  匯款戶名：金椿茶油工坊有限公司
  匯款帳號：351-12-13688-4
- 報名專線：0905-807128（聯絡時間10:00～17:00）

★活動地點：亞太創意技術學院★ 報名專線：0905-807128 地址：苗栗縣頭份鎮珊湖里學府路110號

※贊助廠商※

金椿茶油工坊 SINCE 1982 TOP. Tea Oil Production
電話：037-831195
地址：苗栗縣三灣鄉永和村3鄰石馬店18-3號
官網：www.dr-oil.com、www.teaoil.com.tw

黃金傳被 窯烤乾坊
電話：0987-943459
地址：新竹縣峨眉鄉湖光村13鄰十二寮23號
粉絲團：https://www.facebook.com/goldenledgen

台灣味噌釀造文化館免費參觀抽獎券

姓名：＿＿＿＿＿＿＿＿　連絡電話：＿＿＿＿＿＿＿＿＿＿

電子郵件：＿＿＿＿＿＿＿＿＿＿＿＿＿＿＿＿＿＿＿＿

寄送地址：＿＿＿＿＿＿＿＿＿＿＿＿＿＿＿＿＿＿＿＿

您的資料僅作為本書贈品抽獎活動蒐集使用，參加本活動者表示已同意將其個人資料使用於本抽獎活動相關之處理及利用。

【備註】
1. 主辦單位保有活動變更修改權利。
2. 本券影印無效，請以正本投遞寄回，活動截止收件日期以郵戳為憑。

★活動地點：台灣味噌釀造文化館★ 報名專線：(04)2532-0279 / 地址：台中市豐原區西勢路701號

活動訊息以FB公告為主：http://www.facebook.com/TaiwanMisoCulturalMuseum

※贊助廠商※ 味榮食品工業(股)公司 味榮 SINCE 1945 SauceCo.

服務專線：04-25320279
台中市豐原區西勢路701號
http://www.sauceco.com.tw

發現超級食物 體驗茶油系列活動 折扣優惠券

報名專線：0905-807128

【北區】
- ☐ 2015.02.07（六）15:00～16:30 天和鮮物・旗艦店
- ☐ 2015.03.07（六）15:00～16:30 天和鮮物・遠百中山店
- ☐ 2015.04.10（五）14:00～16:00 東雅小廚
- ☐ 2015.04.11（六）14:00～16:00 耘心園有機餐飲中心

【中區】
- ☐ 2015.03.08（日）14:00～16:00 無毒的家・南屯店
- ☐ 2015.03.20（五）14:00～16:00 奇美生活本舖
- ☐ 2015.03.27（五）14:00～16:00 小瓢蟲生機坊

【桃竹苗】
- ☐ 2015.03.15（日）15:00～17:00 柑仔店有機健康超市・帝國店
- ☐ 2015.03.22（日）15:00～17:00 柑仔店有機健康超市・台茂店
- ☐ 2015.03.28（六）15:00～17:00 金椿茶油工坊・三灣廠
- ☐ 2015.04.08（三）14:00～16:00 自然法則健康智慧生活館

【南區】
- ☐ 2015.03.29（日）15:00～17:00 LOHAS樂哈士有機生活館
- ☐ 2015.04.12（日）15:00～17:00 LOHAS樂哈士有機生活館
- ☐ 2015.05.17（日）15:00～17:00 嘉義市社區醫療發展協會

詳細活動地址&網路報名：
http://goo.gl/TqYksh

【備註】1. 主辦單位保有活動變更修改權利。 2. 本券影印無效，請以正本投遞寄回，活動截止收件日期以郵戳為憑。

※贊助廠商※ 金椿茶油工坊 SINCE 1982 TOP. Tea Oil Production

歐霖(Oiling)家用榨油機 折扣優惠券

姓名：＿＿＿＿＿＿＿＿　連絡電話：＿＿＿＿＿＿＿＿＿＿　訂購數量：＿＿＿＿＿＿

收貨地址：＿＿＿＿＿＿＿＿＿＿＿＿＿＿＿＿＿＿＿＿＿＿＿＿＿

電子郵件：＿＿＿＿＿＿＿＿＿＿＿＿＿＿＿＿＿＿＿＿＿＿＿

請將此券剪下，寄至 35152苗栗29之189號郵政信箱，將儘快為您服務！

【注意事項】
- 活動即日起至2015.7.31止
- 主辦單位保有活動變更修改權利
- 本券影印無效

訂購諮詢專線：0905-807128　風尚國際開發股份有限公司

◎ILING 歐霖

發現超級食物 鮮榨苦茶油 分享會

苦茶油，又名茶油，日本稱椿油、歐美叫做山茶花油，也是2010年《康健》雜誌選出台灣18種「超級食物」中，唯一的油品！其單元不飽和脂肪酸含量達80%以上，營養價值勝過橄欖油！發煙點為各食用油之冠，烹調時不易產生對呼吸道及肺部有害油煙！是最符合國人烹飪習慣的健康好油。

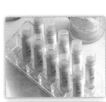

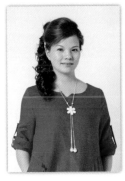

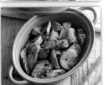

茶油不僅適用涼拌、高溫烹調等料理用途，也能直接擦拭於皮膚上，具有最簡單天然的護膚效果，更能用來自製紫草膏、護唇膏、手工皂等保養品，是最天然的護膚材料，是道地的本土自產自銷的食材。

活動現場將示範分享茶油的選購、保存知識，以及示範茶油料理烹飪，並有各種精美好禮贈送給讀者，請千萬不要錯過難得的體驗分享會！

嘉義市社區醫療發展協會。料理與手作分享會

時間：2015.5.31（日）上午11：00~ 13:30
地址：嘉義市西區新民路580號（嘉義大學新民校區－員生餐廳）
上課報名專線：037-832-329

HOLA特力和樂。料理與手作分享會

● **桃園南崁店**
時間：2015.6.10（三）下午14：00~ 16:00
地址：桃園市蘆竹區中正路1號
電話：03-322-6929　傳真: 03-322-6829

● **新竹竹北店**
時間：2015.6.11（四）下午14：00~ 16:00
地址：新竹縣竹北市光明六路89號3F
電話：TEL：(03)553-9000

● **台北內湖店**
時間：2015.6.12（五）下午14：00~ 16:00
地址：台北市內湖區新湖三路23號
電話：(02)8791-5567
上課洽詢專線：037-832-329

加拿大、溫哥華。「加」有主廚茶油手作料理分享

● **地點**：加拿大國華超市（270. Ferrier St. Markham, ON）
時間：2015.5.16（六）～5.17（日）上午10:00～18:00
● **地點**：溫哥華國華超市旗艦店（#120-4551 No.3 Road, Richmond, BC）
時間：2015.5.20（三）～5.21（四）上午10:00～18:00
● **地點**：溫哥華韓國連鎖超市 H-Mart（韓亞龍超市）列治文店（4151 Hazelbridge Way, Richmond, BC）
時間：2015.5.22（五）上午10:00～18:00
● **地點**：溫哥華主流西人超市 Price Smart（佳廉超市）2274號店（8200. Ackroyd Road, Richmond, BC）
時間：2015.5.23（六）～5.24（日）上午10:00～18:00。

洽詢電話：(02)2500-7008 #2233/#2290 原水文化

超級食物搭配超棒食材，回饋讀者月月抽！

共計130名幸運讀者，越早寄回越多中獎機會～

即日起至2015/7/31止，每月抽出26名幸運讀者，贈送台灣在地鮮榨苦茶油、
十八穀米、味噌禮盒、香料組、黑芝麻麵以及各式茶花籽油禮盒喔！

每月好康獎內容

金椿養生金饌禮盒組

(市值1,950元) 2名

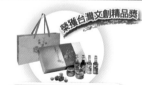

榮獲台灣文創精品獎

金椿客家‧油‧山茶禮盒

(市值800元) 4名

味榮食品味噌小豐收禮盒

(市值200元) 4名

限量款

金椿台灣山茶花籽油

(250ml，市值1,650元) 2名

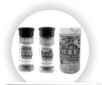

小磨坊香料組

(內含法式香草風味料、香蒜黑胡椒、
以及吃飯珍青青鬆各1罐，市值259元) 4名

日正十八穀米

(1.2kg裝，市值180元) 6名

大呷麵本家黑芝麻麵

(3入，市值135元) 4名

活動辦法

請填妥抽獎券內容，剪下寄回：**104台北市民生東路二段141號8樓　原水文化出版社**，
活動將於2015年**3/31**、**4/30**、**5/31**、**6/30**、**7/31**分別抽出，並於次月10日前公佈於
原水文化部落格（http://citeh2o.pixnet.net/blog）與FB（您的健康，原水把關）。

【備註】

1. 寄回數量越多，中獎機率越高！
2. 原水文化保有活動變更修改權利。
3. 本券影印無效，請以正本投遞寄回，活動截止收件日期以郵戳為憑。
4. 本活動由金椿茶油工坊、日正食品、大呷麵本家、味榮食品、SauceCo.、小磨坊 贊助提供。

✂ 請沿虛線剪下寄回 --

姓名：＿＿＿＿＿＿＿＿＿　　連絡電話：＿＿＿＿＿＿＿＿＿＿＿＿

電子郵件：＿＿＿＿＿＿＿＿＿＿＿＿＿＿＿＿＿＿＿＿＿＿

寄送地址：＿＿＿＿＿＿＿＿＿＿＿＿＿＿＿＿＿＿＿＿＿＿

您的資料僅作為本書贈品抽獎活動蒐集使用，參加本活動者表示已同意將其個人資料使用於本抽獎活動相關之處理及利用。

☐ 我想參加《發現超級食物─鮮榨苦茶油》一書相關講座活動

☐ 我願意日後收到原水文化新書、講座等各項相關訊息

發現超級食物鮮榨苦茶油抽獎券

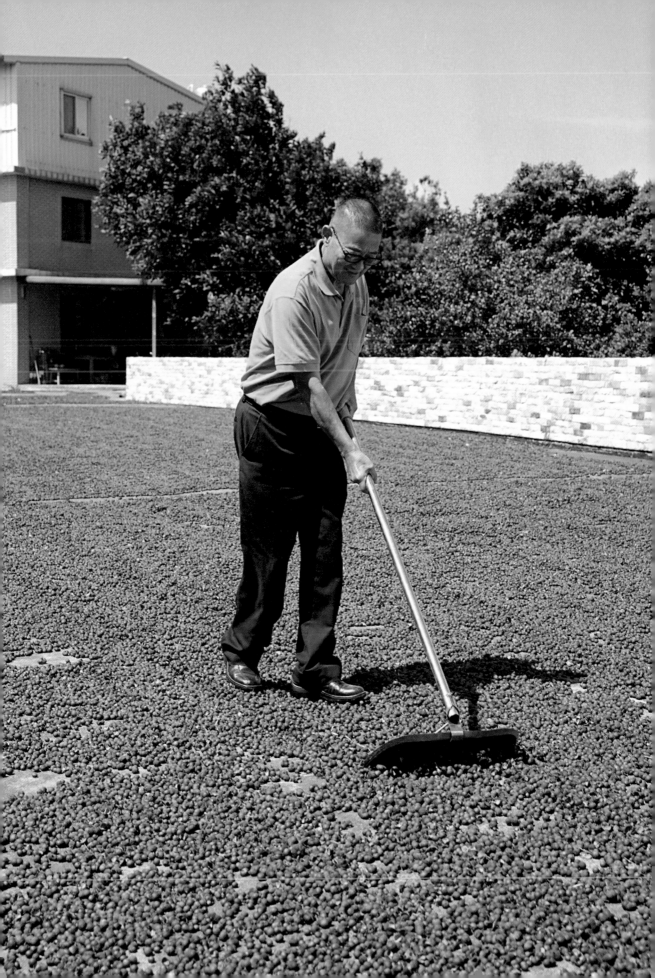

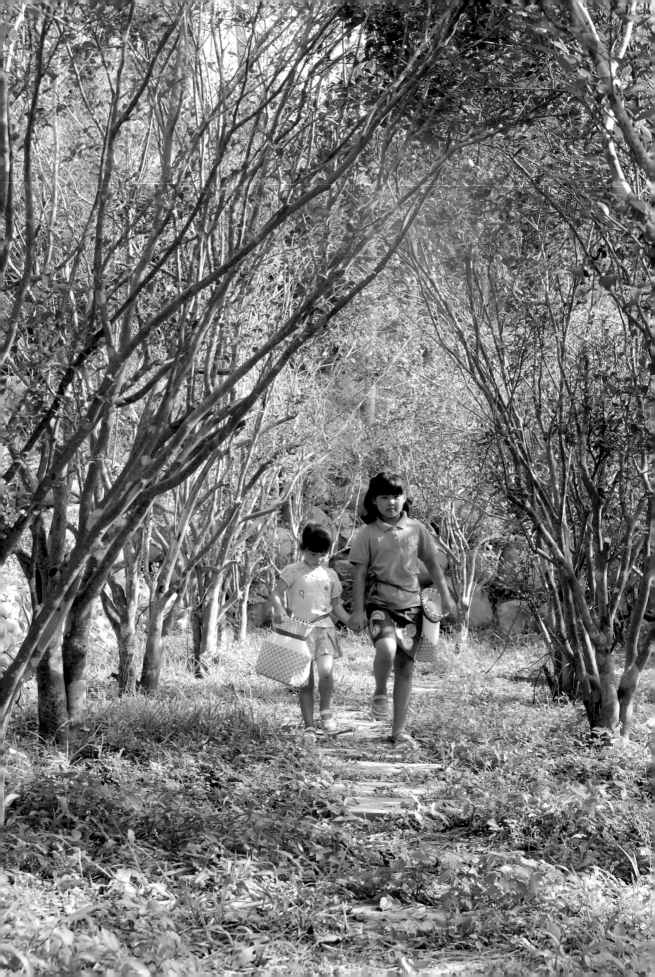